肾友食疗精选

主　编　陈国姿

副主编　谭秦湘　曾　欢

编　委　陈思诺　冯流畅　魏立良
　　　　周伯凯

中国中医药出版社

·北　京·

图书在版编目（CIP）数据

肾友食疗精选/陈国姿主编 . —北京：中国中医药出版社，2017.12

ISBN 978 - 7 - 5132 - 4672 - 9

Ⅰ.①肾…　Ⅱ.①陈…　Ⅲ.①肾疾病 - 食物疗法　Ⅳ.①R247.1

中国版本图书馆 CIP 数据核字（2017）第 310266 号

中国中医药出版社出版

北京市朝阳区北三环东路 28 号易亨大厦 16 层
邮政编码　100013
传真　010 - 64405750
廊坊市三友印务装订有限公司
各地新华书店经销

开本 710 × 1000　1/16　印张 15.75　字数 288 千字
2017 年 12 月第 1 版　2017 年 12 月第 1 次印刷
书　号　ISBN 978 - 7 - 5132 - 4672 - 9

定价　40.00 元
网址　www.cptcm.com

社 长 热 线　010 - 64405720
购 书 热 线　010 - 89535836
维 权 打 假　010 - 64405753

微信服务号　zgzyycbs
微商城网址　https://kdt.im/LIdUGr
官 方 微 博　http://e.weibo.com/cptcm
天猫旗舰店网址　https://zgzyycbs.tmall.com

如有印装质量问题请与本社出版部联系（010 - 64405510）

前　言

　　中国文化源远流长，在古人长期日常生活实践中孕育了中医药理论，并在药食同源理论下催生出了食疗法，也称药膳。药膳是运用相关烹调技术，在中医理论指导下，将药或食物做成具有一定功效的食品，以达到养生保健、康复或者辅助治疗等作用的一种方法。

　　笔者15年前脱产侍诊于肾病宗师叶任高教授，在恩师的指导下对饮食疗法进行了较系统的研究，并编著了《饮食补养大全》一书，付梓印刷，已经脱销，屡屡收到同行或病友来电来信希望再版。3年来师从张大宁、禤国维两位国医大师，有幸得名师点拨，对食疗有了进一步的体会，便萌生为肾友重新编撰一本更加实用易行的食疗读本的想法，以方便医生和病友阅读及理解为目的，按病种精选相关食疗方编入书中。

　　本书分为三部分，第一部分为"食疗概述"，介绍食疗的起源与相关中医理论；第二部分"中医篇"介绍中医肾病相关基础理论及常见病症的食疗方选择；第三部分"西医篇"介绍现代西医中肾脏病的生理病理知识、一般饮食注意事项及常见肾脏疾病的食疗方选择等。

　　因笔者学识能力有限，书中错误及不当之处，恳请同道及读者批评指正！

陈国姿

2017 年 10 月 30 日

目　录

食疗概述

中　医　篇

西 医 篇

食疗概述

食疗是中医学中的一个重要的组成部分，是以中医理论为指导，根据药食同源、医养同理，研究食物与治病之间的相互关系，历经数千年不断探索、积累而逐渐形成的独有特色的中华民族文化遗产，也是防病治病、康复保健、养生延年的一门学科。早在《淮南子·修务训》中就有神农"尝百草之滋味，水泉之甘苦，令民知所避就"的记载，形象地揭示了"药食同源"的探索过程。随着时间流逝，各个朝代亦出现了不少关于食疗的专著，如商代的《汤液经》《吕氏春秋·本味篇》，周代的《周礼·天官》，汉代的《黄帝内经》《神农本草经》《伤寒杂病论》等。

一、食疗理论依据

不论是在食物的选择还是在食物的配伍组方上，食疗均是在中医基本理论指导下进行的。中医学在分析疾病的病机、诊断、治疗与预防的过程中，以理法方药贯穿始终。在正确辨证的基础上，确立治则与治法，针对具体证型，依据食物的性能进行配伍，运用食物性味之偏颇来矫正人体气血阴阳、脏腑功能之偏倚，以达到调整机体阴阳、防病治病、养生保健等目的，充分做到"组药有方，方必依法，定法有理，理性有据"。

二、食疗特点

食疗是在整体观念、辨证论治的指导下，遵循药食同源、性味功能同理的原则，重视药膳宜忌，从而使食物合理配伍，达到既定的功效。其具有以下特点。

（一）以中医理论为指导

食疗是伴随中国饮食文化和中医学文化发展而逐渐发展起来的，是中医学的重要组成部分，同时以中医理论为指导，注重整体观念，强调辨证论治，以调整人体阴阳平衡。如依据中医学中"五味各归其五脏"的理论，在食疗中常运用辛味发散性食物（如葱、姜、蒜等）调理表证、肺气不宣之证；用苦味食物（如绿茶、苦瓜、莲子心等）调理心火上炎或内热之证；用甘味食物（如大枣、山药等）调理脾胃虚弱、营养不良等；用咸味食物（如甲鱼、海马等）调理肾虚不足之证；用酸性食物（如乌梅、枸杞子等）调理肝阴不足之证。

（二）强身健体、防病治病

食疗具有防病治病、强身健体、养生延寿的作用。对于有病之人，食疗可作为辅助方，以辅助起到祛病的目的；对于未病者，食疗可改善机体的功能状态，调整机体阴阳。

（三）便捷

食疗所选之品，多为日常食物，取材容易，烹制简便，服用方便。

（四）加减灵活

可根据个人喜好及体质、病情及要求，灵活进行加减，以达到可口、治病、防病、保健、养生等目的。

三、食疗分类

食疗的种类繁多，依据中医理论，把具有不同功用的食物根据个人喜好及习惯，经过特殊的配制及加工，可制成不同的形式。一般地，可按其功用、形式及制作工艺分类。

（一）按功用分类

1. 养生保健类

包括补益气血、调补阴阳、调理五脏、益智、聪耳明目、延年益寿等。

2. 美容类

包括增白祛斑、润肤美颜、减肥瘦身、乌发生发、固齿等。

3. 治疗类

包括解表、清热、祛寒、消食导滞、通便、利水消肿、活血理气、祛痰止咳、息风、安神、排毒等。

4. 康复类

用于疾病后期、恢复期，多使用补益类药物。

（二）按食物形式分类

1. 流体类

包括汁剂、饮剂、汤剂、酒剂、羹剂等。

2. 半流体类

包括膏剂、粥剂、糊剂等。

3. 固体类

包括菜肴类、糖果类、粉散类。

（三）按制作工艺分类

包括菜肴类、饮料类、粥食类、糕点类、罐头类、其他类。

中医篇

第一章　中医肾病理论基础

中医肾病，是指以"肾"的病理变化为主要病机的一组疾病的总称。中医学所讲的肾病与现代医学的肾病是有明显不同的，在传统中医学理论中，其包括泌尿系统疾病、部分生殖系统与内分泌系统疾病，以及其他有关疾病，具体包括淋证、尿浊、尿血、水肿、癃闭、关格、小便失禁、遗精、血精、阳痿、性冷淡、不射精、早泄、不孕不育、五迟五软、痴呆、腰酸腰痛、耳鸣耳聋、脱发、消渴等。

第一节　肾脏生理

中医学认为肾为先天之本，分为"精"和"气"，合称为"精气"，主管一身阴阳，又有"水火之脏，阴阳之宅"之说。

一、肾脏生理特性

肾脏主管全身之阴阳。肾脏位于腹部，而位列五脏之最下，为"阴中之阴"，为多气少血之脏，喜封藏，恶燥烈之品。

二、肾脏生理功能

（一）主生长发育及生殖

早在《黄帝内经》中就有肾脏对生长发育功能影响的论述。肾虚时，可表现为婴儿发育出现"五迟五软"等，成人则可出现不孕不育、早泄、阳痿等。

（二）肾主纳气

肾居五脏之最低处，与肺一起主纳气，为气之根。若肾虚则易出现虚喘、呼多吸少等表现。

（三）与消化相关

肾为先天之本，脾胃为后天之本，先天之本以阴精相润养，并予元阳以温煦脾胃，助其消化。是故，肾虚时经常出现五更泄泻、久泄等。

（四）与水液代谢相关

人体水液代谢有赖肺、脾、肾三脏的配合，膀胱的开阖有赖肾的调摄，开则水液排出，合则水液闭留。若肾气亏虚，则易出现尿频、夜尿多、水肿、小便不出、排尿困难等。

（五）与骨、脑、髓相关

肾主藏精，精能生髓，骨赖髓养。肾足则骨坚，肾虚则骨弱无力。髓有骨髓及脊髓之别，脊髓上通于脑，故脑为髓海，肾足则耳聪目明，肾虚则头晕健忘、失眠多梦。齿为骨之余，肾足则齿坚，肾虚则齿松落。

（六）与腰相关

腰为肾之府，肾足则腰强，肾虚则腰痛。

（七）与头发相关

发为肾之外候，为血之余，因"肾之合骨也，其荣发也"，是故青壮年的头发乌亮，年老者则发衰易落。

（八）与耳相关

肾开窍于耳，"肾气通于耳，肾和则耳能闻五音也"，所以肾足则耳聪，肾虚则耳聋、耳鸣、耳胀。

第二节 肾病病因

中医病因说多沿用陈无择之"三因病"说，即内因、外因、不内外因。肾病多由以下病因所致。

一、先天不足

先天不足也常称为"禀赋不足"，是导致儿科病证中的常见原因。"人之初，先生精"，父母肾精不足可导致子女肾虚。临床若见小儿遗尿、鸡胸、龟背、发育迟缓，可采用补肾的治疗方法。同时，一些成年人的肾虚也与先天不足相关。

二、六淫之邪

六淫即中医学的风、寒、暑、湿、燥、火六邪，为常见的外因。六淫致病常有一定的亲和性，如寒邪犯肾，肾为寒水之脏，以寒犯寒。当然，这并非绝对，也常因体内寒、热、燥、湿等体质而生他变。

三、精神因素

五脏均有各自所主之情绪，肾主恐，"在脏为肾，在志为恐，恐伤肾"，"恐则气下"，则大小便失禁。"惊则精劫"，则房事不兴。若神志恍惚、意志不宁、幻听幻闻等，多与肾虚有关。

四、房事过度

房事过度，一来阴精流失过多，阴虚而火旺，可见不射精、梦遗等；二则阴损及阳，机体温煦无力而腰酸膝冷、畏寒、阳痿、早泄等。

五、痰、瘀、水

此三者既可为病理产物，又可为致病因素，均可因影响肾水液代谢的功能而为病。"痰之本为水，原于肾"，痰由肾开阖失调、津液凝聚而成。瘀可由气虚血停所致，或由外伤所致，亦可因湿邪黏腻所致。水为病，多因肺、脾、肾三脏功能失调而为之：于肾者，多因开阖功能失调，水液闭留，或留于内，则腹水；或聚于下，则下肢水肿；或犯于上，则心包积水、肺部积水等。

第三节　肾病证候

一、肾脏本证

（一）肾阴虚证

此证又称肾水不足。肾阴为一身阴液之本，有滋润五脏六腑与维持机体生长发育及生育的功能。肾阴虚证多表现为眩晕耳鸣，视力减退，健忘失眠，腰膝酸软，形体消瘦，咽干口燥，五心烦热，午后潮热，盗汗，两颧潮红，遗精，女子经少或闭经或崩漏，舌红，少苔而干，脉细数。

（二）肾阳虚证

此证又称"命门火衰"。肾阳主一身之阳气，有温煦身体、温化水液、促进生殖发育等作用。肾阳虚证多表现为面色㿠白，四肢不温，腰背冷痛，尿频或尿少浮肿，阳痿或性欲减退，经久腹泻，舌淡胖或有齿痕，苔薄，脉沉弱。

（三）肾气不固证

此证多表现为小便频数而清，或尿不尽，遗尿，夜尿频多，男子滑精早泄，女子白带清稀，胎动易滑，舌淡，脉象沉弱。

（四）肾不纳气

此证多表现为喘促日久，呼多吸少，动则喘甚，气不得续，甚者肢冷汗出，尿少浮肿。

二、兼有他脏病变之证

（一）肺肾阴虚

肺肾阴液虚少，濡润的作用减弱，则燥热内生，多表现为咳嗽痰少或黏，或痰中带血，口燥咽干，声音嘶哑，心烦失眠，潮热盗汗，男子遗精，女子梦交、月经量少，舌红，苔少而干，脉细数。

（二）肝肾阴虚

肝肾同源，二者同盛或同衰，常常阴液亏虚，虚火内亢，多表现为头晕目眩，健忘失眠，耳鸣，咽干口燥，两颧潮红，盗汗，两侧胸胁疼痛，五心烦热，男子遗精，女子梦交或月经量少，舌红，少苔，脉细数。

（三）脾肾阳虚

脾为后天之本，肾为先天之本，两者相互温煦则机体四肢得温，水谷得化，水液得行。脾肾阳虚者多表现为阴寒内盛、水液停滞、水谷运化失调等症状，如畏寒肢冷、面色㿠白、腰酸、少腹冷痛、完谷不化、五更泄泻、面浮肢肿、小便不利，甚则水肿、舌淡胖、苔白滑、脉沉弱。

（四）心肾不交

肾水上济于心，则心火不亢；心火下行，则肾水不寒。若心肾不相交互，则阳亢于上，阴寒于下，多表现为虚烦不眠、心慌失眠、头晕耳鸣、口燥咽干、腰膝酸软、遗精、潮热盗汗、舌红、苔少、脉细数。

（五）心肾阳虚

心肾之阳共济，则脏腑温煦、血脉得行、津液得化。若心肾阳虚，则表现为阴寒内盛、血行瘀滞、水液停滞等，出现畏寒肢冷、心悸胸闷、尿少身肿、唇甲青紫、舌质青紫、苔白、脉沉紧等症状。

第二章　中医肾病分论篇

第一节　水　肿

水肿是指因感受外邪，饮食失调，或劳倦过度等，使肺失宣降通调，脾失健运，肾失开合，膀胱气化失常，导致体内水液潴留，泛滥肌肤，以头面、眼睑、四肢、腹背，甚至全身浮肿为临床特征的一类病证。

水肿常见于现代医学中的急慢性肾小球肾炎、肾病综合征、充血性心力衰竭、内分泌失调，以及营养障碍等疾病。

一、病因病机

人体水液的运行有赖于气的推动，即有赖于脾气的生化转输、肺气的宣降通调、心气的推动、肾气的蒸化开合。这些脏腑功能正常，则三焦发挥决渎作用，膀胱气化畅行，小便通利，可维持正常的水液代谢。反之，若因外感风寒湿热之邪、水湿浸渍、疮毒浸淫、饮食劳倦、久病体虚等导致上述脏腑功能失调，三焦决渎失司，膀胱气化不利，体内水液潴留，泛滥肌肤，即可发为水肿。

1. 风邪外袭，内舍于肺，肺失宣降通调，上则津液不能宣发外达以营养肌肤，下则不能通调水道而将津液的代谢废物变化为尿，以致风遏水阻，风水相搏，水液潴留体内，泛滥肌肤，发为水肿。

2. 肺主皮毛，脾主肌肉，湿毒浸淫，痈疡疮毒生于肌肤，未能清解而内归肺脾，脾伤不能升津，肺伤失于宣降，以致水液潴留体内，泛滥肌肤，发为水肿。《济生方·水肿》谓："又有年少，血热生疮，变为肿满，烦渴，小便少，此为热肿。"

3. 久居湿地，或冒雨涉水，水湿之气内侵，或平素饮食不节，过食生冷，均可使脾为湿困而失其运化之职，致水湿停聚不行，潴留体内，泛滥肌肤，发为水肿。

4. "三焦者，决渎之官，水道出焉。"湿热内侵，久羁不化，或湿郁化热，湿热内盛，使中焦脾胃失其升清降浊之能，三焦为之壅滞，水道不通，以致水液潴留体内，泛滥肌肤，发为水肿。

5. 饮食失调，或劳倦过度，或久病伤脾，脾气受损，运化失司，水液代谢失常，引起水液潴留体内，泛滥肌肤，而成水肿。

6. "肾者水脏，主津液。" 生育不节，房劳过度，或久病伤肾，以致肾气虚衰，不能化气行水，遂使膀胱气化失常，开合不利，引起水液潴留体内，泛滥肌肤，而成水肿。

综上所述，水肿的基本病机是肺失宣降通调，脾失转输，肾失开合，膀胱气化失常，导致体内水液潴留，泛滥肌肤。在发病机理上，肺、脾、肾三脏相互联系，相互影响。水肿的发病，是以肾为本，以肺为标，而以脾为制水之脏，诚如《景岳全书·肿胀》所云："凡水肿等证，乃肺、脾、肾三脏相干之病。盖水为至阴，故其本在肾；水化于气，故其标在肺；水唯畏土，故其制在脾。今肺虚则气不化精而化水，脾虚则土不制水而反克，肾虚则水无所主而妄行。"此外，瘀血阻滞，三焦水道不利，往往使水肿顽固难愈。

二、临床表现

水肿初起多从眼睑开始，继则延及头面、四肢、腹背，甚者肿遍全身；也有的水肿先从下肢足胫开始，然后及于全身。轻者仅眼睑或足胫浮肿，重者全身皆肿，肿处皮肤绷急光亮，按之凹陷即起，或皮肤松弛，按之凹陷不易恢复，甚则按之如泥。如肿势严重，可伴有胸腹水而见腹部膨胀、胸闷心悸、气喘不能平卧、唇黑、脐突、背平等症。

三、辨证选择食疗方

辨证要点：辨阳水和阴水。

阳水：多因感受风邪、水湿、疮毒、湿热诸邪导致肺失宣降通调、脾失健运而成。起病较急，病程较短，每成于数日之间。其肿多先起于头面，由上至下，延及全身，或上半身肿甚，肿处皮肤绷急光亮，按之凹陷即起，常兼见烦热口渴、小便赤涩、大便秘结等表、实、热证。

阴水：多因饮食劳倦、久病体虚等引起脾肾亏虚、气化不利所致。起病缓慢，多逐渐发生，或由阳水转化而来，病程较长。其肿多先起于下肢，由下而上，渐及全身，或腰以下肿甚，肿处皮肤松弛，按之凹陷不易恢复，甚则按之如泥，不烦渴，常兼见小便少但不赤涩、大便溏薄、神疲气怯等里、虚、寒证。

辨证以阳水、阴水为纲，阳水和阴水有本质区别，但应注意，阳水和阴水之间在一定条件下亦可互相转化，需要用动态的观点进行辨识。如阳水久延不退，正气日虚，水邪日盛，便可转为阴水；反之，若阴水复感外邪，肺失宣降，脾失健运，肿势剧增，又可表现为以实证、热证为主，而先按阳水论治。

（一）阳水

1. 风水泛滥

症状： 浮肿起于眼睑，继则四肢及全身皆肿，甚者眼睑浮肿，眼合不能开，来势迅速，多有恶寒发热、肢节酸痛、小便短少等症。偏于风热者，伴咽喉红肿疼痛，口渴，舌质红，脉浮滑数。偏于风寒者，兼恶寒无汗，头痛鼻塞，咳喘，舌苔薄白，脉浮滑或浮紧。如浮肿较甚，此型亦可见沉脉。

治法： 疏风清热，宣肺行水或疏风散寒，宣肺利水。

风热证食疗方：

（1）咸橄榄芦根茶

【配方和服法】芦根30g（鲜品用80g），咸橄榄4枚，车前草10g。清水2碗半煎至1碗，去渣饮用。

【功效】橄榄性味涩酸、平，入肺、肾经，能清肺利咽、生津解毒。咸橄榄是用鲜品加盐腌制而成，其功效是增强降火作用。芦根性味甘寒，入肺、胃经，功能清热生津、除烦止呕。车前草味甘、性寒，具有利尿消肿、清热、明目、祛痰的功效。三药合用，共达疏风清热、利水消肿之功。

【适应证】外感风热之水肿、发热、恶风寒、咽喉肿痛、烦渴及牙痛、肺热咳嗽等症。常用于现代医学的急性肾小球肾炎、急性上呼吸道感染等辨证为风热外袭、风水相搏之证者。

【注意事项】本品为寒凉之品，易伤脾胃，脾胃虚寒者忌服；芦根以鲜品清热生津力优；阴虚咽痛者不宜用本方。

（2）三稔芥菜煲

【配方和服法】三稔5枚切开，芥菜约300g。煎汤进服，可加食盐少许调味。

【功效】三稔味酸甘涩，性平无毒，功能生津止咳、下气和中、消滞醒脾。芥菜性味辛温，入肺、胃、肾经，功能宣肺豁痰、温中利气，多用于寒饮内盛、咳嗽痰滞、胸膈满闷等。综上所述，本方功效为疏风清热解表、利尿消肿。

【适应证】风热外感之水肿、头痛发热、身肿、口干舌燥、口干气热、大便秘结、小便短赤等症。常用于现代医学的急慢性肾小球肾炎辨证为外感风热、风水相搏之证者。

【注意事项】肺虚咳嗽及阴虚火旺者忌服。

（3）葛根薏米粥

【配方和服法】薏苡仁 50g，鲜粉葛根 120g，粳米 50g。将粉葛根去皮，洗净切小块；把粳米洗净，与粉葛根、薏苡仁一齐放入锅中，文火煮成稀粥，调味即可。

【功效】葛根性味甘辛平，入脾、胃经，功能升阳解肌、透疹止泻、除烦止渴。薏苡仁性凉、味甘淡，归脾、胃、肺经，有利水渗透湿、健脾止泻、除痹、排脓、解毒散结的作用，用于水肿、脚气、小便不利、脾虚泄泻、湿痹拘挛、肺痈、肠痈、赘疣、癌肿等。粳米性味甘平，可养胃益津、扶正祛邪。综上所述，本方功效为疏风清热解表、利尿消肿。

【适应证】外感风热、风水相搏者，症见发热、微恶风寒、四肢活动不利、口渴等。常用于现代医学的上呼吸道感染、风湿性关节炎、急性肾小球肾炎等。

【注意事项】本品性凉，易伤脾胃，胃寒者慎用。

风寒证食疗方：

（1）淡豆豉葱白薏仁粥

【配方和服法】淡豆豉 20g，葱白 15g，薏苡仁 100g。薏苡仁加水煮至稀烂，后纳入淡豆豉及葱白，5 分钟后即可趁热服用。

【功效】淡豆豉性味苦寒，入肺、胃经，功能解表除烦、宣郁解毒。葱白性味辛温，归肺、胃经，能发汗解表、散寒通阳。薏苡仁性凉，味甘淡，归脾、胃、肺经，有利水渗湿、健脾止泻、除痹等作用。三者合用可解表散寒、利水消肿。

【适应证】外感风寒、风水相搏之水肿，兼治鼻塞、流清涕、打喷嚏、身目肿胀等症。常用于现代医学的上呼吸道感染、急性肾小球肾炎等病。

【注意事项】淡豆豉多用桑叶、青蒿发酵而成，性寒；也有用麻黄、苏叶发酵而成者，其性微温。用治风寒感冒，取后者为佳；如治风热感冒，则以前者为好。应趁热服下（淡豆豉可不吃），盖被微取汗即可。

（2）生姜薏米粥

【配方和服法】生姜 40g，薏苡仁 100g。将生姜切成薄片，与薏苡仁放在一起煮粥，用食盐、花生油少许调味服食。

【功效】生姜性味辛温，入肺、胃、脾经，可发表散寒、止呕开痰。薏苡仁性凉、味甘淡，归脾、胃、肺经，有利水渗透湿、健脾止泻、除痹、排脓、解毒散结的作用，《本草新编》谓之曰："最善利水，不至损耗真阴之气，凡湿盛在下身者，最宜用之。"综上所述，本方功效为疏散风寒、温中散寒、利水消肿。

【适应证】外感风寒、风水相搏之水肿、鼻塞流涕、咳嗽痰稀、胃寒呕吐、腹胀不适、食欲不振等症。常用于现代医学的上呼吸道感染、胃肠型感冒、急性胃炎、急性肾小球肾炎等病。

【注意事项】阴虚内热者忌用；不宜用于外感风热证。

（3）葱白胡荽糯米粥

【配方和服法】葱白6条，生姜4片，胡荽3条洗净，糯米60g，米醋12mL。先将生姜带皮洗净、切丝，葱白洗净、切粒；把糯米洗净，与生姜一齐放入锅内，加清水适量，文火煮成粥；再放入葱白煮沸，调味；然后调入米醋、胡荽，稍煮即可。

【功效】葱白辛温，能祛风解表、宣窍通阳。胡荽性温，具解表发散的作用。生姜性味辛温，发散风寒、温中和胃，既可助葱白增强发汗祛邪之功，又能温中以增进食欲。糯米性味甘温，功能补中益气。以糯米煮粥，一则和胃调药，又可借助热粥以增强发汗，即古法"啜粥助汗"之义。米醋性味酸苦温，消食化积、消肿软坚、活血散瘀、解毒杀虫，并有一定的杀菌作用。综上所述，本方功效以发散风寒、温中和胃为主，兼少许利尿消肿之功。

【适应证】风寒外袭兼水湿内蕴之身目水肿、发热恶寒、头痛无汗、鼻塞流涕、咽痒咳嗽等症，亦可用于胃寒之呕吐。常用于现代医学的上呼吸道感染、急性胃炎、急性肾小球肾炎等病。

【注意事项】风热感冒者不宜食用本品。米醋不宜过食，否则会伤胃、损齿、不利于筋骨。因醋可使胃酸分泌增多，故消化道溃疡患者不宜食醋。因为醋能溶解铜，故本品不能用铜器烹调，以避免引起"铜中毒"。

2. 湿毒浸淫

症状：身发疮痍，甚则溃烂，或咽喉红肿，或乳蛾肿大疼痛，继则眼睑浮肿，延及全身，小便不利，恶风发热，舌质红，苔薄黄，脉浮数或滑数。

治法：宜肺解毒，利尿消肿。

食疗方：

（1）马齿苋绿豆汤

【配方和服法】马齿苋100g，绿豆50g。将马齿苋切碎，与绿豆同煮，空腹食。

【功效】马齿苋性味酸寒，有清热解毒凉血之功。绿豆性味甘凉，功能清热解毒、利水湿、清暑止渴。两物合用，绿豆能加强马齿苋清热解毒、止泻利的作用。热毒除则气血畅，陈垢去则胃肠洁。综上所述，本方功效为清热解毒止痢。

【适应证】湿热内蕴之热毒身肿、泻痢、下痢脓血、里急后重、热毒疮疡等症。常用于现代医学的细菌性痢疾、慢性溃疡性结肠炎、蜂窝织炎等病。

【注意事项】本方性寒滑利，虚寒下利者不宜用；方中马齿苋取鲜品为优；马齿苋有增强子宫平滑肌收缩作用，故孕妇不宜用。

（2）蛇舌草饮

【配方和服法】白花蛇舌草 100g，车前草 20g，蜂蜜适量。将白花蛇舌草、车前草煎水取汁去渣，调入适量蜂蜜，分次饮用。

【功效】白花蛇舌草性寒、味甘微苦，能清热解毒、清利湿热、利尿通淋。车前草味甘、性寒，具有利尿消肿、清热、明目之功。蜂蜜性味甘平，主入肝、脾、大肠经，能补中润燥止痛、解毒。三物合用，能增强清热解毒之功，又能祛邪、利水消肿。综上所述，本方功效为清热解毒、利尿消肿。

【适应证】湿热内蕴之水肿、肺痈、肠痈、疮痈、痢疾、咽喉肿痛及淋证等。常用于现代医学的急慢性肾小球肾炎、肺炎、肺脓疡、急性阑尾炎、急性肠炎、急性扁桃体炎，以及下尿路感染等病。

【注意事项】本方药性苦寒，脾湿泄泻及湿阻中焦的脘腹胀满者忌用。

（3）双花饮

【配方和服法】金银花 50g，菊花 50g，车前草 20g，蜂蜜 200g。将前三味入锅中，加适量水同煮，煮沸半小时，去渣，放凉后加入蜂蜜，分次饮用。

【功效】方中金银花性寒味甘，有清热解毒之功，可用于温病发热、咽喉肿痛、痈肿、疮疡等。菊花味甘苦，其清热解毒之功与金银花相似而力稍弱。两药合用，能增强清热解毒之功。车前草味甘、性寒，具有利尿消肿、清热、明目之功。入蜂蜜能补中润燥、滑肠缓急。四味合用，既能清热解毒，又能利尿消肿。综上所述，本方功效为清热解毒、利尿消肿。

【适应证】热毒内蕴之身目肿胀、身热、烦渴、火毒目赤、咽喉肿痛、痈肿、疮疡、丹毒等。常用于现代医学的急性上呼吸道感染、肺炎、急性肠炎、乙型脑炎等病。

【注意事项】本方性寒，有滑利作用，故脾虚者不宜用。

3. 水湿浸渍

症状：全身水肿，按之没指，小便短少，身体困重，胸闷腹胀，纳呆，泛恶，苔白腻，脉沉缓，起病较缓，病程较长。

治法：健脾化湿，通阳利水。

食疗方：

（1）萆薢赤小豆粥

【配方和服法】鲜萆薢 50g，赤小豆 50g。加水适量，先煮赤小豆，煮烂时加入萆薢，约 10 分钟即可调味服用。可早晚温服。

【功效】萆薢性味苦平，入肝、肾、胃及膀胱经，能清湿热、别清浊，为治热淋小便浑浊之要药。赤小豆味甘，入心、小肠经，具有利水除湿、和血排脓、消肿解毒的功效。综上所述，本方功效为清利湿热、利尿消肿。

【适应证】水湿停聚之身目肿胀、恶心呕吐、腹胀等。常见于现代医学的乳糜尿、前列腺炎、慢性膀胱炎、急慢性肾小球肾炎、肾病综合征等病。

【注意事项】阴虚者忌用。本方长于利湿，清热力不强，故证型不论寒热均可选用。

（2）冬葵茶

【配方和服法】冬葵子 30g，车前子 20g。将车前子用纱布包裹，冬葵子捣碎入锅，同煎汤取汁，代茶饮服。

【功效】冬葵子性寒味甘，具有利水通淋、润肠通便及下乳作用。车前子甘寒，入肺、肾、肝经，能利水通淋、利湿止泻，可用于小便不利、水肿、淋沥涩痛，对湿热下注、热结膀胱的小便淋沥涩痛尤为显效。二物合用，利尿通淋、消肿作用尤强。综上所述，本方功效为清利水湿、利尿消肿。

【适应证】湿浊内蕴、水泛肌肤之水肿、小便不利、淋沥涩通、暑湿泄泻等。常用于现代医学的急性肾盂肾炎、急性膀胱炎、急性肠炎、急慢性肾小球肾炎、肾病综合征等病。

【注意事项】脾虚肠滑及无湿者不宜用；孕妇忌用。

（3）乌鱼赤小豆汤

【配方和服法】乌鱼 250g，赤小豆 50g。乌鱼去鳞、腮、肠，洗净；赤小豆洗净，二者同置砂锅内，加水适量，文火共煮至豆烂，饮汤食渣。

【功效】乌鱼性甘寒、无毒，归肺、脾、肾，能补脾利水、养肝益肾、除湿消肿、去瘀生新。赤小豆甘酸，入心、小肠经，功能利水除湿、消肿解毒。两物合用，味道鲜美。其作用补脾而不留邪，利水而不伤正气。综上所述，本方功效为补脾、利水、消肿。

【适应证】水肿腹满、脚气浮肿、腹胀腹泻等。常用于现代医学的肾源性及心源性水肿，如急慢性肾炎、肾病综合征、慢性左心衰、营养不良性水肿、孕妇水肿等病。

【注意事项】本方宜淡食，不必加盐调味。藤本植物相思豆的种子又名相思子，半红半黑，和赤小豆同有红豆之称。个别地区曾将有毒的相思子误作赤小豆用，导致中毒事故，应引起注意，切勿两物混淆。

4. **湿热壅盛**

症状：遍体浮肿，皮肤绷急光亮，胸脘痞闷，烦热口渴，或口苦口黏，小便短赤，或大便干结，舌红，苔黄腻，脉滑数或沉数。

治法：分利湿热。

食疗方：

（1）赤小豆白茅根汤

【配方和服法】赤小豆 200g，白茅根 100g。二物加水适量，文火煮至豆烂，去白茅根，饮汤食赤小豆。

【功效】赤小豆甘平、微酸，能利水消肿，尚可解毒排脓、利湿退黄。白茅根性味甘寒，善下行渗泄，能清热生津，有利尿通淋之功。两物合用，利水消肿之功更佳。该方制作方便，味道甘凉可口，易被人们所接受。综上所述，本方功效为健脾、利水、消肿。

【适应证】湿热内蕴、水湿泛溢肌肤之水肿、腹水、脚气肿痛及热淋、小便不利等。常用于现代医学的急性肾炎、肾病综合征、肝硬化腹水、心功能不全性水肿、泌尿系统感染、前列腺增生等病。

【注意事项】本方宜淡食，不必加盐调味；白茅根选鲜者尤佳，用量可酌情增加。

（2）滑石粥

【配方和服法】滑石 25g，瞿麦 15g，白米 50g。先将滑石用布包，与瞿麦同煎，去渣留汁；将白米淘干净，入药汁中煮成稀粥。每日 1 次，当早餐食用。

【功效】滑石甘、淡，性寒而滑，入胃和膀胱经，甘淡渗湿，故有利水通淋功效。瞿麦性味苦寒，入心、小肠、膀胱经，苦寒泄降，利小便而导热下行，故能清热利水通淋，可用于湿热壅滞的小便不利。方中二味煮粥，不仅利水通淋力强，且无苦寒伤胃之弊。综上所述，本方功效为清利湿热、利水消肿。

【适应证】湿热内蕴之小便不利、淋沥涩痛，或尿中有砂石，淋沥刺痛，不能下排等。常用于现代医学的急性肾盂肾炎、下尿路感染、泌尿系结石等病。

【注意事项】本方为寒凉之剂，脾胃虚寒者不宜用；本方通利力强，且瞿麦有活血化瘀之功，故孕妇忌用。

（3）葵菜粥

【配方和服法】葵菜 500g，葱白 3 寸段，粳米 50g。先将葵菜洗干净，入锅煎汤取滤汁；将粳米用清水洗净后用汤汁煮米成粥，放洗净葱白，放入少许食盐调味，空腹作餐食用，每日 1 次。

【功效】葵菜甘寒滑利、无毒，功能利水通淋。葱为性味辛温，能利尿通淋，且有祛风、发汗、解毒、消肿的作用。粳米能补中益气，健脾和胃。综上所述，本方功效为清热利湿、利水消肿。

【适应证】小便频急、尿色黄赤、淋沥涩痛、小腹拘痛等症。常用于现代医学的急性肾盂肾炎、急性膀胱炎、泌尿系结石等病。

【注意事项】脾虚大便滑泄者不宜用；葵菜质滑，故孕妇应慎用。

（4）甘蔗莲藕汁

【配方和服法】鲜甘蔗 1000g，鲜藕节 1000g。二者洗干净后分别捣碎，榨取汁液，将两种汁液混匀后分次饮服用。

【功效】甘蔗味甘、性寒，归肺、胃经，具有清热解毒、生津止渴、和胃止呕、滋阴润燥等功效。生莲藕味甘、性寒，入心、脾、胃经，具有清热、生津、凉血、散瘀、补脾、开胃、止泻的功效。此方甘醇可口，功效以清热利湿为主，兼有利尿消肿之功。

【适应证】湿热雍滞、水湿内蕴之小便不利、身肿、淋沥涩痛或热伤血络，血行脉外而致的血淋。常用于现代医学的急性肾盂肾炎、急性膀胱炎、泌尿系统结石、尿路出血等病。

【注意事项】甘蔗含蔗糖，故糖尿病患者忌用；哺乳期婴幼儿亦应少吃蔗糖，故亦不宜多用本方；体质虚寒者不宜用。

（二）阴水

1. 脾阳虚衰

症状：身肿，腰以下为甚，按之凹陷不易恢复，脘腹胀闷，纳减便溏，食少，面色不华，神倦肢冷，小便短少，舌质淡，苔白腻或白滑，脉沉缓或沉弱。

治法：温阳健脾，化气利水。

食疗方：

（1）山药粥

【配方和服法】山药 30g，薏苡仁 100g，粳米 100g，砂糖、胡椒适量。将山药切碎炒熟，薏苡仁、粳米用水浸泡一夜，加入砂糖、胡椒适量一同煮粥，空腹热服，每日 1~2 次。

【功效】山药性味甘平，功能益气养阴、补脾益肾、固精止带。薏苡仁性凉，味甘淡，归脾、胃、肺经，有利水渗透湿、健脾止泻、除痹、排脓、解毒散结的作用。粳米性味甘温，功能补中益气、健脾止泻。砂糖性味甘平，能补益脾胃。胡椒味辛性热，功能温中下气、和胃。诸药味合用，共奏补脾止泻之功。综上所述，本方功效为温中散寒、利水消肿。

【适应证】脾阳虚衰之水肿、久泻、大便清稀、腹中冷痛、畏寒肢冷等症状。常用于现代医学的急慢性肾小球肾炎、肾病综合征、慢性肠炎。

【注意事项】泄泻伴腹痛，里急后重者忌用。

（2）猪肚薏米粥

【配方和服法】猪肚1个，白胡椒15g，薏苡仁100g。先将猪肚洗净，切条，放入锅中与薏苡仁一起煮，煮烂后入白胡椒，酌加食盐调味即可。早晚食用，3天1次，15天为1个疗程。

【功效】胡椒味辛、性温，功能温中止痛、下气消痰，为芳香刺激性健胃药，且胡椒能引药入胃经，增强温胃健脾的作用。薏苡仁性凉、味甘淡，归脾、胃、肺经，有利水渗透湿、健脾止泻、除痹、排脓、解毒散结的作用。故本方功效为温中健脾、利水消肿。

【适应证】脾胃虚寒证、水湿内聚之水肿，兼见脘痛、嗳气、腹胀、食少、泄泻等症。常用于现代医学的急慢性肾小球肾炎、肾病综合征、胃及十二指肠溃疡、慢性胃炎、功能性消化不良等病。

【注意事项】脾胃热盛及阴虚火旺者忌食本方。

（3）鲫鱼羹

【配方和服法】荜茇10g，胡椒10g，砂仁10g，陈皮10g，鲫鱼1尾（约1000g），大蒜、葱、食盐、酱油适量。将鲫鱼去鳞、鳃和内脏，洗净，把以上药物和调料纳于鲫鱼腹中；在锅内放油烧热，将鲫鱼放入锅内煎至两面微黄，再加入适量清水炖煮，调味即成。空腹食用。

【功效】鲫鱼性平、味甘，入胃、肾经，具有健脾利湿、利尿消肿、活血通络、温中下气之功。荜茇味辛、性热，归胃、大肠经，功能温中止痛、温散肠胃寒邪，与胡椒同用，可增强温中止痛之力。砂仁味辛、性温，可化湿、行气、温中。陈皮性温，可理气、调中、燥湿、化痰。鲫鱼可以制约它们的温热之性，且为血肉有情之物，用之可增强全方的滋补力。综上所述，本方功效为温中化湿、利水消肿。

【适应证】脾胃阳虚之水肿、脘腹冷痛、胀闷不适，及胃寒呕吐、呃逆，腹痛、泄泻等症。常见于现代医学的慢性胃炎、十二指肠溃疡、急性胃炎、急性肠炎等症。

【注意事项】荜茇辛热耗散，能动脾肺之火，不宜多用、久服。

2. 肾阳衰微

症状：面浮身肿，腰以下为甚，按之凹陷不起，心悸，气促，腰部冷痛酸重，尿量减少，四肢厥冷，怯寒神疲，面色㿠白或灰滞，舌质淡胖，苔白，脉沉细或沉迟无力。

治法：温肾助阳，化气行水。

食疗方：

（1）鹿茸炖羊肾

【配方和服法】羊肾 1 具，鹿茸 5g，杜仲 15g，小茴香 6g，紫苏梗 20g。将羊肾切开浸泡去臊味，加鹿茸、杜仲、小茴香、紫苏梗，清水适量，隔水共炖。每日 1 次，饮汤吃羊肾。

【功效】鹿茸性咸温而补，咸以入肾，善补督脉、调冲任、固带脉、壮肾阳、益精血而强筋骨，而且还有温补内托的功效，是补肾阳、益精血之要药。杜仲甘温，具有补肝肾、强筋骨及安胎作用，此处用之以增强鹿茸强筋健骨的作用。小茴香辛温，具有散寒止痛、理气和胃之功，对脾肾阳虚颇有效，亦可去羊肾膻气。羊肾亦称羊腰子，功能补脾益肾。羊为补助阳气之物，此处用羊肾是以形补形的表现。紫苏梗性温、味辛，入肺、脾、胃经，有发散风寒、发汗解表、行气宽中、下气利水、解鱼蟹毒等，为日常用调味品，可制羊肾之膻气，亦可增强温中行气之功。综上所述，本方功效以温补脾肾为主，兼轻微利水消肿之功。

【适应证】脾肾阳虚之畏寒肢冷、不孕不育、早泄阳痿、小便频数、腰膝酸痛、寒疝、腹中冷痛。常用于现代医学的皮质功能减退、甲状腺功能减退、性功能减退、慢性肾炎、慢性萎缩性胃炎、急慢性肾小球肾炎、肾病综合征等病。

【注意事项】素体有热，阴虚阳亢或阳虚而外感发热者忌用。鹿茸为鹿科动物梅花鹿或马鹿等雄鹿尚未骨化的带茸毛幼角，以茸体饱满、粗大挺圆、毛细体轻、质嫩无棱、油润光亮者为佳。

（2）赤小豆羊奶粥

【配方和服法】羊奶 250g，赤小豆 100g。二者一起煮，待赤小豆煮烂后调味即可服用。每日 1 次，可常服。

【功效】羊奶味甘性温，具有补益脾胃、温肾助阳、润肠通便的作用。赤小豆性温、味甘淡，入脾、肾二经，能健脾利湿、散血、解毒、消肿等。二者相用，既可温补脾肾之阳，又可利水消肿。综上所述，本方功效为补肾益脾、利水消肿。

【适应证】脾肾阳虚之水肿、腰膝酸痛、倦怠、头晕眼花、面色无华、虚劳羸弱等症。常用于现代医学的腰肌劳损、贫血、营养不良、急慢性肾小球肾炎、肾病综合征等病。

【注意事项】痰火湿阻及便溏者勿用。鹿角胶以切而整齐平滑、棕黄色半透明，无腥臭者为佳。

（3）鹿角薏米粥

【配方和服法】薏苡仁 100g，鹿角胶 18g，生姜 3 片。先煮薏苡仁做粥，待沸后，加入鹿角胶、带皮生姜同煮为稀粥。冬季服食，3~5 天为 1 个疗程。

【功效】方中鹿角胶味甘咸、性温，功能温补肝肾、益精血、止血。薏苡仁性凉、味甘淡，归脾、胃、肺经，有利水渗湿、健脾止泻、除痹、排脓、解毒散结的作用。二者合用以补肾阳、消肿胀。

【适应证】肾阳亏虚见水肿、虚劳羸瘦、阳痿早泄、遗精、腰痛、妇女子宫虚冷、不孕、崩漏、带下等症。

【注意事项】实证、热证者不用。

四、预防与调摄

本病水肿较甚者应吃无盐饮食，待肿势渐退后逐步改为低盐，最后恢复普通饮食。忌辛辣、酒等刺激性食物。若因营养障碍致肿者，不必过于强调忌盐，而应适量进食富于营养之蛋白质类饮食。此外，尚须注意生活起居，不宜过度疲劳，尤应节制房事，以防耗伤真元，起居有时，预防外感，加强护理，避免褥疮。

第二节　淋　证

淋证是指因饮食劳倦、湿热侵袭而致的以肾虚、膀胱湿热、气化失司为主要病机，以小便频急、滴沥不尽、尿道涩痛、小腹拘急、痛引腰腹为主要临床表现的一类病证。淋证为临床常见病，中医药治疗类属淋证的尿路结石和肾盂肾炎均有较好的疗效。按临床实际，本节拟分为热淋、气淋、血淋、膏淋、石淋、劳淋六淋进行论治。

本病相当于现代医学的泌尿系统感染、泌尿系结石、泌尿系肿瘤、乳糜尿等。

一、病因病机

膀胱湿热多由嗜食辛热肥甘之品，或嗜酒过度，酿成湿热，下注膀胱，或下阴不洁，湿热秽浊毒邪侵入膀胱，酿成湿热，或肝胆湿热下注皆可使湿热蕴结下焦，膀胱气化不利，发为热淋；若灼伤脉络，迫血妄行，血随尿出，则发为血淋；若湿热久蕴，煎熬尿液，日积月累，结成砂石，则发为石淋；若湿热蕴结，膀胱气化不利，不能分清别浊，脂液随小便而出，则发为膏淋。恼怒伤肝，肝失疏泄，或气滞不利，郁于下焦，致肝气郁结，膀胱气化不利，发为气淋。脾肾亏虚久淋不愈，湿热耗伤正气，或劳累过度，房事不节，或年老、久病、体弱，皆可致脾肾亏虚。脾虚而中气不足，气虚下陷，则发为气淋；若肾虚而下元不固，肾失固摄，不能制约脂液，脂液下注，随尿而出，则发为膏淋；若肾虚而阴虚火旺，火热灼伤脉络，血随尿出，则发为血淋；病久伤正，遇劳即发者，则为劳淋。"诸淋者，由肾虚而膀胱热故也。"淋证的病位在肾与膀胱，且与肝脾有关。

其病机主要是肾虚，膀胱湿热，气化失司。肾与膀胱相表里，肾气的盛衰直接影响膀胱的气化与开合。淋证日久不愈，热伤阴，湿伤阳，易致肾虚；肾虚日久，湿热秽浊邪毒容易侵入膀胱，引起淋证的反复发作。因此，肾虚与膀胱湿热在淋证的发生、发展及病机转化中具有重要的意义。淋证有虚有实，初病多实，久病多虚，初病体弱及久病患者亦可虚实并见。实证多在膀胱和肝，虚证多在肾和脾。

二、临床表现

淋证以小便频急、滴沥不尽、尿道涩痛、小腹拘急、痛引腰腹为基本特征。其起病或急或缓，其病程或长或短，长者久淋不已，时作时止，遇劳即发。小便频急者每日小便可达数十次，而每次尿量较少，或伴有发热、小便热赤；或小便排出砂石、排尿时尿流中断、腰腹绞痛难忍；或尿中带血或夹有血块；或小便浑浊如米泔或滑腻如脂膏，种种不一。病久或反复发作后，常伴有低热、腰痛、小腹坠胀、疲劳等症。

三、辨证选择食疗方

辨证要点：①辨明淋证类别：由于每种淋证都有不同的病机，其演变规律和治法也不尽相同，在此需要辨明淋证类别。辨识的要点是每种淋证的各自特征。②辨虚实：在区别各种不同淋证的基础上，还需辨识证候的虚实。一般而言，初起或在急性发作阶段，因膀胱湿热、砂石结聚、气滞不利所致，尿路疼痛较甚者，多为实证；淋久不愈，尿路疼痛轻微，见有肾气不足、脾气虚弱之证，遇劳即发者，多属虚证。③辨标本缓急：各种淋证之间可以相互转化，也可以同时并存，所以辨证上应区别标本缓急。一般是本着正气为本、邪气为标，病因为本、证候为标，旧病为本、新病为标等标本关系进行分析判断。

1. 热淋

症状：小便频急短涩，尿道灼热刺痛，尿色黄赤，少腹拘急胀痛，或有寒热，口苦，呕恶，或腰痛拒按，或有大便秘结，苔黄腻，脉滑数。

治法：清热解毒，利湿通淋。

食疗方：

（1）车前草煲猪小肚

【配方和服法】鲜车前草 100g，猪小肚 150g。先将猪小肚洗干净切成小块，两物入锅加清水适量煮汤，捞去车前草，加食盐少许调味，饮汤食猪小肚。

【功效】车前草性味甘、寒，入肝、脾、小肠经，功能利水、清热、通淋、明目、祛痰。猪小肚即猪膀胱，性味甘、咸、平，入膀胱经，功能通利小便。本方为民间常用方，对尿路淋沥涩痛常多应用。本方功效为利湿清热、利尿通淋。

【适应证】湿热之水肿、小便不利、淋沥涩痛、目赤肿痛等症。常用于现代医学的膀胱炎、尿道炎、结膜炎、急慢性盆腔炎导致白带过多等病。

【注意事项】凡内伤劳倦，阳气下陷，肾虚精滑内无湿热者，应慎服；孕妇忌用。

（2）车前粥

【配方和服法】鲜车前草 50g，葱白 1 根，粳米 100g。将车前草洗净，切碎，同葱白一起煎汁去渣，再入粳米煮为稀粥，日分 3 次服食，6 天为 1 个疗程。

【功效】车前草性味甘寒，功能清热解毒、利尿通淋、渗湿止泻、清肝明目、清肺化痰。葱白性味辛温，功能发汗解表、散寒通阳。粳米性味甘平，入脾、胃经，功擅益气生津，使"攻不伤正，补不留邪"。诸药合用，本方功效为清热利湿、利尿通淋、祛痰止咳、胜湿止泻。

【适应证】湿热之水肿、小便不利、淋沥涩痛、尿血、目赤肿痛，或肠炎腹泻，或咳嗽痰多。常用于现代医学的急性肾炎、急性肠炎。

2. 石淋

症状：尿中时夹砂石，小便艰涩，或排尿时突然中断，尿道窘迫疼痛，少腹拘急，或腰腹绞痛难忍，痛引少腹，连及外阴，尿中带血，舌红，苔薄黄。若病久砂石不去，可伴见面色少华，精神萎顿，少气乏力，舌淡边有齿印，脉细而弱；或腰腹隐痛，手足心热，舌红少苔，脉细数。

治法：清热利尿，通淋排石。

食疗方：

（1）鸡金赤豆粥

【配方和服法】鸡内金 10g，赤小豆 50g，粳米 50g，白糖适量。将赤小豆和粳米洗净共煮成粥，再将鸡内金磨粉拌入粥中，加入适量白糖，作为早餐食用。

【功效】鸡内金性味甘、平,入胃、小肠、膀胱经,能化石通淋、健运脾胃、缩尿止遗。赤小豆甘、酸、平,入心及小肠经,性善下行,存通利水道之功。粳米和白糖能固护胃气,益气和中。四物合用,既能祛邪又不伤正,共达清热利湿排石之功效。

【适应证】尿中时夹砂石,小便滞涩不畅,或尿时不能出,或急迫难忍,痛引少腹,或尿时中断,或腰痛如绞,牵引少腹,连及会阴,尿中带血等症。常用于现代医学的肾结石、输尿管结石膀胱和尿道结石等病。

【注意事项】结石较大者,宜先碎石后再用本方排石;用本方期间宜多活动,多饮水,饮食清淡。

(2)金钱草茶

【配方和服法】金钱草250g,加水煎,去渣取汁,代茶频饮。

【功效】金钱草甘、淡、咸、微寒,入肝、肾、胆、膀胱经,甘淡渗利,微寒清热,故利水通淋、清热除湿作用均佳。凡属于湿热淋证、小便淋沥涩痛者,以及湿热黄疸皆可使用。又因其咸能软坚,使用时临证配伍滑石、海金沙、鸡内金、石韦等,对治疗石淋、砂淋疗效更佳。综上所述,本方功效为清热利湿、排石通淋。

【适应证】湿热下注,尿液煎熬成石,不能随尿排出,致使小便淋沥涩痛。常用于现代医学的急性泌尿系统感染,肾、输尿管、膀胱结石,肝胆结石,黄疸型肝炎等病。

【注意事项】本方适用于结石较小,尿路无明显畸形及患侧肾功能尚好者;对结石较大,如1cm以上者,可先行碎石,再服本方排石;本方作用缓解,必须坚持饮用,方可收效;肾功能不全者,不宜长期使用。

(3)荷叶滑石茶

【配方和服法】鲜荷叶1张,滑石30g。将荷叶洗净,分成4小张,分别包裹滑石,煎汤,代茶饮服。

【功效】滑石性寒,味甘淡,有利水通淋、清热解毒的作用。荷叶甘、寒,能消瘀清热、凉血止血,对尿石出血有止血作用。两物合用,既清热通淋,又消石排石,且能凉血止血。

【适应证】下焦湿热所致腰部胀痛,牵引少腹,涉及外阴,尿中时夹砂石,小便短数,灼热赤痛,色黄赤或尿血等症。常用于现代医学的肾结石、输尿管结石,以及下尿路结石并见尿路感染者。

【注意事项】脾虚、热病伤津者,以及孕妇忌用本方;如结石较大者(超过1cm),应行手术取石或碎石后再服本方排石;在用本方时应多饮水,清淡饮食，且多活动，以利于结石排出。

　　3. 气淋

　　症状：实证表现为小便涩痛，淋沥不尽，小腹胀满疼痛，苔薄白，脉多沉弦。虚证表现为尿时涩滞，小腹坠胀，尿有余沥，面白不华，舌质淡，脉虚细无力。

　　治法：实证宜利气疏导，虚证宜补中益气。

　　实证食疗方：

　　（1）梅花金沙汤

　　【配方和服法】梅花6g，海金沙30g。先煎海金沙，去渣取汁，服用时泡服梅花即可，一天可多次代茶饮用。

　　【功效】梅花性平、味甘、气香，功能疏肝解郁、理气和胃，兼利肺气、化痰浊。海金沙性寒、味甘，入膀胱及小肠经，善清小肠、膀胱湿热，功专利水通淋止痛，为治淋证作痛之要药。方中二物相用，有舒肝行气、理脾和胃、利尿通淋之效。

　　【适应证】气机郁滞之满闷不舒、腹部胀痛、小便淋沥涩痛，情志不舒时明显等症。常用于现代医学的神经官能症、更年期综合征、忧郁症、尿路感染等。

　　【注意事项】本方作用温和，应坚持数方可显效。

　　（2）茉莉花糖水

　　【配方和服法】茉莉花干品5g，海金沙20g，白糖适量。将茉莉花、海金沙加清水150mL，煎至100mL，加入白糖适量，去渣后代茶饮用。本方四季可用，每天1~2次，连用6天。

　　【功效】茉莉花性味辛、甘、温，入肝经，能理气、开郁、辟秽、和中。海金沙性寒、味甘，入膀胱及小肠经，善清小肠、膀胱湿热，功专利水通淋止痛，为治淋证作痛之要药。白糖，性味甘平，入脾经，功能润肺、生津。综上所述，本方功效为理气和中、利尿通淋。

　　【适应证】气机郁滞证之腹部胀痛、小便淋沥涩痛等症状。常用于现代医学的尿道刺激综合征、尿路感染、肾盂肾炎等。

　　虚证食疗方：

　　（1）黄金卷

　　【配方和服法】新鲜怀山药250g（去皮、洗净、捣成泥），鸡肉100g（洗净剁成肉末），韭黄200g（洗净、切碎），香菇30g（水浸发后剁碎末），盐适量混匀蒸熟后备用。再以面粉250g，打入鸡蛋6个，加砂糖、盐及水各适量，调成面浆。起锅（平底不粘锅最好），烧中火，加适量油。待油热，舀面浆平铺锅面，然后加馅平铺，面浆将干即卷起包裹馅于其中，稍烙即成。作为早餐、点心均佳。

【功效】怀山药味甘、性平，既可补气，又可养阴，平补肺脾之气，尤以补脾胃功最著。鸡肉性温、味甘，功能温中益气、补精填髓。鸡蛋亦能补脾和胃，但其性平，还有滋阴润燥、养血安神的作用。香菇甘平，具有益气补虚的作用。韭黄性温、味辛香，具有温中行气、补虚益阳之力。面粉为小麦研粉制成，具有益气补中的作用。以上诸物合用，色香味俱全，尤适于脾胃虚弱、食欲不振的老人及小孩。综上所述，本方功效为益气温中、平补脾肾。

【适应证】脾肾亏虚之食少倦怠、腹中冷痛、滑利遗精、尿频、带下等症。常用于现代医学的慢性尿路感染、慢性肾盂肾炎、性功能障碍、尿崩症、慢性胃炎、胃下垂、胃癌术后、慢性盆腔炎等。

【注意事项】中焦湿滞，风毒未清者不宜多食。

（2）山药芡实粥

【配方和服法】山药40g，芡实10g，粳米50g。洗净同煮至米烂粥稠，按个人口味加红糖或盐少许，调匀即可服食，每日服2次，可常服。

【功效】山药性味甘、平，功能健脾补肺、固肾益精。粳米甘、平，为补中益气、止渴止泻、亦食亦药常用之品。红糖有散寒活血、舒筋止痛的作用，此处选用取其减少涩滞之力。四物合用，药性平和，尤适于久病体质虚弱之人。综上所述，本方功效为温脾补肾、益气固精。

【适应证】脾肾气虚之尿频急涩痛、溺遗或不禁，少腹胀，气短懒言，倦怠乏力，泄泻等症。常用于现代医学的尿崩症、性功能障碍、胃下垂、慢性胃炎、慢性结肠炎、糖尿病等病。

【注意事项】有外感表证者忌；脾虚湿盛，胸腹满闷者忌用；糖尿病患者切记勿加红糖，可加少许盐。

4. **血淋**

症状：实证表现为小便热涩刺痛，尿色深红，或夹有血块，疼痛剧烈，或见心烦，舌苔黄，脉滑数。虚证表现为尿色淡红，尿痛涩滞不明显，腰酸膝软，神疲乏力，舌淡红，脉细数。

治法：实证宜清热通淋，凉血止血；虚证宜滋阴清热，补虚止血。

实证食疗方：

（1）白茅根粥

【配方和服法】白茅根30g，车前草15g，白糖适量。白茅根除去根须，与车前草一起洗净后煎煮30分钟，每剂煎2次，将2次煎液相混合加白糖服用。每日1剂，分2次服。

【功效】白茅根味甘、性寒，功能凉血止血、清热利尿。车前草味甘、性寒，功能利水通淋、清热解毒。二者同用，药饮清澈，甘甜可口，可增强清热利尿、凉血止血之力，更适宜湿热下注膀胱之尿血、血淋、尿道灼热疼痛、小便滴沥不畅等症。

【适应证】尿血，血淋，尿道灼热疼痛、小便滴沥不畅等症。常用于现代医学的急性肾炎、泌尿系统感染、淋病等病。

【注意事项】脾胃虚寒、溲多不渴者忌服；车前草走泻精气，虚滑精气不固者禁用。白茅根、车前草两药多生长于路旁、山坡、草地等地，分布广泛，取材方便，用鲜品效尤佳，鲜品用量加倍即可。

（2）槐叶茶

【配方和服法】嫩槐叶 15g，晒干碾细末做成茶叶。将白茅根 20g 与清水适量同煎，去渣取汁。冲泡槐叶茶时冲入白茅根煎液。

【功效】槐叶味苦、性平，功能清热泻火、止血、疗疮。白茅根味甘、性寒，功能凉血止血、清热利尿。车前草味甘、性寒，功能利水通淋、清热解毒。三者合用以利尿通淋、清热止血。

【适应证】尿血、小便淋沥涩痛、肠热便血、痔疮出血等症。常用于现代医学的一切大小便下血、痔疮、急性肾盂肾炎、急慢性膀胱炎等病。

【注意事项】本方亦可选用鲜槐叶，用量为 30g。

（3）仙鹤饮

【配方和服法】鲜仙鹤草 30g，车前草 20g，白糖适量。将新鲜的仙鹤草捣烂，与车前草一起加入冷开水 1 小碗，搅拌后，榨取汁液，加入适量白糖，一次饮用，每日 2 次。

【功效】仙鹤草味苦涩、性平，能收敛止血、止痢杀虫，可用于各种出血之证。车前草性味甘、寒，功能清热解毒、利尿通淋、渗湿止泻、清肝明目、清肺化痰。综上所述，本方功效为利尿通淋、收敛止血。

【适应证】尿血、咯血、吐血、便血、崩漏、衄血等各种出血之证。常用于现代医学的各种出血性疾病、急慢性肾盂肾炎、尿路感染等。

【注意事项】仙鹤草广泛产于我国南北各地，常生于荒地、山坡、路旁、草地，摘取方便，以鲜者效佳，亦可用干品（用量 20g）；仙鹤草苦涩性平，寒热偏性不明显，用于收敛止血，不论其寒热虚实皆可选用。

虚证食疗方：

（1）花生红枣汁

【配方和服法】花生米 100g，红枣 50g，红糖适量。花生米温水浸泡 30 分钟，红枣洗净后以温水泡发；将花生及红枣放锅内，倒入浸过花生米的水，加适量清水，煎煮30分钟，去花生衣，加适量红糖。每日3次，饮汁吃枣、花生。

【功效】花生味甘、性平，能养血补脾、止血增乳、润肺化痰。据研究，花生衣具有显著的止血功效。大枣味甘、性温，功能补脾和胃、益气养血。红糖味甘、性温，功能补气缓中、温胃活血，且能调味，为补中活血之品。本方使补血而不滞血，止血而不留瘀。综上所述，本方功效为养血补虚、收敛止血。

【适应证】气血亏虚之尿血、便血、咯血等各种出血证，亦对身体虚弱、产后、病后血虚、各种贫血（营养不良性贫血、恶性贫血等）等有益处。常用于现代医学的尿路感染、急慢性肾小球肾炎、血小板减少性紫癜、肿瘤经放疗或化疗后血象异常、血友病、先天性遗传性毛细血管扩张出血症等病。

【注意事项】凡有湿痰、积滞、虫病者，均不相宜；花生为日常服用的干果，选用时以肥白香甜者为佳。

（2）苎麻根粥

【配方和服法】苎麻根15g，山药30g，莲子肉15g，粳米50g。将以上三味药洗净，适当切碎，与粳米共煮为粥食用。每日3次。

【功效】苎麻根味甘、性寒，功能清热止血、解毒散瘀。山药味甘、性平，功能益气养阴、补脾肺肾。莲子肉味甘涩、性平，功能补脾、益肾、养心、涩肠。粳米味甘、性平，功能补中益气、健脾和胃、除烦止渴、止泻。苎麻根与补脾益肾的莲子、山药同用，则成补益收敛之剂，可用于脾肾不足之各种失血，不论寒热均可服用。综上所述，本方功效为补脾益肾、止血利尿。

【适应证】气血亏虚之血淋、崩漏、吐血、咯血等。常用于现代医学的淋病、尿路感染、急慢性肾小球肾炎、习惯性流产、功能性子宫出血等病。

【注意事项】苎麻根气微味淡，嚼之略有黏性，以灰棕色、条匀、坚实者为佳；山药最好选用怀山药，即产于河南新乡地区者。

（3）三七蒸蛋

【配方和服法】三七末5g，鲜藕汁1小杯，鸡蛋1个，陈酒半小杯。将鸡蛋打散，与三七末、鲜藕汁、陈酒调匀，隔水炖熟食。佐餐温服，每日2次。

【功效】三七味甘苦、性温，功能止血、散瘀、消肿定痛。三七既善止血，又能化瘀，是一味止血而不留瘀的止血良药。藕味甘、性寒，入脾、胃经，生用清热凉血散瘀，可用于热病烦渴、吐血、衄血、热淋等。鸡蛋味甘、性平，功能养心、安神、补血。本方炖服，止血而不留瘀，温补而不助热。综上所述，本方功效为止血化瘀、补益气血。

【适应证】气血亏虚之血淋、吐血、咯血、崩漏等。常用于现代医学的体内外各种出血症、急慢性尿路感染、急慢性肾小球肾炎等。

【注意事项】本方药性偏温，失血初起兼热邪内盛者不宜使用；出血而见阴虚口干者，须配滋阴凉血药同用；孕妇忌服。

5. 膏淋

症状：实证表现为小便浑浊如米泔水，置之沉淀如絮状，上有浮油如脂，或夹有凝块，或混有血液，尿道热涩疼痛，舌红，苔黄腻，脉濡数。虚证表现为病久不已，反复发作，淋出如脂，小便涩痛反见减轻，但形体日渐消瘦，头昏无力，腰酸膝软，舌淡，苔腻，脉细弱无力。

治法：实证宜清热利湿，分清泄浊；虚证宜补虚固涩。

实证食疗方：

（1）白茅根汤

【配方和服法】白茅根 30g，车前草 15g，白糖适量。白茅根除去根须，与车前草洗净后煎煮 30 分钟，每剂煎 2 次，将 2 次煎液相混合加白糖服用。每日 1 剂，每日 2 次。

【功效】白茅根，味甘性寒，功能凉血止血，清热利尿。车前草，味甘性寒，功能利水通淋、清热解毒。白茅根、车前草同用，可增强清热利尿，凉血止血之力。更适宜湿热下注膀胱之膏淋、尿血、血淋、尿道灼热疼痛、小便滴沥不畅等症。综上所述，本方功效为：清热利尿，分清泄浊。

【适应证】清浊不分之膏淋、尿血、血淋、尿道灼热疼痛、小便滴沥不畅等症。常用于现代医学的急性肾炎、泌尿系感染、淋病、乳糜尿等病。

【注意事项】脾胃虚寒、溲多不渴者忌服；车前草走泻精气，虚滑精气不固者禁用；白茅根、车前草两药多生长于路旁、山坡、草地等地，分布广泛，取材方便；本方用鲜品效尤佳，鲜品用量加倍即可。

（2）荠菜白茅根汤

【配方和服法】荠菜 30g，白茅根 20g。二者一起煎汤服用，每日 1 剂。

【功效】荠菜味甘、性平，功能和脾、利水、止血、明目。白茅根性寒、味甘，入肺、胃、膀胱经，功能凉血止血、清热利尿，主治血热吐血、衄血、尿血、热病烦渴、肺热咳嗽、湿热黄疸、水肿尿少、热淋涩痛等。二者常一起使用以治疗小肠分清别浊失司导致的膏淋，同时还有止血、安胎的作用。综上所述，本方功效为清热利湿、分清泄浊。

【适应证】湿热下注之膏淋、水肿、血淋、产后出血、崩漏、月经过多、吐血、咯血、鼻血、齿龈出血、便血、血淋、痢疾等。常用于现代医学的各种出血病症（包括产后出血、功能性子宫出血、便血、尿血、内伤出血、眼底出血、血友病等），亦用于痢疾、高血压、慢性肾炎、乳糜尿等病，还可用于预防麻疹。

【注意事项】荠菜生长于田野、路边、庭院等地，全国广泛分布。本方亦可选用新鲜的荠菜，用量为60g。荠菜既可单用，亦可与多种药物配伍。配白茅根，可治乳糜尿、血尿；配仙鹤草，可治崩漏及月经过多；配藕节，可治吐血、咯血、鼻血、齿龈出血；配鸡蛋，可治血尿、尿浊；配益母草，可治产后出血、功能性子宫出血；配墨旱莲，可治高血压、眼底出血。

虚证食疗方：

（1）培中粥

【配方和服法】莲子肉（研粉）20g、薏苡仁20g、糯米50g、大枣6个，加清水煮至米熟汤稠，将核桃肉20g炒熟后撒于粥面，加已烊化的饴糖少许，即可服食。

【功效】莲子肉味甘、性平，功于补脾胃、安定心神、益任脉。薏苡仁甘淡微寒，可清利湿热、健脾清肺、止泻除痹。核桃肉温能补肾强腰膝、补肺定喘，还能润肠通便。饴糖补中益气，糯米补中益气、暖脾胃、止泻利、止溲多、止自汗。以上诸物合用，令药性平和，可长期服用。综上所述，本方功效为补中益气、健脾补肺、固泻涩遗。

【适应证】中气亏虚之膏淋、遗精，症见夜尿多、气短作喘、面色苍白、胃纳差、腹痛久泻、四肢乏力，病后体虚、自汗等。常用于现代医学的乳糜尿、胃肠神经官能症、肠易激综合征、自主神经功能紊乱、肺结核、老年人肺气肿、性功能障碍、妇女更年期综合征等病。

【注意事项】初有外感表证者及胸腹胀滞者忌用。糖尿病患者可不加饴糖。喘嗽痰多者可去大枣、饴糖甘腻生痰之物。莲子宜先去心，湘莲为上品。本方不可加葱。

（2）黄芪羹

【配方和服法】黄芪末40g，鲜藕汁1小杯，鸡蛋1枚，陈酒半小杯。将鸡蛋打散，与黄芪末、鲜藕汁、陈酒调匀，隔水炖熟食。佐餐温服，每日2次。

【功效】黄芪味甘、性微温，归肺、脾、肝、肾经，有培中补虚、升举阳气、益气固表的功效。藕味甘、性寒，生用清热凉血散瘀，可用于热病烦渴、吐血、衄血、热淋等症。鸡蛋味甘、性平，功能养心安神、补血。诸物合用，具有培中补虚、止涩固遗之功。

【适应证】脾肾气虚之精气膏淋、外泄、少气懒言、腹痛久泻、纳差、反复感冒、自汗盗汗等。常用于现代医学乳糜尿、性功能障碍、植物神经功能紊乱、慢性胃肠炎、易感等。

【注意事项】本方药性偏温，热邪内盛者不宜使用；孕妇忌服。

（3）萆薢粥

【配方和服法】萆薢 20g，山药 30g，莲子肉 15g，粳米 50g。将以上三味药洗净，适当切碎，与粳米共煮为粥食用。每日 3 次。

【功效】萆薢味苦、性平，归胃、肾经，具有利湿去浊、祛风除痹之功。莲子肉味甘涩、性平，功能补脾、益肾、养心、涩肠。粳米味甘、性平，功能补中益气、健脾和胃、除烦止渴、止泻，与补脾益肾的莲子、山药同用，可补脾益肾、固精涩遗。

【适应证】脾肾气虚之膏淋、精气外泄、少气懒言、腹痛久泻、纳差等。常用于现代医学乳糜尿、性功能障碍、植物神经功能紊乱、慢性胃肠炎等。

【注意事项】方中山药最好选用怀山药，即产于河南新乡地区者。

6. 劳淋

症状：小便不甚赤涩，但淋沥不已，时作时止，遇劳即发，腰酸膝软，神疲乏力，舌质淡，脉细弱。

治法：健脾益肾。

食疗方：

（1）羊肉面

【配方和服法】羊肉 50g、羊肚 30g，洗净切成细块入锅，加入蘑菇 30g（洗净，对切成两半）、白菜 100g（洗净，切段）、韭菜 30g（洗净，切段）、生姜少许（切丝），清水适量，武火煮沸，然后放入面条 100g，烧开，打入 1 个鸡蛋，加食盐、料酒、醋、胡椒粉适量，再沸，即可吃面条，喝汤。可每日食用。

【功效】羊肉味甘、性热，功能补气滋阴、暖中开胃、生肌健力。羊肚甘热暖中开胃之力更强。蘑菇甘凉，功能健脾开胃、理气化痰。白菜亦称黄芽菜，性味甘平，具有养血健胃、利肠通便、清热除烦、解渴等作用。韭菜具有健脾、提神、暖胃的作用。面条益气、调胃补肾。以上诸物均为饮食常用品，合用益气暖胃功著，加上有滋阴润燥作用的鸡蛋，令膳食益气温阳而不燥，故功效为补中益气、益脾暖胃、补肾固精。

【适应证】脾胃气虚之尿频、尿急、尿痛，尿少或闭，食欲不振，气短懒言，疲乏消瘦，遗精尿频等症。常用于现代医学的慢性肾盂肾炎、慢性膀胱炎、尿道刺激综合征、慢性胃炎、胃癌、白细胞减少症、传染性肝炎、各种癌症术后、性功能障碍等病。

【注意事项】羊肉性热，阴虚阳亢、内热者不宜食用，暑天不宜食用；有外感表证者忌服。

（2）白果猪肚汤

【配方与服法】清水 500mL 加入瓦煲中煮沸，加入白果（弃绿色坏芽）20 粒、猪肚 1 个（洗净切段），盖上煲盖，文火煮熟，揭盖加入姜、葱、油、盐少许再沸，即可食用。每周可食 1～2 次。

【功效】白果味甘涩、性平，功能收敛固涩、止咳定喘、缩尿止带。猪肚味甘、性平，具有补虚损、健脾胃之功。综上所述，本方功效为补肺益肾固涩、益气补虚。

【适应证】脾肾气虚之尿频、尿急、尿痛、纳差、久泻、久喘气促、遗尿、遗精、带下等。常用于现代医学的慢性尿路感染、尿道刺激综合征、支气管哮喘、肺结核、肺部感染后期、胃肠功能紊乱、营养不良、尿崩症、慢性盆腔炎、性功能障碍等病。

【注意事项】有外感表证者忌用。白果有小毒，其中绿色胚芽最毒，有报道小儿食 5～10 粒而中毒身亡，故白果应去绿色胚芽且用水久煮，即便如此仍不可多食。

四、预防与调摄

增强体质，防止情志内伤，消除各种外邪入侵和湿热内生的有关因素，如忍尿、过食肥甘、纵欲过度、外阴不洁等，是预防淋证发病及病情反复的重要方面。注意妊娠及产后卫生，对防止子淋、产后淋的发生有重要意义。积极治疗消渴、痨瘵等疾患，避免不必要的导尿及泌尿道器械操作也可减少本病证的发生。淋证患者应多喝水，饮食宜清淡，忌肥腻香燥、辛辣之品；禁房事；注意适当休息，有助于早日恢复健康。

第三节 尿 血

小便中混有血液，甚或伴有血块的病症，称为尿血。随出血量多少的不同，而使小便呈淡红色、鲜红色或茶褐色。以往所谓尿血，一般均指肉眼血尿而言。但随着检测手段的进步，出血量微小，用肉眼不易观察到而仅在显微镜下才能发现红细胞的"镜下血尿"，现在也应包括在尿血之中。本病证相当于现代医学所称的肾小球肾炎、泌尿系统肿瘤等泌尿系统疾病，以及全身性疾病，如血液病、结缔组织疾病等出现的血尿。外伤导致的泌尿道出血不在此篇讨论范围。

一、病因病机

早期多因实邪，常为湿热下注膀胱，热迫血行，血不循脉道而见尿血症状。亦常因他脏虚损导致，如脾虚者，气陷于下，气不摄血，血溢脉外；肾阴虚者，虚火迫血妄行，血溢脉外；肾气虚者，摄血无力，血不循经。久之，损及肾阳，兼见畏寒肢冷、尿频清长等。

二、诊断

肉眼所见血尿或尿检见潜血。

三、饮食宜忌

实证血尿患者宜进食荷叶、白茅根、莲藕、芹菜、柿饼、冬瓜、枸杞子、西瓜、柿子、荸荠、瓠子、地瓜、地耳、丝瓜、菊花脑等；虚证血尿患者宜进食花生、龟、鳖、鸭肉、猪脊髓、黑木耳等。

四、辨证选择食疗方

1. 下焦湿热

症状： 小便黄赤灼热，尿血鲜红，心烦口渴，面赤口疮，夜寐不安，舌质红，脉数。

治法： 清热泻火，凉血止血。

食疗方：

（1）白茅根粥

见前"淋证"第27页。

（2）荠菜汤

【配方和服法】荠菜30g。煎汤服用，每日1剂。

【功效】荠菜、味甘、性平，功能和脾、利水、止血、明目。《备急千金要方》谓其可"杀诸毒"。现代研究表明，本品中含有的荠菜酸有止血作用。

【适应证】尿血、血淋、产后出血、崩漏、月经过多、吐血、咯血、鼻血、齿龈出血、便血、痢疾、水肿等。常用于现代医学的各种出血病症，亦用于痢疾、高血压、慢性肾炎、乳糜尿等病。

【注意事项】本方亦可选用新鲜的荠菜，用量为60g。

（3）槐叶茶

见前"淋证"第28页。

2. 肾虚火旺

症状： 小便短赤带血，头晕耳鸣，神疲，颧红潮热，腰膝酸饮，舌质红，脉细数。

治法： 滋阴降火，凉血止血。

食疗方：

（1）山萸肉粥

【配方和服法】山萸肉 10g（洗净，去核）、三七粉 10g，二者一起与粳米 60g 同入砂锅煮粥，将熟时调入适量白糖即可。5 天为 1 个疗程，病愈即止。

【功效】方中山萸肉性味酸涩、微温，功能补益肝肾、收敛固涩。三七性温，味甘、微苦，归肝、胃经，有散瘀止血、消肿定痛之功。粳米补中益气、健脾和胃、益气生津，加入白糖补中益气、和胃养阴，可助山萸肉补虚收敛之效。诸味合用既收敛固涩止血，又补益肝肾。综上所述，本方功效为：补益肝肾、收敛止血。

【适应证】肝肾不足、虚热内扰之尿血、便血、吐血等，及头晕目眩、耳鸣腰酸、阳痿、遗精、遗尿、小便频数、虚汗不止、肾虚带下、崩漏下血、月经过多等。常用于现代医学的神经衰弱、前列腺炎、急慢性尿路感染、急慢性肾小球肾炎、肾癌等。

【注意事项】素体湿热，小便淋涩者不宜用本方。

（2）羊乳山药莲藕羹

【配方和服法】怀山药 30g 炒黄研末，鲜莲藕 200g 洗净切段，鲜羊乳 250mL 煮将沸时加入莲藕及山药末，调匀食用。

【功效】山药味甘、性平，功能补益脾、补肺益阴、固肾涩精，有平补三焦之功。羊乳可滋阴养胃、补益肾脏、润肠通便。莲藕具有清热生津、凉血散瘀、补脾开胃、止泻的功效。三者合用可益气养阴、凉血止血。

【适应证】阴虚火旺之尿血、便血、牙龈出血等虚火动血症，及消渴之口渴多饮、脾胃虚弱之倦怠食少便溏，或便秘呃逆；肺虚喘咳，肾气不足之遗精、尿多；病后体虚等。常用于现代医学的急慢性尿路感染、肾结核、急慢性肾小球肾炎、糖尿病、慢性肾炎、胃肠神经官能症、肠易激综合征等。

【注意事项】脾虚湿盛，胸腹满闷者忌用；有外感表证者忌用。

3. 脾不统血

症状： 久病尿血，甚或兼见齿衄、肌衄，食少，体倦乏力，气短声低，面色不华，舌质淡，脉细弱。

治法： 补脾摄血。

食疗方：

（1）益气健脾粥

【配方和服法】莲子肉（研粉）20g、糯米 50g、大枣 6 个、三七 10g，加清水煮至米熟汤稠，将核桃肉 20g 炒熟撒于粥面，加已烊化的饴糖少许，即可服食。

【功效】莲子肉味甘、性平，功于补脾胃、安定心神、益任脉，可用于渴饮、泄泻、腰痛、遗精、早泄等症。三七味甘苦性温，功能止血、散瘀、消肿、定痛，为止血而不留瘀的止血良药。藕生用清热凉血散瘀，熟用健脾开胃、养血生肌。核桃肉能补肾强腰膝、补肺定喘，还能润肠通便。饴糖补中益气、缓急止痛、润肺止咳。糯米甘温，有补中益气、暖脾胃、止自汗的功效。以上诸物合用，补中健脾、益气摄血之用佳。

【适应证】脾气亏虚之摄血无力，如尿血、便血、牙龈出血等，及气短作喘、面色苍白、胃纳欠佳、腹痛久泻、四肢乏力、病后体虚、自汗、遗精、夜尿多等症。常用于现代医学的血小板功能不良、紫癜、急慢性尿路感染、急慢性肾小球肾炎、胃肠神经官能症、肠易激综合征、自主神经功能紊乱、肺结核、老年人肺气肿、性功能障碍、妇女更年期综合征等病。

【注意事项】初有外感表证者及胸腹胀滞者忌用；糖尿病患者可不加饴糖；喘嗽痰多者可去大枣、饴糖甘腻生痰之物；莲子宜先去心，湘莲为上品；本方不可加葱。

（2）花生红枣汁

见前"淋证"第 28 页。

（3）黄芪汤

【配方和服法】将黄芪 20g、人参 10g、五味子 10g 纳入猪心内，加水炖熟，吃肉饮汤。

【功效】黄芪性微温，味甘，功能补气升阳、益气固表、利水消肿、托疮生肌。人参性微温，味甘、微苦，功能大补元气、补脾益肺、生津安神。五味子性温、味酸甘，擅敛肺滋肾、生津敛汗、涩精止泻、宁心安神。三药与同煮，能达益气敛血之功。

【适应证】气虚摄血失司之尿血、便血、鼻衄等出血症，及自汗、盗汗伴心悸、气短、少气懒言。常用于现代医学急慢性肾炎、急慢性尿路感染、鼻出血、牙龈出血、甲状腺功能亢进、自主神经功能紊乱、结核等疾病。

【注意事项】人参不宜与藜芦、五灵脂同用；凡表邪未解，内有实热，咳嗽初起，麻疹初期均不宜用五味子；凡表实邪盛，内有积滞，阴虚阳亢，疮疡阳证、实证等不宜用黄芪。

4. 肾气不固

症状：久病尿血，血色淡红，头晕耳鸣，精神困惫，腰脊酸痛，舌质淡，脉沉弱。

治法：补益肾气，固摄止血。

食疗方：

（1）板栗煲乌鸡

【配方和服法】板栗50g，乌鸡1只。二者一起隔水炖，待鸡肉熟烂后调味佐餐食用。佐餐温服，可常服。

【功效】板栗味甘、性温，归肾、脾、胃经，有养胃健脾、补肾强筋、活血止血之功。乌鸡具有滋阴清热、补肝益肾、健脾止泻等作用，主治体虚劳倦、面色不华、气不摄血、筋骨不坚。综上所述，本方功效为补益肾气、固摄止血。

【适应证】肾气亏虚、摄血不力之尿血、尿频、尿急等，兼筋骨不坚、纳差、反胃、泄泻等。常用于现代医学的急慢性肾小球肾炎、肾结核、急慢性尿路感染、骨质疏松、骨关节炎、慢性胃肠炎等。

【注意事项】本方药性偏温，失血初起兼热邪内盛者不宜使用；出血而见阴虚口干者，须配滋阴凉血药同用；孕妇忌服。

（2）羊乳仙鹤草饮

【配方和服法】鲜仙鹤草30g，羊乳100mL，白糖适量。将新鲜的仙鹤草捣烂，加入煮沸的羊乳中，顷刻便可，加入适量白糖，一次饮用，每日2次。

【功效】仙鹤草味苦涩、性平，能收敛止血、止痢杀虫。羊乳性温味甘，功用滋阴养胃、补益肾脏、润肠通便。白糖能补中、润肺、生津，用于本方可以减轻仙鹤草的苦涩味道，增加甜味，提高鲜味，增进食欲。综上所述，本方功效为补益肾气、收敛止血。

【适应证】肾气亏虚之尿血、尿频、小便淋漓不尽等各种出血之证。常用于现代医学的急慢性尿路感染、肾结核、肾癌、急慢性肾小球肾炎等疾病。

【注意事项】仙鹤草广泛产于我国南北各地，常生于荒地、山坡、路旁、草地，摘取方便，以鲜者效佳，亦可用干品（用20g）。仙鹤草苦涩性平，寒热偏性不明显，用于收敛止血，不论其寒热虚实皆可选用。

（3）羊肉面

见前"淋证"第32页。

五、预防与调摄

注意饮食有节，起居有常，劳逸适度，避免情志过极。对血证患者要注意精神调摄，消除其紧张、恐惧、忧虑等不良情绪。注意休息，病重者应卧床休息。严密观察病情的发展和变化，若出现头昏、心慌、汗出、面色苍白、四肢湿冷、脉芤或细数等，应及时救治，以防产生厥脱之证。宜进食清淡、易于消化、富有营养的食物，如新鲜蔬菜、水果、瘦肉、蛋等，忌食辛辣香燥、油腻之品，戒除烟酒。吐血量大或频频吐血者应暂予禁食，并应积极治疗引起血证的原发疾病。

第四节 尿 浊

尿浊是以小便混浊、白如泔浆、排尿时并无疼痛为主症的一种病证，相当于现代医学中的蛋白尿、乳糜尿等。

一、病因病机

本病的发生，多由饮食肥甘，脾失健运，酿生湿热，或病后湿热未清，蕴结下焦，清浊不分而成。若热盛灼伤脉络，络损血溢，则尿浊夹血。病延日久，脾肾两伤，脾虚中气下陷，肾虚固摄无权，则精微脂液下流；若脾不统血，或肾阴亏损，虚火灼络，也可导致尿浊带血。如再恣食肥甘，或劳欲过度，又可使尿浊加重，或引起复发。

二、饮食宜忌

湿热者不宜暴饮暴食，应少喝酒（酒的湿热之性最大）、不酗酒；饮食宜清淡，少吃肥甘厚腻之品、甜味品、辛辣刺激的食物；多食祛湿的食物，如绿豆、冬瓜、丝瓜、赤小豆、西瓜、绿茶、花茶、扁豆、薏苡仁等。

脾虚者宜食具有补脾益气、醒脾开胃消食的食物，如粳米、籼米、锅巴（焦锅）、薏苡仁、熟藕、栗子、山药、扁豆、豇豆、牛肉、鸡肉、兔肉、牛肚、猪肚、鳜鱼、葡萄、红枣、胡萝卜、马铃薯、香菇等；忌食性质寒凉、易损伤脾气的食物，如苦瓜、黄瓜、冬瓜、茄子、空心菜、芹菜、苋菜、茭白、莴笋、金针菜、柿子、香蕉、枇杷、梨、西瓜、绿豆、豆腐等；忌食味厚滋腻、容易阻碍脾气运化功能的食物，如鸭肉、猪肉、甲鱼肉、牡蛎肉、牛奶、芝麻等；忌食利气消积、容易耗伤脾气的食物，如荞麦、山楂、萝卜、香菜等。

肾阴虚者宜多吃黑色食物，如黑芝麻、黑豆、黑米、黑木耳、海带、紫菜等。

肾阳虚者可选用羊肉、猪肚、鸡肉、带鱼、狗肉、麻雀肉、鹿肉、黄鳝、虾（龙虾、对虾、青虾、河虾等）、刀豆、核桃、栗子、韭菜、茴香等；不宜多吃寒凉的食物，如梨、西瓜、荸荠、柿子等；少食过分油腻之品。另外，绿茶寒凉，也要少饮。

三、辨证选择食疗方

辨证要点：要辨虚实。疾病初起或在急性发作阶段，多因膀胱湿热、气滞不利所致，可伴随尿路疼痛，多为实证；尿浊日久，见有肾气不足、脾气虚弱之证，遇劳、遇感则加重，多属虚证。病情发展过程中可兼见虚实夹杂之症。

1. 湿热内蕴

症状：小便混浊或夹有凝块，上有浮油，或带血色，或夹有血丝、血块，或尿道有热涩感，口渴，苔黄腻，脉濡数。

治法：清热化湿。

食疗方：

（1）通草灯心饮

【配方和服法】通草250g，灯心草250g，秫米500g，酒曲适量。将通草、灯心草水煎取汁，秫米煮熟，酒曲研细粉。三者同放入缸中，搅拌匀，密封，放于保温处，半月后开启，压榨去糟渣，装瓶备用，分次饮用。

【功效】通草性味甘淡、微寒，入肺、胃经，淡渗清降，能引热下行从小便排出。灯心草能清热渗湿利水，可用于热证之小便不利、淋沥涩痛。秫米用治阳盛阴虚而出现胃不和而夜不得寐者，也可用治淋浊带下。诸味加酒曲酿制成药酒，以清热利湿。

【适应证】湿热下注之小便短数、浑浊或夹凝块、灼热刺痛、溺色黄赤、少腹满痛，伴口苦呕恶等症。常用于现代医学的急性肾盂肾炎、膀胱炎、尿道炎、无症状性菌尿等病。

【注意事项】气阴两虚，内无湿热者及孕妇忌用；酒量不大者每次不能多服，每次以半两至1两为宜。

（2）金钱草茶

见前"淋证"第25页。

2. 脾虚气陷

症状：尿浊反复发作，日久不愈，小便混浊如白浆，小腹坠胀，尿意不畅，面色不华，神疲乏力，消瘦，劳倦或进食油腻则发作或加重，舌淡，脉虚数。

治法：健脾益气，升清固涩。

食疗方：

（1）枸杞茯苓茶

【配方和服法】枸杞子50g、茯苓100g、红茶10g，共煎水或沸水泡当茶饮。

【功效】枸杞子甘平质润，药性平和，入肝、肾经，为平补肝肾之品，能补肾而益精、养肝以明目，肝肾不足之证多用。茯苓甘、淡，能淡渗利湿，且能健脾行水。红茶清热利尿、提神、解烦渴。诸药合用制成药茶，具有使用方便、疗效确切等优点，故本方功效为健脾益肾、固涩敛精。

【适应证】脾肾亏虚之尿浊、小便频数、淋漓不尽、时作时止、遇劳即发、腰酸软等症。常用于现代医学的急慢性肾盂肾炎、急慢性膀胱炎、急慢性肾小球肾炎、肾病综合征等病。

【注意事项】红茶有提神作用，有失眠或夜卧不安者不宜用。

（2）茯苓核桃饼

【配方和服法】茯苓 100g，鸡内金 20g，核桃仁 150g，蜂蜜适量。将鸡内金、茯苓研成细粉，调糊展成薄层做煎饼皮层；核桃仁用香油炸酥，加蜂蜜调味，共研成末做饼馅。做成饼后蒸熟即可食用，2 日内食完。

【功效】核桃仁有补肾固精、消石利尿之功。鸡内金甘、平，能健脾化石，与金钱草、海金沙等合用，为常用化石通淋药物。茯苓能利水渗湿、健脾和中、宁心安神。三物共用做成馅饼，在使用中不会伤及正气。综上所述，本方功效为健脾补肾、收敛固涩。

【适应证】脾肾亏虚之尿浊，腰脊酸痛，神疲乏力，小便艰涩，时而中断或夹砂石，脘腹胀闷，纳呆或便溏等。常用于现代医学的泌尿系统结石、慢性泌尿系统感染、急慢性肾小球肾炎、肾病综合征、乙肝相关肾损害、慢性胃肠炎等。

【注意事项】核桃仁质润，有通便作用，故大便滑泄者应慎用；本方药力缓和，很难急功近效，故应守方久用方能达到疗效。

（3）山药茯苓汤圆

【配方和服法】茯苓粉 50g，山药粉 50g，糯米粉 150g。将茯苓粉、山药粉、糯米粉混匀揉成汤圆，冷水煮开后加入汤圆，空腹食用。可常服。

【功效】茯苓甘淡而平，是历代极其常用的利水渗湿要药，又能健脾，能泻能补，两得其宜，药性平和，无伤正之弊，故脾虚湿盛之证尤为适宜。山药补脾养胃、生津益肺、补肾涩精。糯米益气健脾、止汗止泻。将茯苓粉、山药粉、糯米粉制成汤圆，是良好的食疗之品。

【适应证】脾肾亏虚之尿浊、尿频、尿淋漓涩滞、水肿等症，及脾虚不运、水湿内停所致的食少脘闷、泄泻、痰饮等症。常用于现代医学的急性肾炎、肾病综合征、急慢性肠炎、肠易激综合征、妊娠浮肿等病。

3. 肾元亏虚

症状：尿浊迁延日久，小便乳白如凝脂或冻胶，精神萎靡，消瘦无力，腰酸膝软，头晕耳鸣。偏于阴虚者，见烦热、口干、舌质红、脉细数；偏于阳虚者，见面白不华、形寒肢冷、舌质淡白、脉沉细。

治法：偏肾阴虚者，宜滋阴益肾；偏肾阳虚者，宜温肾固涩。

肾阴虚食疗方：

（1）旱莲茶

【配方和服法】墨旱莲 20g，山药粉 20g，绿茶 2g。加水共煎，代茶饮服。

【功效】墨旱莲长于补益肝肾之阴，此外尚能凉血止血，可用于阴虚血热之吐血、尿血等症。海金沙性降，善清小肠、膀胱湿热，为治淋证作痛之要药，用于热淋、石淋、血淋等。诸药合用，可用湿热证而又兼见阴虚内热者。

【适应证】尿浊、小便艰涩，尿中时夹砂石而伴见腰酸耳鸣、头晕目眩、面色潮红、五心烦热、口干等症。常用于现代医学的泌尿系结石、尿路慢性炎症反复发作、急慢性肾炎、肾病综合征等。

【注意事项】本方性寒凉，脾胃虚寒、大便溏泄者忌用；本方中病即止，不宜长年久服，以免过寒伤及脾胃。

（2）冬瓜粥

【配方和服法】新鲜连皮冬瓜 100g，洗净切块，同粳米 100g 一并煮为稀粥，随意服用。

【功效】冬瓜皮能利水消肿，可治水肿、小便不利。粳米功擅益气生津，合冬瓜皮能健脾养阴、利尿消肿。综上所述，本方功效为健脾养阴、利尿消肿、清热毒、止烦渴。

【适应证】尿浊、热淋、水肿胀满、小便不利，或暑热烦闷、口干作渴。常用于现代医学的急慢性肾炎、肝硬化腹水，或暑天汗出较多。

【注意事项】脾胃虚寒、孕妇慎用。

肾阳虚食疗方：

（1）毓麒酒

【配方和服法】炒补骨脂、覆盆子、肉苁蓉各 30g，桑椹、菟丝子、枸杞子、韭子、巴戟天各 25g，怀牛膝、山萸肉各 20g，蛇床子、炒山药、木香各 6g，莲须 15g。共磨成粗末，以纱袋装好，放入盛有 2500mL 白酒的容器中，密封，隔水文火煮 4 小时。2 日后即可饮用。

【功效】本方中补骨脂、肉苁蓉、巴戟天、菟丝子、韭子均为甘温或甘平之物，具有温肾补阳之功用。桑椹、枸杞子均有补肝肾、益精血的作用，"阳得阴助，则生化无穷"。炒山药、木香可健脾理气。覆盆子、莲须、山萸肉均为酸或甘涩之品，可补益肝肾、收敛固涩以治肾虚精滑。以上四组药物肝肾双调，相得益彰，助阳涩精效更卓著。综上所述，本方功效为助阳固精、补益肝肾。

【适应证】肾阳虚之尿浊、遗精、阳痿、早泄、不举等症。常用于现代医学的急慢性尿路感染、急慢性肾小球肾炎、肾病综合征、男子性功能减退、无精症等病。

【注意事项】性功能亢进者勿用。

（2）益元汤

【配方和服法】猪脬1个，洗净，装入250g淘好的糯米，扎紧脬，用针在猪脬上刺若干小孔，放入砂锅中，加水适量，放入益智仁15g、桑螵蛸10g、黑豆50g，慢火炖至猪脬熟透，即可吃猪脬、糯米、黑豆，饮汤。每日1次，连用5天。

【功效】桑螵蛸咸平性涩，功能补肾助阳、固精缩尿。猪脬性味甘咸平，可治尿浊、遗尿、疝气坠痛、阴部湿痒，功专缩尿止遗。糯米、黑豆功能益气补肾，既加强滋补功效，又可制约主药之辛苦性燥。综上所述，本方功效为温肾助阳、固精缩尿。

【适应证】肾阳虚之尿浊、阳痿、遗精、尿频、妇女带下等症。常用于现代医学的急慢性肾小球肾炎、肾病综合征、性功能减退、尿崩症、慢性盆腔炎等病。

【注意事项】因湿热下注所致尿频者忌用；本方偏于苦性，若用于小儿，可减益智仁再用。

（3）羊肾杜仲五味汤

【配方和服法】羊肾1具，剖开去筋膜，浸泡洗净后切碎。杜仲15g、五味子10g，纱布扎好后同放入砂锅。加水适量，文火炖至熟透，加少许食盐，空腹服用。

【功效】杜仲性味甘温，功能补肝肾、强筋骨、安护胎元。五味子酸温，上能敛肺止咳，下能滋肾涩精，外能收敛止汗，内能益气生津。杜仲与五味子同用，尤适于肾阳不振，封藏失职之人。羊肾甘温，合用以温阳固精、补肝肾、强筋骨。

【适应证】肾阳虚之尿浊、腰腿酸痛、阳痿遗精、胎动不安、头晕目眩等症。常用于现代医学的急慢性肾小球肾炎、肾病综合征、腰肌劳损、卵巢功能低下、先兆流产、习惯性流产、高血压等病。

【注意事项】杜仲炒后入药效佳，其较温补，故阴虚火旺者忌用；五味子具有酸涩收敛之功，故表邪未解内有实热、咳嗽初起以及麻疹初发者忌用；高血压病以肝肾虚寒证为宜。

第五节　腰　痛

腰痛是以腰部一侧或两侧疼痛为主要症状的一类病证。腰痛一年四季都可发生，其发病率较高，国外有报告认为世界人口的80%患过腰背痛。本病为中医内科门诊较为常见的病种之一，中医有较好的疗效。

本病相当于现代医学中的风湿性腰痛、腰肌劳损、脊柱病变之腰痛等。

一、病因病机

腰为肾之府，乃肾之精气所溉之域。肾与膀胱相表里，足太阳经过之。此外，任、督、冲、带诸脉，亦布其间，故内伤则不外肾虚。而外感风寒湿热诸邪，以湿性黏滞，湿流下，最易痹着腰部，所以外感总离不开湿邪为患。内外二因，相互影响，而肾虚是发病关键所在，风寒湿热的痹阻不行，常因肾虚而客，否则虽感外邪，亦不致出现腰痛。至于劳力扭伤则和瘀血有关，临床上亦不少见。

二、临床表现

腰部一侧或两侧疼痛为本病的基本临床特征，可因劳累加重，休息缓解。可影响功能活动，其疼痛可固定，或可放射至其他部位，引起腰脊强、腰背痛、腰股痛、腰尻痛、腰痛引少腹等。

三、饮食宜忌

寒湿者多食温中散寒之品，如羊肉、羊肾、狗肉、生姜、韭菜、韭黄、小茴香、干姜、高良姜等。

湿热者多食清热利湿之品，如薏苡仁、冬瓜、西瓜、赤小豆、绿豆、芹菜、荷叶、鲤鱼、扁豆、鲫鱼等。

瘀血者可多食活血化瘀之物，如山楂、茄子、海带、红花、桃仁、当归、葡萄、黑木耳、蘑菇、芹菜等。

肾阴虚者宜多吃黑色食品，如黑芝麻、黑豆、黑米、黑木耳、海带、紫菜、乌鸡等。

肾阳虚者常用的补阳的食物可选用羊肉、猪肚、鸡肉、带鱼、狗肉、麻雀肉、鹿肉、黄鳝、虾（龙虾、对虾、青虾、河虾等）、刀豆、核桃、栗子、韭菜、茴香等。不宜多吃寒凉食物，如梨、西瓜、荸荠、柿子等；少食过分油腻之品。另外，绿茶寒凉，也要少饮。

四、辨证选择食疗方

1. 寒湿腰痛

症状：腰部冷痛重着，转侧不利，逐渐加重，每遇阴雨天或腰部感寒后加剧，痛处喜温，得热则减，苔白腻而润，脉沉紧或沉迟。

治法：散寒除湿，温经通络。

食疗方：

（1）黑豆猪腰汤

【配方和服法】黑豆100g，猪腰1对，茴香3g，生姜1大片。黑豆洗净，猪腰切开去除筋膜后切片，将上味食材加入适量清水后一起煮熟，吃肉喝汤。

【功效】黑豆有补肾益阴、健脾利湿、除热解毒之功。猪腰具有补肾、强腰、益气的作用，可止消渴、除腰痛、水肿等症。生姜与茴香在调味的同时还具有温中散寒之功。诸药相合，可温经散寒、通络止痛。

【适应证】寒湿腰痛等，相当于现代医学中的腰肌劳损、急慢性肾小球肾炎、腰椎间盘突出症等。

【注意事项】阴虚火旺者禁用。

（2）温经除湿汤

【配方和服法】鸡1只，掏空后肚内放桂枝、当归、怀牛膝、羌活、木瓜各10g，加水适量，炖至熟烂后吃肉喝汤。3日1次，3~5次为1个疗程。

【功效】鸡为血肉有情之品，具有能温中补脾、益气养血、补肾益精的作用，配合桂枝温通经脉、木瓜舒筋活络、羌活化湿止痛、当归活血祛瘀，诸药相用，可温通经脉、除湿止痛。

【适应证】寒湿痹阻之腰痛、关节疼痛，可并见畏风寒、四肢不温、大便溏稀等，相当于现代医学的腰肌劳损、腰椎间盘突出症、急慢性肾小球肾炎等疾病。

【注意事项】3天内不宜受风；阴虚火旺者禁用。

2. 湿热腰痛

症状：腰髋弛痛，牵掣拘急，痛处伴有热感，每于夏季或腰部着热后痛剧，遇冷痛减，口渴不欲饮，尿色黄赤，或午后身热，微汗出，舌红苔黄腻，脉濡数或弦数。

治法：清热利湿，舒筋活络。

食疗方：

（1）猪肾粥

【配方和服法】猪肾1个（去白筋，洗净切片），冬葵叶100g，粳米

100g。先加适量清水，煮开后放入粳米，待粳米煮烂时放入猪肾，将熟透前数分钟放入冬葵叶，冬葵叶煮熟后调味服用即可。

【功效】猪肾味甘、性平，具有补肾疗虚、生津止渴的功效，可用于治疗肾虚腰痛、水肿、耳聋等症。冬葵叶可清热、利湿。糯米具有补中益气、益气固表、清利小便之功效。三者合用可清热利尿，同时可顾护脾胃中焦。

【适应证】湿热内蕴，尤其适合平素脾胃亏虚的患者。

（2）通草酒

【配方和服法】通草250g、灯心草300g，水煎取汁，粳米煮熟，酒曲研细粉，三者同入缸中，搅拌均匀，密封，置保温处；14日后开启，压榨去糟渣，装瓶备用。每日饮用100mL左右。

【功效】通草清热利水，灯心草味甘淡、性微寒，可清心火、利小便，配合补中益气、益气固表、清利小便之糯米，共奏利水渗湿、清热止痛之效。

【适应证】湿热内蕴，尤其伴有心烦、卧寐不安之腰痛者。

【注意事项】肝功不全者、痛风患者、酒精过敏者慎用。

（3）薏米小豆汤

【配方和服法】薏苡仁30g，赤小豆15g，玉米须15g。每日1剂，水煎煮，饮汤，食薏苡仁、红小豆。

【功效】薏苡仁性味甘淡、微寒，功能利水渗湿、清热。赤小豆能利湿消肿、清热退黄、解毒排脓。玉米须性味甘平，功能利水消肿、渗湿退黄，能助上药利水渗湿之功。诸药合用共奏清热、渗湿、止痒之功。

【适应证】湿热内蕴之腰痛、急性湿疹、红斑、丘疹、水疱糜烂渗出等。

3. 瘀血腰痛

症状：痛处固定，或胀痛不适，或痛如锥刺，日轻夜重，或持续不解，活动不利，甚则不能转侧，痛处拒按，面晦唇暗，舌质隐青或有瘀斑，脉多弦涩或细数。病程迁延，常有外伤、劳损史。

治法：活血化瘀，理气止痛。

食疗方：

（1）川芎茶

【配方和服法】川芎、茶叶各5g，水煎取汁，当茶饮。

【功效】方中川芎性味辛温，为活血行气、祛风止痛的要药。茶叶苦寒，善能清利头目。二者同用，寒温和调，升降相济，使川芎辛温而不燥烈，升散而不损伤，共奏活血行气、止痛之效。

【适应证】瘀血内阻之腰痛、月经不调、产后腹痛、外伤疼痛、胸痹心痛、各类头痛等。常用于现代医学的心脑血管疾病、外科伤痛、妇科子宫内膜异位症、分娩后疼痛等疾病。

【注意事项】川芎对子宫具有明显的收缩作用，故本方禁用孕妇。茶叶苦寒，用治寒证可减少茶叶用，用治热证可增加茶叶用量。茶叶所含的咖啡因能兴奋高级神经中枢，过量则引起失眠，故失眠者不宜。

（2）丹参酒

【配方和服法】丹参80g切碎，浸入白酒1000mL中配制成丹参酒，于正餐后每次服20mL。

【功效】丹参性味辛苦、微寒，功能活血化瘀、通脉止痛、消瘀散结，应用较广泛。本方制为低度酒剂，其活血通脉作用增强，且升散中兼有苦降之性，活血祛瘀止痛之力更佳。

【适应证】瘀血内阻之腰痛、脱疽、月经不调、外伤肿痛、心悸、胸闷等。

【注意事项】丹参有明显的抗凝血作用，故素有出血倾向者不宜使用；痛风、肝功异常者慎用；酒精过敏者禁用。

（3）牛膝酒

【配方和服法】牛膝500g，丹参100g，糯米1000g，甜酒曲适量。牛膝、丹参煎煮取汁，去渣；一部分药汁浸糯米，另一部分药汁于糯米蒸熟后拌甜酒曲时加入，于温暖处发酵为醪糟。每日2次，每次取50g煮食。

【功效】牛膝性味苦平，能活血祛瘀、通经止痛。丹参性味辛苦、微寒，功能活血化瘀、通脉止痛、消瘀散结。二者浸酒而用，通经活血之力更甚。本方功效为活血化瘀、强健肝肾。

【适应证】瘀血内阻之腰痛、月经不调、痛经、经闭、产后瘀滞腹痛、跌打损伤，以及腰膝酸软、筋骨疼痛等。

【注意事项】丹参有明显的抗凝血作用，故素有出血倾向者，不宜使用；痛风、肝功异常者慎用；酒精过敏者禁用。

4. 肾虚腰痛

症状：腰痛以酸软为主，喜按喜揉，腿膝无力，遇劳则甚，卧则减轻，常反复发作。偏阳虚者，则少腹拘急，面色㿠白，手足不温，少气乏力，舌淡脉沉细；偏阴虚者，心烦失眠，口燥咽干，面色潮红，手足心热，舌红少苔，脉弦细数。

治法：偏阳虚者，宜温补肾阳；偏阴虚者，宜滋补肾阴。

偏阳虚证食疗方：

（1）鹿茸羊肾汤

【配方和服法】羊肾1具，切开浸泡去臊味，加鹿茸5g、杜仲15g、小茴香6g，清水适量，隔水共炖。每日1次，饮汤吃羊肾。

【功效】鹿茸性温而补，咸以入肾，善补督脉、壮肾阳、益精血而强筋骨。小茴香辛温，具有散寒止痛、理气和气之功，对脾肾阳虚颇有效，亦可去羊之膻气。羊肾补肝益肾，可用于肾阳虚证。诸药相合，共达温补脾肾之功。

【适应证】肾阳虚之腰、畏寒肢冷、不孕不育、早泄阳痿、小便频数、腰膝酸痛以及脾阳虚之寒疝、腹中冷痛等症。常用于现代医学的皮质功能减退、甲状腺功能减退、性功能减退、慢性肾炎、慢性萎缩性胃炎等病。

【注意事项】素体有热，阴虚阳亢或阳虚而外感发热者忌用。鹿茸为鹿科动物梅花鹿或马鹿等雄鹿尚未骨化的带茸毛幼角，以茸体饱满、粗大挺圆、毛细体轻、质嫩无棱、油润光亮者为佳。

（2）鹿角胶粥

【配方和服法】先煮粳米100g做粥，待沸后，加入鹿角胶18g、生姜3片同煮为稀粥。做餐服用，3~5天为1个疗程。

【功效】鹿角胶味咸、性温，功能温补肝肾、益精血、止血，能治肾阳虚弱等证。粳米味甘、性平，功能补中益气、健脾和胃、除烦止渴。生姜发汗解表、温中止呕、温肺止咳，助以上二味药温中健脾补肾。综上所述，本方功效为补肾阳、益精血。

【适应证】肾阳虚之腰痛、虚劳羸瘦，男子阳痿早泄、遗精、腰痛，妇女子宫虚冷、不孕、崩漏、带下等症。

【注意事项】实证、热证者不用。

（3）鹿茸酒

【配方和服法】鹿茸100g，怀山药30g，以纱布包裹，在白酒500mL中浸泡7天，每日饮20mL。饮完后，将鹿茸焙干研细末，分多次服用。

【功效】鹿茸味甘咸、性温，功能补肾阳、益精血、强筋骨等。怀山药能补益脾胃、补肺益阴、固肾涩精。与鹿茸合用以益气助阳，先后天均顾，功力更强。白酒性味甘辛温，以其作药引以通血脉、御寒气、行药势，增强本方温阳之力。综上所述，本方功效为温补肾阳、通络止痛。

【适应证】肾阳亏虚之腰痛、形寒肢冷、虚寒带下、阳痿滑精、不孕不育、筋骨冷痛等症。常用于现代医学的雷诺现象、甲状腺功能减退、性功能减退、骨关节炎等病。

【注意事项】阴虚阳亢、血分有热、胃火炽盛或肺有痰热，以及外感热病者忌服。本方剂量过大可阳升风动，故宜从小剂量开始服用，逐渐增量。方中山药可随证变换，若阳痿改用淫羊藿；滑精、遗精改用五味子；心肾阳气虚弱可用人参；阳虚血亏改用当归。

偏阴虚证食疗方：

（1）山萸肉粥

【配方和服法】山萸肉 8g 洗净，去核，与粳米 60g 同入砂锅煮粥，将熟时调入适量白糖即可。5 天为 1 个疗程，病愈即止。

【功效】山萸肉能补益肝肾、收敛固涩。粳米擅补中益气、健脾和胃、益气生津，加入白糖补中益气、和胃养阴，可助山萸肉补虚收敛之效。三味合用既收敛固涩，又补益肝肾。综上所述，本方功效为补益肝肾、涩精敛汗。

【适应证】肝肾不足之腰痛腰酸、头晕目眩、耳鸣、阳痿、遗精、遗尿、小便频数、虚汗不止、肾虚带下、崩漏下血、月经过多等。常用于现代医学的神经衰弱、前列腺炎、功能性子宫出血等。

【注意事项】素体湿热，小便淋涩者，不宜用本方。

（2）玄参炖猪肝

【配方和服法】玄参 60g，猪肝 500g，香油适量，食盐少许。先将玄参洗净，放入砂锅中煎熬，取药液待用；将猪肝洗净后切片，放入盛有玄参药液的砂锅中，文火煨炖，加入盐、香油调味即成，饮汤吃猪肝。

【功效】玄参性味苦咸凉，能滋阴降火、除烦解毒，与滋阴养血之猪肝配伍以滋阴降火、滋补肝肾。

【适应证】肝肾阴虚之腰胁疼痛、头晕目眩、眼干目涩、心烦口渴、夜寐不宁、自汗盗汗等症。常用于现代医学的高血压、糖尿病、慢性肝炎、肺结核等病。

【注意事项】脾胃虚寒、肝功异常者不宜服用。

五、预防与调摄

1. 避免寒湿、湿热侵袭，改善阴冷潮湿的生活、工作环境，勿坐卧湿地，勿冒雨涉水，劳作汗出后及时擦拭身体、更换衣服，或饮姜汤水驱散风寒。

2. 注重劳动卫生，腰部用力应适当，不可强力举重，不可负重久行，坐、卧、行走保持正确姿势。若需做腰部用力或弯曲的工作时，应定时做松弛腰部肌肉的体操。

3. 注意避免跌、扑、闪、挫。

4. 劳逸适度，节制房事，勿使肾精亏损、肾阳虚败。

5. 腰部用力更应小心，必要时休息或戴腰托，以减轻腰部的受力负荷。

6. 根据腰痛的寒热情况可局部进行热熨、冷敷等，慢性腰痛宜配合按摩、理疗促进其康复。湿热腰痛慎食辛辣醇酒，寒湿腰痛慎食生冷寒凉之品。

第六节　遗　精

遗精是指不因性生活而精液频繁遗泄为临床特征的病证。有梦而遗精者，称为梦遗；无梦而遗精，甚至清醒时精液自出者，称为滑精。本病为男科疾病，其发病近年有增多之势。本病相当于现代医学的神经衰弱、前列腺炎等引起的遗精。

一、病因病机

本病的发病多由于房事不节，先天不足，用心过度，思欲不遂，饮食不节，湿热侵袭等所致。《素问·六节藏象论》说："肾者主蛰，封藏之本，精之处也。"《景岳全书·遗精》指出："精之藏制虽在肾，而精之主宰则在心，故精之蓄泄无非听命于心。"故遗精的病位主要在肾和心，并与脾、肝密切相关。其病机主要是君相火旺，扰动精室；湿热痰火下注，扰动精室；劳伤心脾，气不摄精；肾精亏虚，精关不固。

二、临床表现

不因性生活而精液频繁遗泄，每周 2 次以上，或在睡中有梦而遗，或在睡中无梦而遗，或有少量精液随尿而外流，甚者可在清醒时自行流出，常伴有头晕、耳鸣、健忘、心悸、失眠、腰酸膝软、精神萎靡，或尿时不爽、少腹及阴部作胀不适等症状。多因劳倦过度、用心太过、恣情纵欲、感触见闻、饮食辛辣等因素诱发。

三、饮食宜忌

湿热者多食清热利湿之品，如薏苡仁、冬瓜、西瓜、赤小豆、绿豆、芹菜、荷叶、鲤鱼、扁豆、鲫鱼等。

心肾不交者宜进食滋阴制火之品，如黑芝麻、黑豆、黑米、黑木耳、海带、紫菜、乌鸡等。

肾阳虚者常用的补阳的食物可选用羊肉、猪肚、鸡肉、带鱼、狗肉、麻雀肉、鹿肉、黄鳝、虾（龙虾、对虾、青虾、河虾等）、刀豆、核桃、栗子、韭菜、茴香等。不宜多吃寒凉食物，如梨、西瓜、荸荠、柿子等；少食过分油腻之品。另外，绿茶寒凉，也要少饮。

脾虚者宜常吃粳米、锅巴（焦锅）、薏苡仁、熟藕、栗子、山药、扁豆、豇豆、牛肉、鸡肉、兔肉、牛肚、猪肚、葡萄、红枣、胡萝卜、马铃薯、香菇等。不宜吃性质寒凉、易损伤脾气的食物，如苦瓜、黄瓜、冬瓜、茄子、空心菜、芹菜、苋菜、金针菜、柿子、香蕉、枇杷、梨、西瓜、绿豆、豆腐等；不宜吃味厚滋腻、容易阻碍脾气运化功能的食物，如鸭肉、猪肉、甲鱼肉、牡蛎肉、牛奶、芝麻等；不宜吃利气消积、容易耗伤脾气的食物，如荞麦、山楂、萝卜、香菜等。

四、辨证选择食疗方

辨证要点：①审察脏腑："有梦为心病，无梦为肾病。"症见失眠多梦、心悸心烦者，多为心病；症见腰酸膝软、眩晕耳鸣者，多为肾病。②分清虚实：初起以实证为多，日久以虚证为多。实证以君相火旺，湿热痰火下注，扰动精室者为主；虚证则以肾虚不固，劳伤心脾者为主。

1. 心肾不交

症状：少寐多梦，梦中遗精，伴有心中烦热，头晕目眩，精神不振，倦怠乏力，心悸不宁，善恐健忘，口干，小便短赤，舌质红，脉细数。

治法：清心安神，滋阴清热。

食疗方：

（1）鸽蛋百莲汤

【配方和服法】鸽蛋2个，川百合20g，莲子肉30g。鸽蛋去壳，与百合、莲子肉加水煮熟，加糖食用。吃蛋喝汤，每日1次，10~15天为1个疗程。

【功效】鸽蛋味甘咸、性平，具有补肝肾、益精气、丰肌肤等功效。百合味甘、微苦，性微寒，归心、肺经，养阴润肺、清心安神。莲子肉味甘涩、性平，归脾、肾、心经，具有补脾止泻、止带、益肾涩精、养心安神之功。三者合用共奏滋阴降火、益精固肾之功。

【适应证】心肾阴虚之遗精、早泄、健忘、失眠、心悸、腰痛等不适。

【注意事项】湿热及实热证患者禁用。

（2）知母龙骨汤

【配方和服法】知母20g，龙骨50g，雏鸡1只。雏鸡掏去内脏，将知母、龙骨放入鸡腹腔中，文火炖至熟烂即可食用。吃肉喝汤，每日1次，10~15天为1个疗程

【功效】知母性味苦、寒，归肺、胃、肾经，有清热泻火、滋阴润燥之功效。龙骨性味甘涩、平，归心、肝、肾、大肠经，有重镇安神、敛汗固精、止血涩肠、生肌敛疮之功。雏鸡即出生50天以内的鸡，性味甘温，归脾、胃、肾经，有健脾补虚、益肾填精之功。三者相用，可用于阴虚火旺、精液外泄之证。

【适应证】阴虚火旺之遗精、早泄、腰痛、失眠、健忘等症。

【注意事项】知母性寒质润，有滑肠作用，故脾胃虚寒、大便溏泄者忌服。

（3）生蚝山药汤

【配方和服法】每次用新鲜生蚝肉250g、山药100g、猪瘦肉250g，水适量煮汤，加生姜、葱、食盐调味，佐膳。

【功效】生蚝能滋阴养血、宁心除烦。猪瘦肉性味甘咸、平，入脾、胃、肾经，功能滋阴润燥、益血生津。山药性味甘平、无毒，归脾、肺、肾经，有健脾益胃、补肾涩精之功。上药相用，可滋阴降火、涩精止遗。

【适应证】肾阴虚之精、早泄、腰痛、失眠、健忘等症，尤其伴随脾胃虚弱者。

2. 湿热下注

症状：遗精频作，或有梦或无梦，或尿时有少量精液外流，小便热赤浑浊，或尿涩不爽，口苦或渴，心烦少寐，口舌生疮，大便溏臭，或见脘腹痞闷，恶心，苔黄腻，脉濡数。

治法：清热利湿。

食疗方：

（1）萆薢绿豆粥

【配方和服法】鲜萆薢50g、绿豆50g，加清水适量，先煮绿豆至熟烂后加入萆薢顷刻即可，调味即可服用。喝汤吃渣。

【功效】萆薢性味苦、平，入肝、肾、胃及膀胱经，能清湿热、别清浊，性专下行，除下焦之湿。绿豆性味甘凉，归心、胃经，有清热解毒、利尿、消暑除烦之功。常用此方，可达到湿热外去、精液内存之功。

【适应证】湿热内蕴之遗精、早泄、小便白浊、频数无度、白如米泔、凝如音糊等症。

【注意事项】阴虚者忌用。

（2）车前冬葵茶

【配方和服法】冬葵子30g，车前子20g。将车前子用纱布包裹，冬葵子捣碎入锅同煎汤取汁，代茶饮服。

【功效】冬葵子具有清热利湿、润肠通便及下乳作用。车前子甘、寒，入肺、肾、肝经，能利水通淋、利湿止泻。二物合用，使湿热从小便中去，精液而内存。

【适应证】湿热内蕴之热扰精室之遗精、早泄、腰痛、小便淋沥涩痛、尿频尿急等症。常用于现代医学的急慢性前列腺炎、急慢性肾盂肾炎、膀胱炎等病。

【注意事项】脾虚肠滑及无湿热者不宜用；孕妇忌用。

（3）滑石粥

【配方和服法】滑石 30g，山药 30g，白米 100g。先将滑石用布包扎，去渣留汁，将白米淘干净，入药汁、加山药煮成稀粥，每日 1 次，当早餐饮食。

【功效】滑石甘淡、性寒，入胃、膀胱经，性寒而滑，甘淡渗湿，故有利水通淋功效。山药健脾益胃、补肾涩精，主治脾胃亏虚、肾虚精气不固、体虚羸弱等。方中二味煮粥，可清利湿热、涩精止遗。

【适应证】湿热内蕴之遗精、早泄、腰痛、小便淋漓涩滞等。

【注意事项】本方为寒凉之剂，脾胃虚寒者不宜用；本方通利力量较强，故孕妇忌用。

3. 劳伤心脾

症状：劳累则遗精，心悸不宁，失眠健忘，面色萎黄，四肢困倦，食少便溏，舌淡，苔薄白，脉细弱。

治法：调补心脾，益气摄精。

食疗方：

（1）金樱子粥

【配方和服法】将金樱子 15g 煎汁去渣，同山药 50g、粳米 100g 一起煮粥。每日分 2 次温服，3~5 天为 1 个疗程。

【功效】金樱子性平、味酸涩，功能固精、涩肠止泻。山药有健脾益胃、补肾涩精之功，主治脾胃亏虚、肾虚精气不固、体虚羸弱等。粳米能补中益气、健脾和胃、除烦止呕。三者一起煮粥能达到补肾固精、顾护中州之效。

【适应证】脾肾亏虚之遗精滑泄、带下淋漓、久痢不禁、尿频数、遗精。常用于现代医学的慢性前列腺炎、慢性宫颈炎等疾病。

【注意事项】内有湿热者禁用。

（2）白果莲子汤

【配方和服法】白果 15g，莲子肉 20g。二者一起以文火久炖至果烂，加入砂糖适量即可饮汤吃果。

【功效】白果能温肺益气、止咳平喘、补肾固精、止带缩尿。莲子甘涩平，功能补脾止泻、固涩止带、益肾固精、养心安神。二者同用，增强益气固精止带作用，宜于体虚久病、精液外泄的患者。

【适应证】脾肾亏虚、肾失封藏之滑精、遗精，肺虚喘嗽，脾虚久泻，带脉不固之带下白浊。常用于现代医学的慢性前列腺炎、肺气肿、肺结核、肠易激综合征、慢性结肠炎、妇女白带多等病。

【注意事项】白果有毒，故应久煮，且不宜多食。

（3）莲子薏仁粥

【配方和服法】莲子肉（研粉）20g，薏苡仁20g，糯米50g，大枣6个。加清水煮至米熟汤稠，将核桃肉20g炒熟撒于粥面，加已烊化的饴糖少许，即可服食。

【功效】莲子肉味甘、性平寒，功于补脾胃、安定心神、补肾固精等。薏苡仁又可清利湿热、健脾清肺、止泻除痹。饴糖甘温，具补中益气、缓急止痛、润肺止咳之功效。糯米甘温，有补中益气、暖脾胃等功效。以上诸物合用，补中益气、健脾补肺、涩精止遗。

【适应证】正气亏虚、精气外泄之气短作喘、面色苍白、胃纳欠佳、腹痛久泻、四肢乏力、病后体虚、自汗、遗精、夜尿多等症。常用于现代医学的胃肠神经官能症、肠易激综合征、自主神经功能紊乱、肺结核、老年人肺气肿、性功能障碍、妇女更年期综合征等病。

【注意事项】初有外感表证者及胸腹胀滞者忌用；糖尿病患者可不加饴糖；喘嗽痰多者可去大枣、饴糖甘腻生痰之物；莲子宜先去心，湘莲为上品；本方不可加葱。

4. 肾虚不固

症状：梦遗频作，甚至滑精，腰酸膝软，咽干，心烦，眩晕耳鸣，健忘失眠，低热颧赤，形瘦盗汗，发落齿摇，舌红少苔，脉细数。遗久滑精者，可兼见形寒肢冷，阳痿早泄，精冷，夜尿多或尿少浮肿，尿色清，或余沥不尽，面色苍白或枯槁无华，舌淡嫩有齿痕，苔白滑，脉沉细。

治法：补肾益精，固涩止遗。

食疗方：

（1）虫草炖老鸭

【配方和服法】老雄鸭1只，冬虫夏草10g。将冬虫夏草放入鸭腹内，加清水，放瓦煲内隔水炖熟，加少许盐，饮汤吃鸭。

【功效】冬虫夏草能益肾壮阳、补肺平喘、止血化痰。鸭味甘咸、性微寒，功能滋阴、补虚、养胃，与冬虫夏草同用，可增强滋补之力，且降低冬虫夏草的温性，使全方药性和平。综上所述，本方功效为补虚损、益肺肾、止喘咳。

【适应证】久咳虚损、痨嗽血痰、腰酸腿软、病后体虚、阳痿、遗精等症。常用于现代医学的肺气肿喘咳、肺结核咯血、慢性肾炎、性功能障碍等病。

【注意事项】有外感表证者忌用；失眠、烦躁易怒、性欲亢进等阴虚阳亢表现者慎用。

（2）毓麒酒

见前"尿浊"第41页。

（3）益智桑螵蛸炖猪脬

【配方和服法】猪脬1个，洗净，装入250g淘好的糯米，扎紧脬口，用针在猪脬上刺若干小孔，放入砂锅中，加水适量，放入益智仁15g、桑螵蛸10g、黑豆50g，慢火炖至猪脬熟透，即可吃猪脬、糯米、黑豆，饮汤。每日1次，连用5天。

【功效】桑螵蛸能补肾助阳、固精缩尿。猪脬性味甘咸、平，功专固脬缩尿、涩精止遗。糯米、黑豆功能益气补肾，既加强滋补功效，又可制约主药之辛苦性燥。综上所述，本方功效为健脾益胃、温肾助阳、固精缩尿。

【适应证】脾肾亏虚之阳痿、遗精、滑精、尿频、妇女带下等症。常用于现代医学的性功能减退、尿崩症、慢性盆腔炎等病。

【注意事项】因湿热下注所致之尿频者忌用。本方偏于苦性，若用于小儿，可减益智仁。

五、预防与调摄

注意调摄心神，排除杂念，对于心有妄想、所欲不遂者尤为重要，既是预防措施又是调摄内容。正如《景岳全书·遗精》所说："遗精之始，无不病由乎心……及其既病而求治，则尤当以持心为先，然后随证调理，自无不愈。使不知求本之道，全恃药饵，而欲望成功者，盖亦几希矣！"同时应节制房事，戒除手淫，注意生活起居，避免脑力和体力的过劳，晚餐不宜过饱，养成侧卧习惯，被褥不宜过重，衬裤不宜过紧，以减少局部刺激，并应少食辛辣刺激性食物。

第七节 早 泄

早泄是指在性交之始即行排精，甚至性交前即泄精的病证。早泄始见于《辨证录·种嗣门》。早泄常与遗精、阳痿等病证并见，因此治疗方法每多类同。本病与现代医学的早泄定义相同，多为射精功能障碍的常见表现。

一、病因病机

房劳过度，频犯手淫，以竭其精，而致肾精亏耗，肾阴不足，则相火偏亢，扰动精室，发为早泄；禀赋素亏，遗精日久，阴损及阳，导致肾阴肾阳俱虚，精关不固，亦可引起早泄。早泄的辨证有阴虚火旺及阴阳两虚之不同，其治疗以滋阴补肾益精为主，火旺者兼降火，阳虚者兼温肾阳。

二、临床表现

通常以男性的射精潜伏期或女性在性交中达到性高潮的频度来评价，如以男性在性交时失去控制射精的能力，则阴茎插入阴道之前或刚插入即射精。一般认为，健康男性在阴茎插入阴道 2～6 分钟发生射精即为正常。

三、饮食宜忌

阴虚者宜进食滋阴制火之品，如黑芝麻、黑豆、黑米、黑木耳、海带、紫菜、乌鸡等。

肾阳虚者常用的补阳食物可选用羊肉、猪肚、鸡肉、带鱼、狗肉、麻雀肉、鹿肉、黄鳝、虾（龙虾、对虾、青虾、河虾等）、刀豆、核桃、栗子、韭菜、茴香等。不宜多吃寒凉的食物，如梨、西瓜、荸荠、柿子等；少食过分油腻之品。另外，绿茶寒凉，也要少饮。

四、辨证选择食疗方

辨证要点：本病多因泄精过多，引起阴虚火旺而为病，故阴虚为其本质，辨证较易。泄精过多，日久则阴损及阳，出现阴阳两虚症状，故辨证要点在于有无夹杂阳虚症状。

1. 阴虚火旺

症状： 欲念时起，阳事易举，或举而不坚，临房早泄，梦遗滑精，腰酸膝软，五心烦热，头晕目眩，心悸耳鸣，口燥咽干，舌红少苔，脉细数。

治法： 滋阴降火。

食疗方：

（1）猪肝金参汤

【配方和服法】玄参 60g，猪肝 500g，金樱子 20g，香油适量，食盐少许。先将玄参洗净、金樱子去刺，一起放入砂锅中煎熬，取药液待用。将猪肝洗净后切片，放入盛有玄参、金樱子药液的砂锅中，文火煨炖，加入盐、香油调味即成。饮汤吃渣。

【功效】玄参性味苦咸、凉，能滋阴降火、除烦解毒。金樱子味酸甘、性涩，有固精缩尿、固崩止带、涩肠止泻之功。猪肝有补肝养血、明目之功效，为养血补肝养生佳品。综上所述，本方功效为滋补肝肾、涩精止遗。

【适应证】肝肾阴虚，阴虚火旺致早泄、滑精、遗精、头晕目眩、腰胁疼痛、眼干目涩、心烦口渴、夜寐不宁、自汗盗汗等症。

【注意事项】脾胃虚寒，胆红素高者不宜服用。

（2）补髓汤

【配方和服法】鳖肉 200g，猪脊髓 200g，金樱子 30g，生姜、葱、胡椒粉、食盐少许。将猪脊髓洗净放入碗内，金樱子去刺。将鳖肉、金樱子放入锅中，加生姜、胡椒粉，用武火烧沸后再用文火将鳖肉煮熟，然后放入猪脊髓，煮熟后加葱、食盐调味即成。吃肉喝汤。

【功效】鳖味甘平，为血肉有情之品，为大补阴血、养生佳品。金樱子有固精缩尿、固崩止带、涩肠止泻之功，《本草经疏》谓之"膀胱虚寒则小便不禁，肾与膀胱为表里，肾虚则精滑，时从小便出，此药气温味酸涩，入三经而收敛虚脱之气，故能主诸证也"。综上所述，本方功效为滋阴补肾、填精补髓、涩精止遗。

【适应证】肝肾阴虚所致早泄、遗精、头晕目眩、腰膝酸痛、多梦、潮热盗汗等症。常用于现代医学的性功能障碍、高血压、肾结核、慢性肾炎等病。

【注意事项】鳖肉以裙边为滋补；不宜与苋菜、鸡蛋同食；孕妇及脾胃阳虚者不宜食用。

2. 阴阳两虚

症状：遗精日久，畏寒肢冷，面白无华，气短乏力，腰酸膝软，阳痿精薄，小便清长，夜尿多，舌淡，苔薄白，脉沉细弱。

治法：滋肾阴，温肾阳。

食疗方：

（1）枸杞羊肾粥

【配方和服法】将新鲜羊肾 1 只剖洗干净，去内膜，细切；再把羊肉 100g 洗净切细；枸杞叶 500g 煎汁去渣，同葱茎、细盐少许，与羊肾、羊肉、粳米 50g 共煮粥。

【功效】枸杞叶性平味甘，治肝肾不足、腰膝酸软、遗精。羊肾性味辛咸，能补肾壮阳，能治肾阳虚衰、阳痿早泄、遗精、滑精等。羊肉能治肾阳虚衰、形寒肢冷、面色苍白、遗精阳痿、小便清长等。葱白通阳、细盐和脾，粳米益气生津、健脾助运。诸味合用共奏补肾壮阳、益精填髓之功。

【适应证】肾虚劳损之早泄、遗精、滑精、腰膝酸软冷痛、头晕脑鸣、听力减退或耳聋、尿频或遗尿、体倦乏力、宫寒带下等疾患。常用于现代医学的前列腺炎、性功能减退、皮质功能减退等。

【注意事项】注意生活起居，避免房劳过度，适当活动锻炼，放松精神；

少食辛辣刺激性食物，如烟、酒、咖啡等。

（2）猪肾核桃粥

【配方和服法】猪肾 1 对，人参 10g，防风 10g，葱白 2 根，核桃肉 2 枚，粳米适量。猪肾洗净去白膜，切细片，再同人参、葱白、核桃肉、粳米同煮。喝汤吃肉。

【功效】猪肾味甘咸、性平，可补肾气、利水，适合肾虚引起的腰酸腰痛、遗精、盗汗者食用。人参具有大补元气、复脉固脱、补脾益肺、生津止渴、安神益智之功效。核桃补肾、固精强腰。粳米温中补虚。上述食材共煮，补养先天而培养后天，可滋阴补肾、益气温阳。

【适应证】肾虚腰痛、阳痿早泄、遗精不育、尿频遗尿、肝虚头昏、视物不清、脾虚久泻不止、妇女带下清稀、习惯性流产等。

【注意事项】本方起效较缓，须坚持服用方见效。

（3）双鞭壮阳汤

【配方和服法】牛鞭 1000g，狗肾 100g，子母鸡 1 只（约 1500g），绍酒 15g，胡椒粉 3g，生姜、葱白、食盐适量。牛鞭、狗肾洗净、切片，子母鸡冲洗干净，枸杞子洗净，姜切片，葱白剖开切成寸段。将上述食材放入砂锅中，加入清水适量和绍酒，大火煮开后小火炖熟，佐加食盐、胡椒调味。食肉喝汤，可佐餐食用。

【功效】牛鞭性温味咸，归肾经，可补肾扶阳。狗肾有壮阳益精之功效。子母鸡有滋阴润燥、补精填髓之功。绍酒香气浓郁，甘甜味美，风味醇厚，并含有氨基酸、糖、醋、有机酸和多种维生素等，是常用的调味品。上味同煮，味美醇香，共奏养肝肾、益精填髓之功。

【适应证】肝肾亏虚之头晕目眩、耳鸣腰酸、阳痿遗精、遗尿、小便频数、虚汗不止、带下、崩漏下血、月经过多。常用于现代医学的神经衰弱、前列腺炎、性功能减退。

【注意事项】痛风、肝功不全患者慎用。

第八节　阳　痿

阳痿是指青壮年男子阴茎痿弱不起，临房举而不坚，或坚而不能持久的一种病证。本病相当于现代医学中的男子性功能障碍和某些慢性疾病表现以阳痿为主者。

一、病因病机

阳痿的病因比较复杂，但以房劳太过、频犯手淫为多见。其病位在肾，并与脾、胃、肝关系密切。其病机以命门火衰较为多见，而湿热下注较少，所以《景岳全书·阳痿》说："火衰者十居七八，而火盛者仅有之耳。"

二、临床表现

阳痿的临床表现以阴茎痿弱不起，临房举而不坚，或坚而不能持久为主。阳痿常与遗精、早泄并见，常伴有神疲乏力、腰酸膝软、头晕耳鸣、畏寒肢冷、阴囊阴茎冷缩，或局部冷湿、精液清稀冰冷、精少或精子活动力低下，或会阴部坠胀疼痛、小便不畅、滴沥不尽，或小便清白、频多等症。

三、饮食宜忌

饮食适宜：①宜食用富含锌的食物。②宜食用动物内脏。③宜食用滋养性食物。

饮良禁忌：①忌辛辣刺激性食物。②忌生冷、寒凉的食物。③忌油腻的食物。

四、辨证选择食疗方

辨证要点：①辨别有火无火：阳痿而兼见面色㿠白、畏寒肢冷、阴囊阴茎冷缩，或局部冷湿、精液清稀冰冷、舌淡、苔薄白、脉沉细者，为无火；阳痿而兼见烦躁易怒、口苦咽干、小便黄赤、舌质红、苔黄腻、脉濡数或弦数者，为有火。其中以脉象和舌苔为辨证的主要依据。②分清脏腑虚实：由于恣情纵欲、思虑忧郁、惊恐所伤者，多为脾肾亏虚，命门火衰，属脏腑虚证；由于肝郁化火、湿热下注而致宗筋弛纵者，多属脏腑实证。

1. 肾阳亏虚

症状：阳事不举，精薄清冷，阴囊阴茎冰凉冷缩，或局部冷湿，腰酸膝软，头晕耳鸣，畏寒肢冷，精神萎靡，面色㿠白，舌淡，苔薄白，脉沉细，右尺尤甚。

治法：温肾壮阳，滋肾填精。

食疗方：

（1）至宝酒

【配方和服法】淫羊藿 300g，仙茅 120g，肉苁蓉 120g，雄黄 60g，当归 240g，黄柏 60g。上药切碎，装于瓶内封固，文武火煮 6 小时，再埋入地下 3 昼夜，取出静置 49 日，备饮。每日饮用 30mL。

【功效】淫羊藿味辛甘、性温，为补命门、益精气、强筋骨、补肾壮阳之要药。仙茅辛、热，有毒，归肾经，有温肾壮阳、祛寒除湿之功效。肉苁蓉味甘咸、性温，有补肾阳、益精血、润肠道之功。当归补血活血。雄黄性味辛温、黄柏味性苦寒，二者合用，寒热相制，泻火而不败胃，除骨蒸而不寒凉。上药同用，可生精血、益肾水、滋阴补阳、强身健体。

【适应证】肾阳虚之早泄阳痿、畏寒肢冷、不孕不育、小便频数、腰膝酸痛以及脾阳虚之寒疝、腹中冷痛等症。常用于现代医学的皮质功能减退、甲状腺功能减退、性功能减退、慢性肾炎、慢性萎缩性胃炎等病。

【注意事项】素体有热，阴虚阳亢或阳虚而外感发热者忌用；痛风、肝功异常、酒精过敏者慎用。

（2）沙苑子莲须酒

【配方和服法】沙苑子90g，芡实20g，莲须30g，龙骨30g。上药共捣碎，用纱布袋盛之，置于器皿中，用白酒1500mL浸泡。密封14日后去掉药袋，放入瓶中储存备用。每天饮用30～50mL，可长期饮用。

【功效】沙苑子性味甘温，有补肾固精、养肝明目之效。芡实性味甘涩、平，有补脾祛湿、益肾固精之功。莲须性味甘涩平，归心、肾经，有固肾涩精之效，用于遗精滑精、带下、尿频。龙骨镇心安神、平肝潜阳、固涩收敛。上药与辛温之白酒一起浸泡，共奏滋补肝肾、温补脾肾、固精涩遗之用。

【适应证】肾阳虚之早泄阳痿、畏寒肢冷、不孕不育、小便频数、腰膝酸痛。常用于现代医学的皮质功能减退、甲状腺功能减退、性功能减退、慢性肾炎等病。

【注意事项】阴虚火旺、肝功异常、痛风、酒精过敏者禁用。

（3）鹿角粥

【配方和服法】粳米50g淘净加水煮粥，沸后加入鹿角粉5～10g，加食盐少许，调匀，煮至米烂粥稠即可服用，每日可服1～2次。

【功效】鹿角粉能补肾助阳，强筋健骨。粳米甘苦平，功能补肺脾、益肠胃，重于培补后天之本，与鹿角合用，共补先天及后天之本。综上所述，本方功效为补肾阳、益精血、强筋骨。

【适应证】肾阳虚之阳痿早泄、畏寒肢冷、腰膝酸痛、不育不孕、小儿发育迟缓、妇女崩漏带下、阴疽内陷、疮疡久溃不敛等症。常用于现代医学的皮质功能减退、老年性骨关节炎、性功能障碍、佝偻病、功能失调性子宫出血等病。

【注意事项】阴虚阳亢，素体有热或阳虚，但外感发热者不宜使用。本方作用较缓慢，适于冬季，长期服用。

2. 心脾两虚

症状：阳事不举，精神不振，夜寐不安，健忘，胃纳不佳，面色少华，舌淡，苔薄白，脉细。

治法：补益心脾。

食疗方：

（1）山药芡实粥

见前"淋证"第27页。

（2）羊肉黄芪汤

【配方和服法】羊肉500g，黄芪12g，人参10g，五味子5g。将后三药纳入猪心内，加水炖熟，吃肉饮汤。

【功效】羊肉性温、味甘，擅治疗肾虚腰疼、阳痿精衰、形瘦怕冷。黄芪能补气升阳，人参大补元气、补脾益肺、生津安神，五味子敛肺滋肾、生津敛汗、涩精止泻。三药与猪心同煮，能达益气敛阴之功。综上所述，本方功效为健脾益气、补肾固精。

【适应证】脾肾气虚所致阳痿早泄、遗精、腰酸腿软、多汗、盗汗伴心悸、气短、少气懒言。常用于现代医学性功能减退、甲状腺功能亢进、自主神经功能紊乱、结核等疾病。

【注意事项】人参不宜与藜芦、五灵脂同用；凡表邪未解、内有实热、咳嗽初起、麻疹初期均不宜用五味子。

（3）人参炖鸡

【配方和服法】鸡1只（去毛和内脏），人参10g。将人参放入鸡腹内，缝好，加清水，放瓦煲内隔水文火炖熟，放少许盐，饮汤食渣。

【功效】人参味甘、微苦，性微温，功能大补元气、补脾益肺、生津止渴、益肾助阳。鸡肉味甘、性温，功效温中补脾、益气养血、补肾益精，与人参合用，增强滋补之力，尤适于重病、久病之后、产后或气血阴阳俱虚之人。综上所述，本方功效为大补元气、健脾益肾、益气固涩、安神定悸。

【适应证】脾肾气血亏虚导致阳痿早泄、心神不宁、失眠多梦、健忘、崩漏带下过多等症。常用于现代医学的性功能减退、贫血、胃溃疡、胃肠功能紊乱、功能性子宫出血、失眠等病。

【注意事项】实证、热证而正气不虚者忌服；不宜喝茶与食萝卜，以免影响疗效。根据不同的病证选用不同的鸡：若气虚阳虚致失血过多，或外伤出血者选用雄鸡；阴虚消渴者以蓝耳太和乌鸡为佳。

3. 肝郁不舒

症状：阳痿不举，情绪抑郁或烦躁易怒，胸脘不适，胁肋胀闷，食少便溏，苔薄，脉弦。有情志所伤病史。

治法：疏肝解郁。

食疗方：

（1）玫瑰花茶

【配方和服法】玫瑰花蕾3～5朵，沸水冲泡，焖5分钟即可饮用。可边喝边冲，直至色淡无味，即可更换茶。加蜂蜜或冰糖，味道更佳。配合花草药枕或花草熏香，效果更佳。

【功效】玫瑰花性温，味甘、微苦，归肝、脾经，具有解郁安神、活血调经、润肠通便等功效，可缓和情绪、平衡内分泌、补血气，对肝及胃有调理的作用，配合甘甜之蜂蜜及冰糖，口感怡人。

【适应证】肝郁不舒之阳痿不振、急躁易怒、胸闷善太息、失眠等。

【注意事项】玫瑰花有走窜之性，孕妇慎用。

（2）茉莉花茶

【配方和服法】茉莉花瓣10片，沸水泡服，待5分钟后即可饮用，可重复冲泡2～3次。可根据口味加蜂蜜或冰糖，亦可配合红茶或绿茶一同泡服。长期服用，配合花草药枕或花草熏香，效果更佳。

【功效】茉莉花味辛甘、性温，有理气开郁、辟秽和中之功，擅长治疗肝郁不舒、腹痛痢疾、目赤红肿之症。诚如《饮片新参》所言，其具有"平肝解郁，理气止痛"之效。

【适应证】肝郁不舒之阳事不举、郁郁寡欢、急躁易怒、胸胁胀闷、腹痛隐隐、眠差梦多等。

【注意事项】茉莉花有走窜之性，孕妇慎用。

（3）解郁安神茶

【配方和服法】郁金20g、石菖蒲10g，水煎约500mL，代茶饮。配合花草药枕或花草熏香，效果更佳。

【功效】郁金味辛苦、性寒，归心、肝、肺经，有解郁安神、清心凉血、活血止痛之功，常用于肝郁不舒、胸胁胀闷、目赤肿痛、经闭不调等。石菖蒲性味辛温，功能化浊豁痰、宁心安神、聪耳通窍等。全方芳香微苦，煎汤代茶，作用平和，易于服用。综上所述，本方功效为疏肝解郁。

【适应证】肝郁不舒之阳事不举、郁郁寡欢、急躁易怒、胸胁胀闷、腹痛隐隐、眠差梦多等，兼痰浊阻窍之头晕昏沉、心悸失眠、健忘等症。

【注意事项】阴虚者不宜食用；孕妇慎用。

4. 湿热下注

症状： 阴茎痿软，阴囊湿痒臊臭，下肢酸困，小便黄赤，苔黄腻，脉濡数。

治法： 清热利湿。

食疗方：

（1）白藕汁

【配方和服法】鲜甘蔗1000g、鲜藕节1000g，洗干净后分别捣碎，榨取汁液，两种汁液混匀后分次饮服。可长期服用。

【功效】甘蔗甘、平，入胃、肺经，能清热除烦、生津润燥、和中下气。唐代医学孟诜认为藕节"蒸食甚补五脏，实下焦"。综上所述，本方功效为清热利湿。

【适应证】湿热下注之阳事不举、早泄、小便不利、淋沥涩痛或热伤血络、血行脉外而致血淋者均有疗效。常用于现代医学的前列腺炎、肾盂肾炎、膀胱炎、尿道出血等病。

【注意事项】甘蔗含蔗糖，故糖尿病患者忌用；哺乳期婴幼儿亦应少吃蔗糖，故亦不宜多用；体质虚寒者不宜用。

（2）龙车饮

【配方和服法】龙胆10g、车前草10g，开水泡服代茶饮。

【功效】龙胆味苦、性寒，归肝、胆经，可清热燥湿、清泻阴囊之湿热。车前草味甘、性寒，具有利尿、清热、明目、祛痰之功，可用于小便不通、淋浊、带下、尿血、泄泻等。二者相合，可使湿热之邪从小便而去，湿热去则阳事易举，故本方专于清热利湿。

【适应证】湿热下注之阳事痿软、小便不利、淋漓涩滞、阴囊瘙痒渗液等。常用于现代医学的性功能障碍、阴囊炎、尿路感染、前列腺炎等。

【注意事项】龙胆苦寒，易伤中败胃，故脾胃虚弱者禁用；若不耐苦味者，可酌情增加冰糖以调味。

（3）竹叶粥

【配方与服法】鲜竹叶30~45g，粳米50~100g，砂糖少许。竹叶加水煎煮，取汁与粳米、砂糖少许共煮，先以武火煮开，再用文火熬成稀粥，早晚进食即可。

【功效】竹叶味甘淡性寒，具有清热除烦、利尿通淋的功效，主治热病烦渴、小便赤涩淋浊、热扰精室等。粳米、砂糖均为补中之品，可调味以进食，并遏淡竹叶寒凉败胃之虞。三者共奏清热利湿之功。

【适应证】湿热下注膀胱导致的阳具痿软、小便涩滞、阴囊瘙痒渗液等。常用于现代医学的性功能障碍、急性肾炎，膀胱炎、阴囊炎等。

5. 肝肾阴虚

症状： 梦中阳举，举则遗精，寐则盗汗，五心烦热，腰酸膝软，舌红，少苔，脉细数。

治法：滋阴降火。

食疗方：

（1）首乌山药粥

【配方和服法】制何首乌 50g、山药 50g，煎取浓汁，去渣，与粳米 100g、红枣 6 枚一同放入砂锅内煮粥，熟后加入红糖或砂糖少许以调味，再煮一二沸即可。每日可服 1~2 次。

【功效】山药性味甘平，归脾、肺、肾经，能平补三焦、固肾涩精，而用于遗精、小便频数、阳痿早泄等症，是本方的君药。制何首乌具有补肝肾、益精血的作用。粳米具有补中益气、生津止渴的功用，与诸药合用，可增强滋补之力。综上所述，本方功效为补气血、养肝肾。

【适应证】肝肾亏损之遗精、阳痿早泄，血虚之头晕耳鸣、腰膝软弱、大便干结、须发早白等症。常用于现代医学的性功能减退、高血脂症、冠状动脉粥样硬化性心脏病、神经衰弱、高血压等病。

【注意事项】有外感表证者忌服；糖尿病患者用本食疗剂，不宜加糖。

（2）桑椹玄参粥

【配方和服法】将淘洗干净的桑椹 30g（鲜品 60g）、玄参 15g 和糯米 100g 同放锅内，加适量水煮粥，粥将成时放入少许冰糖。分 2 次服食。

【功效】桑椹性味甘寒，功能滋阴补血、生津润肠。玄参味甘苦咸、性微寒，归肾、脾、胃经，有滋阴降火、清热解毒散结之功。糯米性味甘温，功能补中益气，能助桑椹益气养阴之力，遏玄参寒凉之虞。综上所述，本方功效为滋阴降火、补养肝肾。

【适应证】肝肾阴虚所致之阳痿、早泄、盗汗、耳鸣耳聋、腰膝酸软等。常用于现代医学的性功能障碍、植物神经功能紊乱、神经性耳聋等。

五、预防与调摄

阳痿由房劳过度引起者，应清心寡欲，戒除手淫；因全身衰弱、营养不良或身心过劳引起者，应适当增加营养或注意劳逸结合，节制性欲；由精神因素引起者，应调节好精神情绪；由器质性病变引起者，应积极治疗原发病；由药物影响性功能而致者，应立即停用。要树立战胜疾病的信心，适当进行体育锻炼，夫妻暂时分床和相互关怀体贴，这些都有辅助治疗作用。

第九节　癃　闭

癃闭是由于肾和膀胱气化失司导致的以排尿困难，全日总尿量明显减少，小便点滴而出，甚则闭塞不通为临床特征的一种病证。其中以小便不利，点滴而短少，病势较缓者称为"癃"；以小便闭塞，点滴全无，病热较急者称为"闭"。癃和闭虽有区别，但都是指排尿困难，只是轻重程度上的不同，因此多合称为癃闭。

癃闭相当于现代医学中各种原因引起的尿潴留和无尿症，包括神经性尿闭、膀胱括约肌痉挛、尿路结石、尿路肿瘤、尿路损伤、尿道狭窄、老年人前列腺增生症、脊髓炎等病所出现的尿潴留及肾功能不全引起的少尿、无尿症。

一、病因病机

水液的吸收、运行、排泄有赖于三焦的气化和肺、脾、肾的通调、转输、蒸化，故癃闭的病位还与三焦、肺、脾、肾密切相关。上焦之气不化，当责之于肺，肺失其职则不能通调水道下输膀胱；中焦之气不化，当责之于脾，脾气虚弱则不能升清降浊；下焦之气不化，当责之于肾，肾阳亏虚，气不化水，肾阴不足，水府枯竭，均可导致癃闭。肝郁气滞，使三焦气化不利，也会发生癃闭。此外，各种原因引起的尿路阻塞也可引起癃闭。其基本病机可归纳为三焦气化不利，或尿路阻塞，导致肾和膀胱气化失司。

二、临床表现

本病以排尿困难，全日总尿量明显减少，甚至小便闭塞不通，点滴全无为主要临床表现。起病或突然发生，或逐渐形成。一般在癃的阶段表现为小便不利，排尿滴沥不尽，或排尿无力，或尿流变细，或尿流突然中断，全日总尿量明显减少；在闭的阶段表现为小便不通，全日总尿量极少，甚至点滴全无，或小便欲解而不出，小腹满胀，状如覆碗。尿闭可突然发生，亦可由癃逐渐发展而来。病情严重时，尚可出现头晕、胸闷气促、恶心呕吐、口气秽浊、水肿甚至烦躁、神昏等症。尿道无疼痛感觉。

三、饮食宜忌

湿热下注者宜进食清热利湿之品，如西瓜、冬瓜、南瓜、赤小豆、绿豆、薏苡仁等。

肺热壅盛者宜进食清热化痰之品，如薏苡仁、竹茹、浙贝、麦冬、罗汉果、豆浆等。

肝郁气滞者宜进食疏肝理气之品，如玫瑰花、茉莉花、陈皮、芹菜、茼蒿、柚子、橙子等。

肾阳亏虚者宜进食温肾助阳之品，如羊肉、羊肾、狗肉、牛鞭、羊鞭、韭菜、板栗、鹌鹑等。

脾虚下陷者宜常吃补中益气之品，如黄芪、党参、人参、山药、当归、鸡肉等。

四、辨证选择食疗方

辨证要点：①辨主因：尿热赤短涩，舌红苔黄，脉数者属热；口渴欲饮，咽干，气促者，多为热壅于肺；口渴不欲饮，小腹胀满者，多为热积膀胱；时欲小便而不得出，神疲乏力者，多属虚；年老排尿无力，腰膝酸冷者，为肾虚命门火衰；小便不利兼有小腹坠胀，肛门下坠者，为脾虚中气不足；尿线变细或排尿中断，腰腹疼痛，舌质紫暗者，属尿道阻塞。②辨虚实：癃闭的辨证以虚实为纲。因湿热蕴结、浊瘀阻塞、肝郁气滞、肺热气壅所致者，多属实证；因脾虚不升、肾阳亏虚、命门火衰，气化不及州都者，多属虚证。起病急骤，病程较短者，多实；起病较缓，病程较长者，多虚。体质较好，症见尿流窘迫、赤热或短涩、苔黄腻或薄黄、脉弦涩或数，属于实证；体质较差，症见尿流无力、精神疲乏、舌质淡、脉沉细弱者，多属虚证。

1. 膀胱湿热

症状：小便点滴不通，或量少而短赤灼热，小腹胀满，口苦口黏，或口渴不欲饮，或大便不畅，苔根黄腻，舌质红，脉数。

治法：清热利湿，通利小便。

食疗方：

（1）茵陈玉米须茶

【配方和服法】茵陈、玉米须、蒲公英各150g，洗净晾干共研为末。每次以30g末加入保温瓶中，冲入沸水适量，盖焖15分钟，代茶频饮，每日2次，可常服。

【功效】茵陈苦、微寒，功能清湿热退黄，可治小便不利、风痒疮疥等症。玉米须甘、淡、平，功专利水消肿，兼能清热利湿。蒲公英苦、甘、寒，具有清热解毒、消痈散结、利湿通淋的作用。综上所述，本方功效为清热利湿、利尿消肿。

【适应证】湿热并重之小便不通、尿急尿频尿痛、身黄、目黄、尿黄淋沥难下、全身浮肿、发热、乳痈等症。常用于现代医学的急性肾盂肾炎、下尿路感染、黄疸型肝炎、肌囊炎、胆石症、结核性胸水、肝硬化腹水、急性乳腺炎等病。

【注意事项】阴黄证忌用；低血糖、低血压者忌用；久服易伐正气，中病即止。

（2）金钱草汤

【配方和服法】金钱草 30g、茵陈 10g，洗净水煎，去渣取汁，加入蚌肉80g，武火煮沸后，文火炖 1 小时至蚌肉熟烂即可，加少许食盐调味。吃肉喝汤，随量食之。

【功效】金钱草甘淡咸、微寒，能利水通淋、除湿退黄、解毒消肿，配以茵陈则清利湿热之力增强。蚌肉清热利尿，服食可解除烦热、清利湿热，此处用之可增强消热利水的功效，令邪有出路。综上所述，本方功效为清热利湿、通利小便。

【适应证】湿热内蕴之小便不通或淋沥涩痛、烦热消渴、目赤肿痛等症。常用于现代医学的泌尿系结石、泌尿系感染、急性传染性黄疸型肝炎、胆石症、糖尿病、急性结膜炎等病。

【注意事项】金钱草若用鲜品，须加倍用量；蚌肉质硬性寒，不易消化吸收，故脾胃虚寒、大便稀溏者忌用。

（3）竹叶粥

【配方和服法】竹叶 15g（鲜品 30g）洗净，粳米 100g 淘洗干净。先将竹叶与生石膏放入锅内，加水适量，煎煮 15 分钟，去渣后加入粳米，煮成稀粥。分 2～3 次温服，服时加入砂糖适量。

【功效】竹叶性味甘辛淡寒，功能清热除烦、生津利尿。粳米性味甘温，功能补中益气、健脾和胃，既可助上两味药生津止渴之力，又可防其过寒伤及脾。白砂糖能润肺生津、补益中气，可助竹叶、生石膏增强生津止渴除烦之力。诸药合用，共奏清热泻火、生津止渴、利尿之功效。

【适应证】热重于湿之尿少色黄或小便疼痛不适或不通，伴烦热不安、消渴多饮、口舌生疮，常用于现代医学的急性前列腺炎、尿路感染等。

【注意事项】脾胃虚寒及阴虚火旺者忌用。

2. 肺热壅盛

症状：全日总尿量极少或点滴不通，咽干，烦渴欲饮，呼吸急促或咳嗽，苔薄黄，脉数。

治法：清肺热，利水道。

食疗方：

（1）橄榄芦根饮

【配方和服法】芦根30g（鲜品用80g），咸橄榄4枚，清水2碗半煎至1碗，去渣饮用。

【功效】橄榄能清肺利咽、生津解毒。芦根性味甘寒，入肺、胃经，能清热生津、除烦止呕，多用于热病烦渴、胃热呕吐、噎膈反胃、肺痿、肺痈等症。上两药合时用之，共达清热解毒、宣肺利咽之效。

【适应证】湿热内蕴之小便不通或淋漓涩痛，或伴发热、恶风寒、咽喉肿痛、烦渴及烦热牙痛、肺热咳嗽等症。常用于现代医学的肺炎、尿路感染、急性前列腺炎、上呼吸道感染、流行性感冒、急慢性支气管炎、肺炎、牙周炎等病。

【注意事项】本品为寒凉之品，易伤脾胃，脾胃虚寒者忌服；芦根以鲜品清热生津力优；阴虚咽痛者不宜用本方。

（2）桑叶葛根粥

【配方和服法】桑叶30g，鲜粉葛根120g，赤小豆100g。将桑叶洗净，用水先煎，去淹取药汁备用；粉葛根去皮，洗净，切小块；把赤小豆洗净，与粉葛根一齐放入桑枝药汁中，文火煮成稀粥，调味即可。

【功效】葛根能宣肺透表、解肌，可用于温热之头痛项强、烦热消渴等症。桑叶能润肺止咳，用于肺热咳喘。配合赤小豆解毒排脓以清肺止咳、清热解毒。

【适应证】肺热壅盛之尿少或闭、痰热咳喘、颈背强痛、不能转侧、口渴等。常用于现代医学的肺炎、急性尿路感染、急性前列腺炎、上呼吸道感染、风湿性关节炎、高血压病、颈椎病等。

【注意事项】本品性凉，易伤脾胃，胃寒者慎用。

3. 肝郁气滞

症状： 小便不通，或通而不爽，胁腹胀满，情志抑郁，或多烦易怒，舌红，苔薄黄，脉弦。

治法： 疏利气机，通利小便。

食疗方：

（1）梅橘汤

【配方和服法】梅花6g、沉香3g、橘饼2个，煮汤食用。

【功效】梅花性平、味甘、气香，功能疏肝解郁、理气和胃。橘饼为成熟的橘用蜜糖制而成，性味辛甘而温，功能理气宽中、下气化痰。沉香味辛苦、性微温，归脾、胃、肾经，有行气止痛、温中止呕、纳气平喘的功效。三物煮汤，甘甜而不腻口，清香而不辛辣，可舒肝解郁、下气通闭。

【适应证】疏机不利之小便不利、腹胀腹痛、满闷不舒、食欲减退，或咽中如有物阻，咯吐不出、吞之不下之梅核气等症。常用于现代医学的尿道刺激综合征、神经官能症、更年期综合征、忧郁症等。

【注意事项】本方作用温和，应坚持数月方可显效；本方药性偏温，以证型偏寒者最宜。

（2）柚皮醪糟

【配方和服法】柚子皮（去白，晒干）50g。川芎10g，青木香10g。将三药捣末，过筛。每次煮红糖醪糟1小碗，兑入药末5g，趁热食用，每日2次。

【功效】柚子皮味辛苦而性温，功能行气理脾、温中止痛、消食化痰。青木香性味辛苦，长于治疗疏肝解郁、和胃理气。川芎为血中气药，不但长于活血，还善能行气开郁、镇静止痛。方中诸品同用，温煦而不燥烈，对肝郁气滞而略兼寒郁者颇为有效。综上所述，本方功效为疏肝理气、开闭。

【适应证】气滞于内之小便不利、脘胀腹满、胸闷不舒等。常见于现代医学的尿道刺激综合征、神经官能症、功能性消化不良等病。

【注意事项】醪糟性味偏酸，胃、十二指肠溃疡患者慎用。

（3）葱煮柚皮

【配方和服法】每次用新鲜柚皮1个，放炭火上将柚皮外层黄棕色表层烧焦后刮去，再放入清水中浸泡1天，使其苦味析出，然后切块，与青木香10g一起加水适量同煮，将熟时以葱3棵切碎加入，加油、食盐调味服食。

【功效】葱白性味辛、温，能发表、通阳、解毒。《日用本草》记载它"能达表和里"。柚皮性味辛、甘、苦、温，能化痰消食、下气、快膈，南朝名医陶弘景说它能"下气"，《本草纲目》认为它能"消食快膈，散愤懑之气，化痰"。综上所述，本方功效为舒肝解郁、下气开闭。

【适应证】肝气郁结之小便涩滞不通、胸胁胀痛、气顶、食欲不振等。常用于现代医学的尿道刺激综合征、更年期综合征、神经官能症、肋间神经痛等疾病。

【注意事项】柚皮一定要经上述处理才能吃，不然苦涩不能入口。

4. 瘀血阻络

症状：小便点滴而下，或尿细如线，甚则阻塞不通，小腹胀满疼痛，舌质紫暗或有瘀点，脉细涩。

治法：行瘀散结，通利水道。

食疗方：

（1）田七炖鸡蛋

【配方和服法】用新鲜莲藕500g洗净，削皮，榨取藕汁；鸡蛋1个，去壳，放入碗中搅拌，再加入藕汁及田七末5g，搅拌均匀，隔水炖熟服食。

【功效】田七性味甘、微苦、微温，能止血、止痛、散瘀消肿。藕性味甘、涩、平，能清热、凉血、散瘀，《日用本草》记载它能"清热除烦，凡呕血、吐衄、瘀血、败血一切血证宜食之"。鸡蛋能滋阴润燥、补脾养血。诸药相合，共奏活血散瘀之功。

【适应证】瘀血内阻之小便涩滞不利、便血、呕血、咯血、尿血等。常用于现代医学的前列腺炎、胃溃疡、肺结核咯血、血小板减少性紫癜、过敏性紫癜、维生素K缺乏症等。

【注意事项】本方可加少许冰糖或白砂糖调味。

（2）桃仁猪血汤

【配方和服法】桃仁10g，打碎；将已凝固的新鲜牛血约250g切成块状，水适量，与桃仁一起煮汤，熟后加油、食盐、姜、葱等调味，饮汤食牛血。

【功效】桃仁性味苦、甘、平，能破瘀行血。牛血性味咸、平，能理血、补中，《医林纂要》记载它有"破瘀通经，利大小便"的功用。两物相配，能互相增强作用。综上所述，本方功效为破瘀行血、理血通经、通利小便。

【适应证】瘀血内阻之小便淋漓，妇女月经不调、经行不畅、经闭、痛经、产后瘀滞腹痛、恶露不尽等。常用于现代医学的前列腺炎、功能性子宫出血、子宫内膜异位症、原发性痛经、继发性痛经、分娩后疼痛、分娩后出血等病。

【注意事项】牛血必须用新鲜的；桃仁有小毒，用量不宜过多。

（3）酒蒸螃蟹

【配方和服法】每次用螃蟹数只（视个体大小而定），洗净，碟载，放锅内加盖蒸之。将熟时加入米酒2汤匙，再蒸片刻，食蟹肉并饮汁。蟹肉可蘸熟花生油、酱油调味。

【功效】螃蟹性味咸、寒，可益气、活血、散血、清热解结，《随息居饮食谱》认为它有"补骨髓，滋肝阴，充胃液，养筋活血"的功用。螃蟹与米酒同用，可增强行气活血、通利小便的功效。

【适应证】瘀血内阻之小便不通、月经不调、痛经、产后瘀滞腹痛、恶露不尽等。常用于现代医学的前列腺炎、原发性痛经、继发性痛经分娩后疼痛、分娩后出血等病。

【注意事项】螃蟹有多种，药用以河蟹为多；少数过敏体质患者食螃蟹后全身会起风团瘙痒，此类患者不宜用。

5. 脾气下陷

症状：时欲小便而不得出，或量少而不爽利，气短，语声低微，小腹坠胀，精神疲乏，食欲不振，舌质淡，脉弱。

治法：益气健脾，升清降浊，化气利尿。

食疗方：

（1）玉露

【配方和服法】白术60g（炒），莲子肉100g（炒），薏苡仁150g（炒），绿豆1000g（炒），糯米1000g（炒），橘皮30g（水泡软后切碎，烘干），炒米1000g。以上诸物各研成细末，加入白糖500g（研成粉），混合均匀，每次取10g，冲入滚烫开水，搅拌后再加热2分钟即可食用，每日服2次。

【功效】白术甘温益气，健脾胃而止泻，和胃气。莲子肉涩平，具有补脾止泻、补肾涩精、养心安神等功能，常用于久泻、遗精、崩漏、带下、心悸、失眠等症。薏苡仁健脾利水、祛湿除痹。绿豆渗湿利湿。炒米甘温补中，焦香开胃。诸药合用，可健脾益肾、化气利尿。

【适应证】脾肾亏虚之尿无力、尿不尽、身体羸弱、消化不良，腹胀泄泻等。常用于现代医学的前列腺炎、慢性胃炎、消化性溃疡、溃疡性结肠炎、先兆流产、小儿胃肠功能不良等病。

【注意事项】以上炒用药物及食物以刚熟火候为宜，勿过焦；若以暑湿偏盛的脾虚泻泄而不以暑热为主，可用白扁豆易绿豆；本食疗方可制成备用，存储须干燥密封。

（2）黄芪炖乳鸽

【配方与服法】黄芪30g，枸杞子30g，乳鸽1只。三者一起炖熟。

【功效】黄芪性微温、味甘，有益气固表、补益肺脾、利水消肿之功。枸杞子性味甘平，有滋补肝肾、益精明目之功。乳鸽性平、味甘咸，入肝、肾经，有滋阴壮阳、养血补气之功。综上所述，本方功效为培中补虚、健脾益肾。

【适应证】气虚之小便不利或尿频、遗尿、体虚羸弱、反复感染、腹胀纳呆等症状。常用于现代医学的前列腺炎、营养不良、免疫缺陷、慢性胃炎等。

【注意事项】阴虚火旺之人忌用。

（3）银鱼粥

【配方和服法】银鱼干20g、黑豆50g、生姜适量，分别淘洗干净，放入瓦煲中文火煮成稠粥，加入食盐、少许花生油煮沸，趁热空腹食用，可常服用。

【功效】银鱼能健脾益肺补胃、滋阴利水，生姜可温中散寒，黑豆具有消肿下气、润肺燥热、补肾益阴、解毒的作用。三者同煮，药性平和，可健脾补虚、益肾固精、通利水道。

【适应证】脾肾气虚之尿少癃闭、食少纳呆、体倦乏力、小儿疳积、食少不化、腹胀水肿、虚劳咳嗽等症。常用于现代医学的前列腺炎、肠胃功能不良、营养不良及慢性肾炎性水肿等。

【注意事项】脾虚湿盛、中满气滞者不宜服。

6. 肾阳亏虚

症状：小便不通或点滴不爽，排出无力，面色㿠白，神气怯弱，畏寒怕冷，腰膝冷而酸软无力，舌淡，苔薄白，脉沉细而弱。

治法：温补肾阳，化气利尿。

食疗方：

（1）冬虫夏草炖老鸭

【配方和服法】老雄鸭1只（去毛和内脏），冬虫夏草10g。将冬虫夏草放入鸭腹内，加清水，放瓦煲内隔水炖熟，加少许盐，饮汤吃肉。

【功效】冬虫夏草能益肾壮阳、补肺平喘、止血化痰。鸭肉味甘咸、性微寒，功能滋阴、补虚、养胃，《随息饮食谱》说它"能滋五脏之阴，治虚劳之热，补血行水养胃生津"。鸭肉与冬虫夏草同用，可增强滋补之力，且降低冬虫夏草温性，使全方药性和平，共用以补虚损、益肺肾。

【适应证】脾肾阳虚之小便不通或尿频遗尿、久咳虚损、痨嗽血痰、腰酸腿软、病后体虚、阳痿、遗精等症。常用于现代医学的前列腺炎、老年人肺气肿喘咳、肺结核咯血、慢性肾炎，性功能障碍等病。

【注意事项】有外感表证者忌用；失眠、烦躁易怒、性欲亢进等阴虚阳亢表现者慎用；最好选用雄老白鸭。

（2）壮阳狗肉汤

【配方和服法】狗肉200g，洗净下热锅焯透后捞入凉水洗净血沫，切块，入热锅中加姜、葱煸炒，加少许绍酒，然后倒入大砂锅中，同时以纱布包好5g菟丝子、5g制附片，同入砂锅中，加水食盐武火烧沸，撇去浮沫后再以文火炖2小时，至狗肉熟烂，去药渣即可。食肉饮汤。

【功效】菟丝子有补阳而不燥，补阴而不腻的特点。制附片有补火助阳、散寒之功，此处用之可助菟丝子补火助阳以治肾阳不足、命门火衰之畏寒肢冷、腰膝腿软、阳痿、尿频等。狗肉咸酸温，能暖脾益肾补阳，与菟丝子、附片配合以助温脾暖。综上所述，本方功效为补肾暖脾。

【适应证】脾肾阳虚之尿少或尿频遗尿，畏寒肢冷，脘腹冷痛，大便溏泻，尿频肢节酸疼等症。常用于现代医学的前列腺炎、甲状腺功能减退、皮质功能减退、慢性肾炎、慢性胃炎、慢性萎缩性胃炎、肠易激综合征、慢性结肠炎、先兆流产等病。

【注意事项】非虚寒性疾病不宜食用；附子制后虽毒性减低，但仍须严格控制剂量且需久煮。

（3）羊髓骨粥

【配方和服法】羊髓骨 1 副，捶碎，加几滴食醋，清水熬煮，放入陈皮 3g、高良姜 5g、生姜 18g、草果 2 个，慢火熬成汁，滤出澄清取汁，加淘好的粳米 50g 煮成粥。

【功效】羊髓骨性温、味甘咸，能补肝肾、强筋骨、补血。粳米甘平，为益脾胃常用食物。合以理气之陈皮、温胃之高良姜、燥湿行气之草果和开胃之生姜，故本方功效为温肾健脾、温胃散寒和中。

【适应证】肾阳不足之尿少、尿闭或尿频遗尿、腰膝冷痛、筋骨无力，脾阳不振之腹中冷痛、腹泻食少等症。常用于现代医学的慢性前列腺炎、前列腺增生、腰肌劳损、骨质疏松症、关节退行性变，慢性萎缩性胃炎、慢性肠炎等病。

【注意事项】肾性骨病、甲状旁腺功能亢进者忌用；加食醋以粥未能品出酸味为宜，勿加过多免影响味道。

五、预防与调摄病机

锻炼身体，增强抵抗力，保持心情舒畅，切忌忧思恼怒；消除诸如忍尿压迫会阴部、外阴不洁、过食肥甘辛辣、过量饮酒、贪凉、纵欲过劳等外邪入侵和湿热内生的有关因素；积极治疗淋证和水肿、尿路及尿路周边肿瘤等疾病，对防治癃闭有重要意义。

第十节　关　格

关格是指由于脾肾阴阳衰惫，气化不利，湿浊毒邪犯胃而致的以小便不通与呕吐并见为临床特征的一种危重病证。本病多由水肿、癃闭、淋证等病证发展而来。

本节所论关格，主要是指小便不通并见呕吐者，至于大便不通兼有呕吐，古时亦称关格，但不属本节讨论的范围。本病相当于现代医学中的慢性肾衰。

一、病因病机

水肿、癃闭、淋证等病证，在反复感邪、饮食劳倦等因素作用下，或失治误治，使其反复发作，迁延不愈，以致脾肾阴阳衰惫，气化不行，湿浊毒邪内蕴，气不化水，肾关不开，则小便不通；湿浊毒邪上逆犯胃，则呕吐，遂发为关格。脾肾阴阳衰惫是本，湿浊毒邪内蕴是标，故本病病理表现为本虚标实。

关格往往表现为本虚标实、寒热错杂，病位以肾为主，肾、脾、胃、心、肝、肺同病，其基本病机为脾肾阴阳衰惫，气化不利，湿浊毒邪上逆犯胃。由于标实与本虚之间可以互相影响，使病情不断恶化，因而最终可因正不胜邪，发生内闭外脱、阴竭阳亡的极危之候。

二、临床表现

小便不通名曰关，呕吐不止名曰格，关格的临床表现以小便不通与呕吐并见为主症。小便不通发生在前，呕吐出现在后，呕吐出现后则表现为小便不通与呕吐并见的证候。

三、饮食宜忌

脾虚者宜进食具有补脾益气、醒脾开胃消食的食物，如粳米、籼米、锅巴（焦锅）、薏苡仁、熟藕、栗子、山药、扁豆、豇豆、牛肉、鸡肉、兔肉、牛肚、猪肚、葡萄、红枣、胡萝卜、马铃薯、香菇等。

脾肾阳虚者宜进食补益肾阳、温暖脾阳之品，如籼米、狗肉、羊肉、鸡肉、猪肚、淡菜、韭菜、辣椒、刀豆、肉桂等。阳虚便秘者更宜食既温补又通便的食物，如核桃仁、薤白、海参等。阳虚泄泻者更宜食既温补又止泻的食物，如糯米、河虾、干姜、花椒等；也宜食具有收涩止泻的食物，如石榴、乌梅、莲子、芡实等。不宜食用性质寒凉、易伤阳气，或滋腻味厚难以消化的食物，如荞麦、莜麦、豆腐、猪肉、鸭肉、松子、花生、黑木耳、苦瓜、茭白、芹菜、冬瓜、茄子、空心菜、菠菜、龙眼、香蕉、蜂蜜等。阳虚便秘者还需忌食收涩止泻、可加重便秘的食物，如莲子、石榴、芡实、乌梅、糯米、河虾等。阳虚泄泻还需忌食具有润下通便作用的食物，如核桃仁、芝麻、银耳、海参、海虾、牛奶、兔肉、龙眼、桃子、萝卜等。

肝肾阴虚者宜进食滋补肝肾之品，如莲子、松子、荠菜、韭菜、灵芝、燕窝、阿胶、地黄、锁阳、肉苁蓉、山药等。避免进食辛辣辛散之品，如花椒、茴香、八角、生姜等。

四、辨证选择食疗方

主要应分清本虚标实的主次，本虚主要是脾肾阴阳衰惫，标实主要是湿浊毒邪。若以本虚为主者，又应分清是脾肾阳虚还是肝肾阴虚；以标实为主者，应区分寒湿与湿热的不同。

1. 脾肾亏虚，湿热内蕴

症状：小便量极少，其色黄赤，腰酸膝软，倦怠乏力，不思饮食，晨起恶心，偶有呕吐，头痛少寐，苔薄黄腻而干燥，脉细数或濡数。

治法：健脾益肾，清热化浊。

食疗方：

（1）薏苡仁粥

【配方和服法】薏苡仁 60g、粳米 100g、生姜 10g，水适量，熬烂为粥，啜食温粥即可。

【功效】薏苡仁味甘淡、性凉，有利水渗透湿、健脾等作用。粳米性味甘平入胃，有补脾胃、养五脏、壮气力的良好功效。生姜辛温，辛散胃寒力量强，多用于呕吐，本方少量用生姜可遏薏苡仁之寒弊，且可止呕。三者相用可健脾渗湿，益肾利水，泻浊止呕。

【适应证】脾肾亏虚、湿热浊邪内蕴之证，尤其水湿较盛之小便不利、恶心呕吐、水肿等症。常用于现代医学的急慢性肾炎、慢性肾衰竭等疾病。

【注意事项】适当熬浓稠以减少水量摄入。

（2）茯苓核桃饼

【配方和服法】茯苓 100g，鸡内金 20g，核桃仁 150g，蜂蜜适量。将鸡内金、茯苓研成细粉，调糊碾成薄层作煎饼皮层；核桃仁用香油炸酥，加蜂蜜调味，共研做成饼馅。做成饼后蒸熟即可食用，2 日内食完。

【功效】核桃仁性温、味甘，有补肾固精、利尿之功。鸡内金甘、平，能健脾消食。茯苓甘、淡、平，能利水渗湿、健脾和中、宁心安神，可用治水湿停滞、小便不利等症。三物共用做成馅饼，食用方便，亦方便限制水液摄入，既祛邪，又扶正，可长时间食用。

【适应证】脾肾亏虚、湿热浊邪内蕴之小便不通或少，尤其适合湿重于热之水肿、心悸、纳差、腰膝酸软等。

【注意事项】核桃仁质润，有通便作用，故大便滑泄者应慎用；本方药力缓和，很难急功近效，故应守方久用方能达到疗效。

（3）内金赤豆粥

【配方和服法】鸡内金 10g，赤小豆 50g，粳米 50g，白糖适量。将赤小豆和粳米洗净共煮成粥，将鸡内金磨粉拌入粥中，加入适量糖，作为早餐食用。

【功效】鸡内金其消食能力较强，且能健运脾胃，还可用于食积停滞。赤小豆甘、酸、平，入心及小肠经，性善下行，有通利水道之功。粳米和白糖能固护胃气益气和中。四物合用，可健脾和中、清热利湿。

【适应证】脾肾亏虚、湿热内蕴之小便不通、纳差、水肿、恶心等。

【注意事项】粥稍微熬黏稠以利于限制水液摄入；糖尿病患者慎用。

2. 脾肾阳虚，寒浊上犯

症状： 小便不通，或尿量极少而色清，面色苍白或晦滞，畏寒怕冷，下肢欠温，泄泻或大便稀溏，呕吐清水，苔白滑，脉沉细。

治法： 温补脾肾，化湿降浊。

食疗方：

（1）鹿角胶粥

【配方和服法】先煮粳米 100g 做粥，待沸后，加入鹿角胶 18g、茯苓 30g，生姜 3 片同煮为稀粥。益冬季服食，3~5 天为 1 个疗程。

【功效】鹿角胶味咸性温，功能温肾阳、强筋骨、益精血、止血。粳米味甘、性平，功能补中益气、健脾和胃等。茯苓味甘淡、性平，可健脾渗湿。四物同用，共奏温补脾肾、和胃降逆、泻浊排毒之功。

【适应证】脾肾阳虚、湿浊内蕴之小便不通或少、恶心呕吐、畏寒肢冷、大便溏泄等。

【注意事项】实证热证者不用；熬成浓粥以利于限制水液摄入。

（2）鹿角粥

【配方和服法】粳米 50g 淘净加水煮粥，沸后加入鹿角粉 5~10g、干姜 10g、佛手 20g，煮至米烂粥稠即可服用，日服 1~2 次。

【功效】鹿角粉味咸、性温，能补肾助阳、强筋健骨。粳米甘苦平，功能补肺脾、益肠胃，重于培补后天之本，与鹿角合用，共补先天及后天之本，实宜久病元阳虚损损及脾阳、脾胃功能受损之人。配合干姜辛温之品，助鹿角温补脾肾之阳，且可温中止呕。佛手具有理气化痰、降逆止呕、健脾和胃等功用。综上所述，本方功效为补肾阳、降逆止呕、健脾化湿。

【适应证】脾肾阳虚、湿浊内蕴之恶心呕吐、畏寒肢冷、大便溏泄等。

【注意事项】阴虚阳亢，素体有热或阳虚，但外感发热者不宜使用；本方作用较缓慢，可长期服用；熬成浓粥以利于限制水液摄入。

（3）菟丝胡桃粥

【配方和服法】菟丝子 30g、核桃仁 20g，入砂锅煎汁去渣；车前草 20g，与粳米 100g、药汁加水煮粥，欲熟时加入葱白 2 茎、生姜 3 片煮成稀粥。3~5 天为 1 个疗程。

【功效】菟丝子味甘、性温，能补肾固精、止泻、安胎。核桃仁味甘性温，有补肾固精、润肠通便等作用。粳米味甘、性平，功能补中益气、健脾和胃、除烦止渴。葱白散寒通阳、生姜温中止呕。四物相用，肾元得固，脾脏得温，湿邪得化，浊毒得泻。

【适应证】脾肾阳虚、湿浊内蕴之恶心呕吐、畏寒肢冷、大便溏泄等。

【注意事项】阴虚阳亢，素体有热或阳虚，但外感发热者不宜使用；本方作用较缓慢，可长期服用；熬成浓粥以利于限制水液摄入。

3. 肝肾阴虚，肝风内动

症状：小便量极少，呕恶频作，面部烘热，鼻衄，头晕头痛，目眩，手足搐搦，或抽筋，舌暗红有裂纹，苔黄腻或焦黑而干，脉弦细数。

治法：滋补肝肾，平肝息风。

食疗方：

（1）决明子山萸粥

【配方和服法】山萸肉 15g（洗净，去核）、决明子 20g、天麻 15g，与粳米 60g 同入砂锅煮粥，将熟时调入带皮生姜 3 片、适量白糖即可，可作为早餐食用。5 天为 1 个疗程，病愈即止。

【功效】山萸肉能补益肝肾、收敛固涩。决明子味甘、苦，性寒、微咸，有清肝润肠之功。《本草正义》记载："决明子明目，乃滋益肝肾以镇潜补阴为义，是培本之正治，非如温辛散风、寒凉降热之止为标病立法者可比，最为有利无弊。"天麻味甘、性平，入肝经，有息风定惊之功。粳米性味甘平，功擅补中益气、健脾和胃、益气生津。加入白糖补中益气、和胃养阴，可助山萸肉补虚收敛之效。生姜辛微温，归肺、脾经，有温中散寒、回阳通脉、燥湿消痰之效。此外，生姜皮还有利水消肿的作用。诸药合用，肝肾同补、肝风得平、浊毒得出。

【适应证】肝肾阴虚、肝风内动之头晕头痛、手足搐搦、邪毒内蕴、恶心呕吐等。

【注意事项】素体脾胃虚寒者、湿热者不宜饮用本方。

（2）马蹄海蜇羹

【配方和服法】荸荠 6 个，海蜇 60g，车前草 10g，天麻 15g。将荸荠去皮，洗净切碎；海蜇浸洗干净，切丝；天麻磨成粉。先入车前草，用锅煮沸后捞起车前草，再入荸荠、海蜇煮熟，放油、盐调味，加适量生粉水、天麻粉，再煮熟即可。

【功效】荸荠能清热生津、和胃下食。海蜇又名水母，性味咸平，能滋阴清热、补心益肺、化痰润肠、醒酒安胎。天麻味甘、性平，入肝经，有息风定惊之功效。车前草利尿、清热、祛痰。诸品共奏滋补肝肾、平肝息风、利湿泄浊之功。

【适应证】肝肾阴虚、肝风内动之呕恶、纳差、头晕头痛、小便困难等。

【注意事项】脾胃虚寒者、湿热者不宜饮用本方。

（3）虫草决明子粥

【配方和服法】冬虫夏草 2 条（研粉），决明子 15g，车前草 10g，粳米 60g。先入车前草，加适量清水，煮沸片刻后再入冬虫夏草粉、决明子及粳米，放油、盐调味，早晚服用。

【功效】冬虫夏草味甘、性平，归肺、肾经，可补肺益肾、止血化痰。决明子可清肝、润肠。车前草有清热利尿之效。粳米擅补中益气、健脾和胃。诸药共奏滋阴益肾、平肝潜阳、泄浊排毒之功。

【适应证】肝肾阴虚、肝阳偏亢之呕恶、头晕头痛、小便困难、水肿、腰膝酸痛等。

【注意事项】脾胃虚寒者不宜食用。

五、预防与调摄

积极治疗水肿、淋证、癃闭等病，以及预防感冒的发生是预防关格发生的关键。

在调摄方面，应严格控制蛋白质的摄入量，尽可能选取能为人体充分吸收利用的优质蛋白质，如牛奶、蛋清；适当给予高热量、富含维生素并且易消化的饮食；注意口腔和皮肤清洁；有水肿者应忌盐。

第十一节　失　眠

失眠是由于情志、饮食内伤及病后、年迈、禀赋不足、心虚胆怯等病因，引起心神失养或心神不安，从而导致经常不能获得正常睡眠为特征的一类病证。其主要表现为睡眠时间、深度的不足以及不能消除疲劳、恢复体力与精力，轻者入睡困难，或寐而不酣，时寐时醒，或醒后不能再寐，重则彻夜不寐。失眠是临床常见病证之一，虽不属于危重疾病，但常妨碍人们正常的生活、工作、学习和健康，并能加重或诱发心悸、胸痹、眩晕、头痛、中风病等病。

由于其他疾病而影响睡眠者不属本篇讨论范围。本病相当于现代医学中的神经官能症、更年期综合征等以失眠为主要的疾病。

一、病因病机

失眠的病因虽多，但以情志、饮食或气血亏虚等内伤病因居多，由这些病因引起心、肝、胆、脾、胃、肾的气血失和，阴阳失调，其基本病机以心血虚、胆虚、脾虚、肾阴亏虚进而导致心失所养及由心火偏亢、肝郁、痰热、胃失和降进而导致心神不安两方面为主。其病位在心，但与肝、胆、脾、胃、肾关系密切。失眠虚证多由心脾两虚、心虚胆怯、阴虚火旺引起心神失养所致；失眠实证则多由心火炽盛、肝郁化火、痰热内扰引起心神不安所致。但失眠久病可表现为虚实兼夹，或为瘀血所致，故清代王清任用血府逐瘀汤治疗。

二、临床表现

失眠以睡眠时间不足，睡眠深度不够及不能消除疲劳、恢复体力与精力为主要证候特征。其中睡眠时间不足者可表现为入睡困难，夜寐易醒，醒后难以再睡，严重者甚至彻夜不寐。睡眠深度不够者常表现为夜间时醒时寐，寐则不酣，或夜寐梦多。由于睡眠时间及深度质量的不够，致使醒后不能消除疲劳，表现为头晕、头痛、神疲乏力、心悸、健忘甚至心神不宁等。由于个体差异，人们对睡眠时间和质量的要求亦不相同，故临床判断失眠不仅要根据睡眠的时间和质量，更重要的是以能否消除疲劳、恢复体力与精力为依据。

三、饮食宜忌

1. 部分食物导致腹部胀气，影响睡眠，故睡前应少食，如豆类、包心菜、洋葱、绿花椰菜、球芽甘蓝、青椒、茄子、马铃薯、地瓜、芋头、玉米、香蕉、面包、柑橘类水果、添加山梨糖醇的饮料及甜点等。

2. 辛辣的食物会造成胃部灼热及消化不良，从而干扰你的睡眠，故睡前应少吃，如辣椒、大蒜及生洋葱等。

3. 晚上吃得太多或进食一堆高脂肪的食物会延长胃的消化时间，导致夜里无法好好睡一觉，故不宜晚餐太过丰富油腻。

4. 睡前避免食用咖啡及茶。

四、辨证选择食疗方

辨证要点：需要辨脏腑与辨虚实。

辨脏腑：失眠的主要病位在心，由于心神失养或不安，神不守舍而失眠，但与肝、胆、脾、胃、肾的阴阳气血失调相关。如急躁易怒而失眠，多为肝火内扰；遇事易惊、多梦易醒，多为心胆气虚；面色少华、肢倦神疲而失眠，多为脾虚不运，心神失养；嗳腐吞酸、脘腹胀满而失眠，多为胃腑宿食，心神被扰；胸闷、头重目眩，多为痰热内扰心神；心烦心悸、头晕健忘而失眠，多为阴虚火旺、心肾不交、心神不安等。

辨虚实：失眠虚证，多属阴血不足，心失所养，临床特点为体质瘦弱、面色无华、神疲懒言、心悸健忘，多因脾失运化、肝失藏血、肾失藏精所致。实证为火盛扰心，临床特点为心烦易怒、口苦咽干、便秘溲赤，多因心火亢盛或肝郁化火所致。

1. 心火偏亢

症状：心烦不寐，躁扰不宁，怔忡，口干舌燥，小便短赤，口舌生疮，舌尖红，苔薄黄，脉细数。

治法：清心泻火，宁心安神。

食疗方：

（1）百合红枣粥

【配方和服法】百合 20g，红枣 20 枚，绿豆 50g，大米 50g。先煮绿豆至半熟，放入百合、红枣和大米，再煮成粥，服食。早晚各 1 次。

【功效】百合味甘、性微寒，能清心、安神、养阴，亦能祛邪。红枣甘温，功能养胃健脾、补中益气。绿豆有清热、除烦、解暑的功效。诸药合用，可清心安神、解郁益气。

【适应证】心火亢盛之失眠、心悸、心烦、多梦、潮热、自汗等症。常用于现代医学的心律失常、神经官能症、失眠及妇女更年期综合征。

【注意事项】本方偏于寒润，故风寒初咳、脾虚便溏者忌用；红枣能助湿生热，令人中满，故湿盛脘腹胀满者忌用。

（2）百合粥

【配方和服法】百合 60g，粳米 250g，白糖 50g。将百合、粳米淘洗干净，同放入锅内煮粥，待百合与粳米热烂时加入白糖和匀即成。每日 2 次，每次适量。

【功效】百合具有养心阴、清心热、宁心神之功效，不专养正，亦能祛邪，对热病后期心阴受损、余邪未清而虚热惊悸、失眠多梦、精神恍惚者最为适宜。百合又为养阴、润肺、止咳之品。综上所述，本方功效为养心阴、清心热、安心神、润肺止咳。

【适应证】心火亢盛之失眠心悸、虚烦、神志恍惚，或肺阴亏虚之肺燥久咳、痰中带血等症。常用于现代医学的神经官能症、更年期综合征、神经衰弱等所致的失眠，及肺结核所致的痰中带血。

【注意事项】本方为寒润之剂，故风寒初咳、脾虚便溏者均应忌用；本方作用缓和，对心热较盛者并不相冲。百合在全国大多部分地区均存出产，以鲜品疗效为佳。

（3）猪心拌朱砂

【配方和服法】朱砂1g，猪心1个。将猪心劈片但使之相连，以水飞朱砂放入，用线扎紧，白水煮熟后食用，每次不超过100g猪心。

【功效】朱砂性寒质重，主入心经，寒能清热，可镇怯，为镇心、清心、安神、定惊之良药。《神农本草经》认为朱砂"养精神安魂魄，益气明目"。朱砂与养心安神的猪心配伍，故心火或惊恐所致的心神不安、惊悸失眠及癫狂等证，不论虚实均可使用。综上所述，本方功效为清心镇心、安神定惊。

【适应证】心火亢盛之失眠不寐、心神不安、胸中烦热、惊悸不眠等症。常用于现代医学的精神分裂症、脑部外伤后遗症、反应性精神病、神经官能症的某些类型。

【注意事项】朱砂不宜服用过量，也不可持续服用，以免引起积蓄性汞中毒；朱砂忌用火煅，否则析出汞易造成中毒。

（4）百合蛋黄汤

【配方和服法】每次用百合50g，加水250mL，煎至150mL，然后取鸡蛋2个，去蛋白，取蛋黄搅烂，倒入百合汤中拌匀，用慢火煮滚开，再加冰糖调味即可。

【功效】百合性味微苦、平，入心、肺经，具有润肺止咳、养阴清热、清心安神、益气调中等功效。鸡蛋黄性味甘、平，能滋明润燥、养血宁神，《药性论》记载它能"除烦热"。综上所述，本方功效为：清心安神。

【适应证】心火亢盛之失眠、心悸、大病后精神失常、惊悸不宁等。常用于现代医学的精神分裂症、脑炎、神经官能症、反应性精神病、更年期综合征、神经衰弱、自主神经功能紊乱等病。

【注意事项】百合要先用水浸泡1夜，取出另加水煮。

2. 肝郁化火

症状：急躁易怒，不寐多梦，甚至彻夜不眠，伴有头晕头胀，目赤耳鸣，口干而苦，便秘溲赤，舌红苔黄，脉弦而数。

治法：清肝泻火，镇心安神。

食疗方：

（1）安神茶饮

【配方和服法】龙齿30g，石菖蒲10g。水煎约500mL，代茶饮。

【功效】龙齿性味甘平，凡肝阳上亢之头晕目眩、烦躁易怒，心神不宁之惊悸、失眠、多梦，均可使用。石菖蒲性味辛温，功能化浊豁痰、宁心安神、聪耳通窍，方中用以辅助龙齿，共奏潜阳安神、化痰开窍之效。全方芳香微苦，煎汤代茶，作用平和，共奏安神潜阳、清肝泻火之功。

【适应证】肝火亢盛之烦躁失眠、多梦、怔忡、眩晕、头痛等症。常用于现代医学的精神分裂症早期、脑部疾病、慢性中毒等病。

【注意事项】如龙齿不易得到，可用功效相近的龙骨代替，但镇惊安神之力稍逊，量可加倍；本方含钙离子，服用洋地黄类、胺类、酮类药物者及各类结石患者慎用。

（2）夏枯草茶

【配方和服法】夏枯草60g，冰糖10g。将夏枯草制成粗末，放入杯中，沸水冲泡，焖15分钟，再放入冰糖溶解，代茶饮。

【功效】夏枯草性味辛苦、寒，主入肝、胆经，是清热药中善清肝火之品。冰糖味甘、性凉，能补中益气、润肺止咳，能治疗热病耗气伤阴之证。综上所述，本方功效为清肝热、散郁结、止眩晕、安神。

【适应证】肝火上炎、肝阳上亢之心烦失眠、口苦咽干、目赤肿痛、头晕目眩，以及肝气不舒、痰火郁结等症。常用于现代医学的神经官能症、非器质性失眠、急性结膜炎、高血压、淋巴结炎、淋巴结核、单纯性甲状腺肿、甲状腺功能亢进、痢疾等病。

【注意事项】若用本方治目赤肿痛时可配菊花、石决明，治肝阳上亢时可配决明子、黄芩，疗效将更佳；本品性寒，大便溏泄者慎用。

（3）银菊饮

【配方和服法】金银花20g，菊花20g，桑叶15g，山楂20g。四味同煎，取汁去渣代茶饮。

【功效】菊花性味甘寒，入肝经，能清泻肝热而明目，现代药理研究证实其对中枢神经有抑制作用。桑叶味甘寒，能清泻肝火、利头目，与菊花同用能增强治疗肝经风热之头晕目眩。金银花性味甘寒，入心经、走血分，有清热泻火之功，与上两味合用对肝经火热有较强的泻热作用。山楂善健脾开胃、促进消化，为消食积之要药，且能行气消瘀。四味同用，相互促进以清肝降火、利头目、止眩晕、安神定志。

【适应证】肝经火盛之心烦失眠、头痛目赤，肝阳上亢之头晕目眩等症。常用于现代医学的原发性高血压、动脉硬化、冠心病、心绞痛、高胆固醇血症等病。

【注意事项】本方性寒凉，虚寒体质者不宜用；菊花有黄菊花、白菊花之分。本方中用以清肝火，以白菊花为佳。

4. 胃气失和

症状：不寐，脘腹胀满，胸闷嗳气，嗳腐吞酸，或见恶心呕吐，大便不爽，舌苔腻，脉滑。

治法：和胃化滞，宁心安神。

食疗方：

（1）柏子仁山楂粥

【配方和服法】柏子仁30g，山楂20g，蜂蜜30g，粳米150g。先将柏子仁去净皮壳等杂质，稍捣烂，同粳米煮粥，待粥将成时兑入蜂蜜，稍煮5分钟即可。早晚各服1次。

【功效】柏子仁确为滋补强壮、宁心安神的良药，长期服用还有抗衰老的效果。山楂有消食化积、活血散瘀的功效。蜂蜜除滋养补中以外，还可益气养心、润肠通便，与柏子仁煮粥，一则增强养心宁神、润燥滑肠之效，二则使药粥甘美，减少柏子仁的油腻气味。综上所述，本方功效为和胃消积、宁心安神、润肠通便。

【适应证】胃失和降、心神不宁之失眠烦乱、腹胀恶心、呕恶纳差、肠燥便秘等。常用于现代医学的胃肠炎、神经官能症、更年期综合征、神经衰弱以及贫血等所致的失眠。

【注意事项】去壳柏子仁容易泛油，引起变质变味，煮粥时应注意选择；本方兼有滑肠作用，心神不宁而大便溏泻者不宜；本方味甘性腻，痰湿内盛者应当忌用。

（2）桂圆莲子粥

【配方和服法】桂圆肉（龙眼肉）20g，莲子30g，大米100g。将莲子捣碎，和桂圆肉、大米煮成粥，临睡前2小时服食。

【功效】龙眼肉能补益心脾、养血安神、滋养强壮，可用于劳伤心脾、气血不足所致的失眠、健忘、惊悸等症。莲子能补脾止泻、益肾涩精、养心安神。大米与莲子、龙眼肉共煮成粥，能增强补脾肺、益肠胃、宁心安神的功效。综上所述，本方功效为健脾养血、宁心安神。

【适应证】脾胃气虚、心神不宁之失眠健忘、心悸、神疲肢倦、大便溏泻稀薄、面色少华者。常用于现代医学的胃肠炎、神经官能症、神经衰弱、贫血之失眠症。

【注意事项】本方偏于温补，大便燥者忌用；莲子的中心部包裹着的绿色胚芽俗称莲子心，其味苦，煮粥时应除去；本方临睡前服食，宁心安神效果更佳。

（3）槟榔粥

【配方和服法】槟榔10g，粳米50g。先用槟榔片煎水取汁，入粳米后再加水煮成稀粥。每日2次，上、下午空腹温热服用。

【功效】槟榔能消积、杀虫、行气利水。粳米能补中益气、健脾和胃、除烦止渴。槟榔与粳米配伍煮粥食用，既可消积导滞，又可调养胃气，共达消食导滞、行气除胀之功。

【适应证】食积胃肠、心神不宁之失眠健忘、腹胀便秘、泻痢后重、大便不爽、水肿、脚气肿痛，尤其伴随肠寄生虫等症。常用于现代医学的消化不良、细菌性痢疾、肠炎、胃炎、胃肠功能紊乱、肠寄生虫病等病。

【注意事项】槟榔中的主要成分为槟榔碱，过量槟榔碱可引起流涎、呕吐、昏睡、惊厥等，所以本方只宜暂用，不宜久服，一般以 2~3 天为 1 个疗程；脾胃气虚、中气下陷者忌用；若用于驱肠寄生虫，则槟榔应重用，可用60~120g；槟榔尚有行气利水之功，故本方对湿浊下注之脚气肿痛、水肿心腹满闷者亦可使用。

5. 阴虚火旺

症状：心烦不寐，心悸不安，腰酸足软，伴头晕，耳鸣，健忘，遗精，口干津少，五心烦热，舌红少苔，脉细而数。

治法：滋阴降火，清心安神。

食疗方：

（1）玉竹卤猪心

【配方和服法】玉竹 50g，猪心 500g。将玉竹切片后，分 2 次煎取药汁1500mL 左右，再以药汁煮猪心至六成熟后，捞出猪心放入卤汁内制成卤猪心，佐餐用。

【功效】玉竹功能养阴生津、除烦止渴、益气养心，其性甘平，不寒不燥，补而不腻，具有补养而不恋邪的优点，心血不足、心阴耗损而心悸失眠者，不论有邪无邪，均可使用。本品入肺、胃二经，对此两脏阴虚之证亦为要药。猪心为宁心安神的常用食物，为历代医家所乐用。方中猪心与玉竹同用，可共奏补血养阴、宁心安神之效。

【适应证】心阴亏损之心悸失眠，或肺阴虚、干咳烦渴等症。常用于现代医学的甲状腺功能亢进、神经衰弱、神经官能症等所致的失眠以及冠心病、肺心病等引起的失眠。

【注意事项】本方滋阴润燥，痰湿内盛者忌用；亦可用玉竹炖猪心服用。

（2）百合玉竹蛤蜊汤

【配方和服法】蛤蜊肉 50g，百合 30g，玉竹 25g。将百合、玉竹、蛤蜊肉洗净，清水泡半小时，然后把全部用料一齐放入锅内，加清水适量，武火煮沸后，文火煮至熟烂，调味即可。

【功效】百合性味微寒，能养阴润肺止咳、清心安神。玉竹能养阴润燥、生津止渴。蛤蜊肉性味甘咸平，功能滋阴润燥。综上所述，本方功效为滋阴润燥、养心安神。

【适应证】心烦失眠、口渴欲饮、手足心热、咳嗽咽干等症。常用于现代医学的肺结核、糖尿病、神经衰弱等病。

【注意事项】百合以鲜品为佳，如无鲜品，可用干品代之。

6. 气血两虚

症状：多梦易醒，心悸健忘，神疲食少，头晕目眩，伴有四肢倦怠，面色少华，舌淡苔薄，脉细无力。

治法：补中益气，养心安神。

食疗方：

（1）红枣炖羊心

【配方和服法】每次用羊心 1 个，洗净切块，红枣 12 枚，水适量，煮汤，加食盐调味服食。

【功效】红枣性味甘平，入脾、胃经，能补脾和胃、益气生津。羊心性味甘温，能解郁补心，治膈气、惊悸，《名医别录》说它能"止忧恚膈气"。综上所述，本方功效为补心安神。

【适应证】气血亏虚之失眠、心悸、烦躁不安、精神恍惚等。常用于现代医学的心脏神经官能症、贫血、更年期综合征、精神分裂症、神经官能症、反应性精神病、癔症等病。

【注意事项】外感发热时勿用。

（2）糖炙龙眼

【配方和服法】鲜龙眼 500g，白糖 50g。将鲜龙眼去皮、核，放入碗中，加白糖，反复蒸、晾 3 次，至其色变黑，装入瓶中。每次食 5～8 粒，每日 3 次。

【功效】龙眼能滋养心脾、补益气血而有良好的宁心安神之效。其性甘平质润，补血而不滞腻，补气而不壅气，为滋补佳品。白糖性味甘平，有补虚生津、缓急止痛之功，在本方中既可制龙眼温燥，又可使果味更加甜美。综上所述，本方功效为养心血、安心神。

【适应证】心血不足或心脾两虚所致失眠、心悸、健忘等症。常用于现代医学的神经衰弱、贫血等所致的失眠。

【注意事项】本方为缓补之剂，宜于轻证，且应当常服；本方甘甜浓厚，用量不要太大，否则易伤中碍脾；对湿阻中满或痰火内盛者忌用。

（3）小麦大枣粥

【配方和服法】小麦 100g，大枣 10 枚，甘草 10g。三药洗净后加水适量煎煮，待粥稠即可。可长期服用。

【功效】小麦能调养心阴、缓急宁心、清心除烦，其功补而不竣、凉而不伤，对上述诸症颇为对症，故疗效甚佳。辅以大枣，一方面可以调味，更重要的是大枣亦为补气血、养心神之药，同小麦煮粥食用可以提高养心安神之疗效。

【适应证】心阴不足的心烦、心悸、怔忡、失眠、精神恍惚、悲伤欲哭、心中烦乱、睡眠不安等症。常用于现代医学的神经官能症、更年期综合征、神经衰弱、精神病、窦性心律过速、心脏神经官能症等。

【注意事项】本方对消渴口干、脾虚泻利、自汗盗汗亦可使用；若治自汗盗汗，即用浮小麦，则固表敛汗之力更强。

7. 心胆气虚

症状： 心烦不寐，多梦易醒，胆怯心悸，触事易惊，伴有气短自汗，倦怠乏力，舌淡，脉弦细。

治法： 益气镇惊，安神定志。

食疗方：

（1）芹菜酸枣仁汤

【配方和服法】鲜芹菜 250g、酸枣仁 15g，水适量煮汤，加食盐调味后去沫，趁热饮汤，每日 1 次。

【功效】芹菜能健胃、利尿、镇静安神、降血压。酸枣仁性味甘酸、平，功能养肝、宁心、安神。二者合用，有镇静、宁心、安神之功。

【适应证】心胆气虚之心烦不寐、心悸、易怒等症。常用于现代医学的神经衰弱、更年期综合征、甲状腺功能亢进、心脏神经官能症、冠心病等所致的失眠。

【注意事项】酸枣仁以生用效力较好；芹菜以用旱芹为佳。

（2）酸枣仁粥

【配方和服法】酸枣仁 10g，熟地黄 30g，粳米 150g。将酸枣仁微炒，捣碎，与熟地黄共煎取药汁 1500mL 左右，再以药汁同粳米一起煮粥。每日分 2 次服食。

【功效】酸枣仁功能补肝、养心、安神、敛汗，为治疗心肝两虚、阴血不足、心神失养之心悸失眠的良药。熟地黄为滋阴补血之要药。熟地黄与酸枣仁配伍，则可增强其补肝、养心、安神的功能。综上所述，本方功效为补肝养心、镇静安神。

【适应证】心肝两虚、阴血亏耗、神魂不能守舍之失眠、惊悸、多梦等症。常用于现代医学的各类贫血、神经官能症、更年期综合征、神经衰弱以及肝炎、肝硬化等所致的失眠、烦躁、虚弱等病。

（3）人参炖鸡

【配方和服法】家鸡1只（去毛和内脏），人参10g。将人参放入鸡腹内，缝好，加清水，放瓦煲内隔水文火炖熟，放少许盐，饮汤食渣。

【功效】人参味甘、微苦，性微温，功能大补元气、补脾益肺、安神益智、生津止渴、益气生血。鸡肉味甘、性温，功效温中补脾、益气养血、补肾益精。二者合用，共为补益脾肺、补血生津、安神定志之用。

【适应证】气血亏虚、心胆失养之失眠、烦乱、倦怠食少、呼吸短促、乏力自汗、口渴、心神不宁、失眠多梦、健忘、阳痿早泄、崩漏、带下过多等症。常用于现代医学的糖尿病、脂代谢紊乱、神经官能症、更年期综合征、贫血、胃溃疡、胃肠功能紊乱、性功能障碍等病。

【注意事项】实证、热证而正气不虚者忌服；不宜喝茶与食萝卜，以免影响疗效。根据不同的病证选用不同的鸡：若气虚、阳虚致失血过多，如崩漏或外伤出血者，选用雄鸡；阴虚消渴者以蓝耳太和乌鸡为佳。

五、预防与调摄

养成良好的生活习惯，如按时睡觉，不熬夜，睡前不饮浓茶、咖啡和抽烟等，保持心情愉快及加强体育锻炼等。

本病因属心神病变，故尤应注意精神调摄，做到喜恶有节，解除忧思焦虑，保持精神舒畅。

第十二节 健 忘

健忘是指记忆力减退、遇事善忘的一种病证，亦称"喜忘""善忘"。本篇所讨论的健忘是指后天失养，脑力渐致衰弱者。先天不足，生性愚钝的健忘不属于此范围。

一、病因病机

健忘以虚证居多，如思虑过度，阴血损耗，劳伤心脾，化生无源，心脑失养；或久病损伤精血，脑髓不充；或年迈气血亏虚，肾精亏虚，心脑失养均可导致健忘。实证则见于情志不遂，痰浊上蒙所致。

二、饮食宜忌

患者健忘，宜多进食大豆、鸡蛋、猪脑、猪脊髓、山药、蘑菇、黑木耳、谷类、玉米、核桃等富含卵磷脂的食物以充养髓海，同时宜进食理气活血之品以防其滋腻，如陈皮、橘子、芹菜、芫荽、柚子等。

三、辨证选择食疗方

辨证要点：健忘以辨虚实为先。实证者，多因痰浊蒙蔽清窍，髓海失养，多有胸闷、呕恶等；因于肝郁者，气郁耗精，多有胸胁胀闷、善太息、易怒。再辨脏腑，多为脏器虚损而致，因脾虚者多精神疲倦、短气懒言；因心虚者，多为心悸、胸闷、失眠；因肾虚者，多有腰酸腿软、尿频、耳鸣等。

1. 心脾不足

症状：健忘失眠，精神疲倦，食少心悸，舌淡，脉细。

治法：补益心脾。

食疗方：

（1）花生红枣汤

【配方和服法】花生 50g，大枣 15g。将花生、大枣洗净后同放锅内加适量水，文火煮至熟烂即可。吃花生、大枣，喝汤，每日 1 剂。

【功效】花生味性平，能养血补脾、润肺化痰。现代研究发现：花生含有丰富的蛋白质、氨基酸、脂肪、卵磷脂、脑磷脂等，其中脑磷脂是脑神经系统所需的重要物质。大枣能补脾和胃、益气养血。花生与大枣共用，更增强其健脑益智作用。综上所述，本方功效为健脾补血、养心健脑。

【适应证】心血亏虚、心神失养之健忘、失眠、神疲乏力等症。用于补脑之用，亦常用于现代医学的脑性瘫痪、注意力缺陷多动症、甲状腺功能减退、小儿贫血、血小板减少性紫癜、血友病等病。

【注意事项】花生为日常食用的干果，选用时以肥白香甜者为佳；体虚湿滞、肠滑便泻者不宜服用。

（2）天麻猪脑盅

【配方和服法】天麻 15g，猪脑 1 副，冬菇 3 朵，姜、葱、盐、料酒、味精适量。天麻用温水洗净，猪脑挑去血筋，冬菇洗净泡软，将以上三者及佐料纳入小盅内，加入清水隔水蒸 20 分钟后再加入味精少许调味，空腹服下。

【功效】天麻性味甘平，有息风止痉、平肝潜阳、祛风通络的作用。猪脑性味甘寒，含丰富的蛋白质、脂肪，有补髓、益虚劳的作用。中医历来有"以脏对脏"治疗疾病之说，此以脑治脑，意义相同，对大脑功能失调确有疗效。以上两味合用，共奏养心补脑、镇静安神之功。

【适应证】心脾亏虚、气血生化乏源之健忘失眠、忧思、头晕头痛等症。

常用于现代医学的神经衰弱，用脑过度而引起的头晕头痛、失眠、记忆力减退，还可用于皮肤冻疮、皲裂等。

【注意事项】胆固醇高的患者忌用。

（3）益智仁炖肉

【配方和服法】益智仁 10g，猪瘦肉（或牛肉）30g。将益智仁洗净，与肉同放入盅内，隔水炖至肉熟烂，加调料。饮汁吃肉，睡前食用。

【功效】益智仁性味辛温，有补肾固精健脑、养血安神、温脾止泄的功效。猪肉性味甘平，《本草备要》曰其"味隽永，食之润肠胃、生津液、丰肌体、泽皮肤"。本方二物合用，可健脾滋润、益气血、充脑髓。

【适应证】心脾两虚、髓海失养之健忘、失眠、惊悸、头晕头痛等症状。常用于现代医学的帕金森病、阿尔茨海默病、小儿多动症、智力发育迟缓等。临考前服用，更有增强精力的作用。

【注意事项】牛肉偏温，猪肉滋阴，可根据小儿体质选用；感冒、湿热、痰湿和大便稀溏者勿服。

2. 肾精亏耗

症状：健忘，腰酸腿软，头晕耳鸣，遗精早泄，五心烦热，舌红，脉细数。

治法：补肾益精。

食疗方：

（1）枸杞酸枣仁茶

【配方和服法】枸杞子 10g，酸枣仁 10g，红糖适量。将枸杞子、酸枣仁洗净后与红糖同放茶杯内，冲入滚开水后盖紧茶盖焖 30 分钟即可。每日 1剂，代茶饮，随冲随饮至药味尽为止。

【功效】枸杞子味甘性平功，能滋补肝肾、明目、润肺，可用于肝肾阴虚、头晕目眩、视力减退、失眠、记忆力减退、神疲乏力等症。酸枣仁能养心安神、敛汗。现代研究表明，酸枣仁具有镇静催眠、增强免疫功能、抗衰老等作用。红糖味甘、性温，功能补气、缓中、温胃、活血、调味，用于本方可增加甜味，提高鲜味，增进食欲。综上所述，本方功效为补养肝肾、健脑明目。本方代茶饮，简单方便，味道可口。

【适应证】肝肾阴虚、髓海失养之失眠健忘、头晕眼花、心烦意乱、心悸不宁、神疲乏力等症。常用于现代医学的老年痴呆、心肌缺血、注意力缺陷多动症、甲状腺功能减退等病。

【注意事项】痰热内盛、实邪郁火、脾虚便溏者均不宜服用。

（2）猪脑炖豆腐

【配方和服法】猪脑1具，豆腐1块，食盐适量。将猪脑、豆腐洗净后加适量水共炖熟，加食盐调味后服用。每日1剂，佐餐食。

【功效】猪脑味甘性寒，功能益智补脑，并可治头风、眩晕、冻疮、皲裂等。豆腐味甘、性凉，功能益气和中、生津润燥、清热解毒。以上两味共用，可收到"以脏补脏"的功效。综上所述，本方功效为补髓健脑益智。

【适应证】肾精亏虚、髓海失充之健忘失眠、头晕眼花、心悸不宁、神疲乏力等症。亦是儿童补脑健智之常用方。常用于现代医学的老年痴呆、周围性眩晕、神经官能症、注意力缺陷多动症、甲状腺功能减退等病。

【注意事项】脾胃虚寒者慎服。

3. 肝郁气滞

症状： 健忘心悸，胸闷胁胀，易怒，喜太息，苔薄白，脉弦。

治法： 疏肝解郁，通络开窍。

食疗方：

（1）柚皮醪糟

【配方和服法】柚子皮（去白，晒干）50g，川芎10g，青木香10g，石菖蒲10g。将川芎、青木香、石菖蒲捣末，过筛。每次煮红糖醪糟1小碗，兑入药末5g，趁热食用，每日2次。

【功效】柚子皮味辛苦而性温，功能行气理脾、温中止痛、消食化痰。青木香性味辛苦，长于治疗肝胃气滞之胁肋、脘腹疼痛，尤以气郁化热之证为宜。川芎为血中气药，不但长于活血，还善行气开郁、镇静止痛。石菖蒲有祛痰开窍、化湿开胃、宁神益智之功用。醪糟、红糖俱能散里寒，行血脉。方中诸品同用，温煦而不燥烈，对肝郁气滞者颇为有效。综上所述，本方功效为疏肝理气、化痰通窍。

【适应证】肝郁脾虚、痰蒙清窍之健忘失眠、头晕泛恶、脘胀腹满，疼痛腹泻，食积不化。常用于现代医学的周围性眩晕、脑供血不足、老年痴呆、神经官能症、慢性胃肠炎、胃肠神经官能症、功能性消化不良等病。

【注意事项】醪糟性味偏酸，胃、十二指肠溃疡患者慎用。

（2）葱煮柚皮

【配方和服法】每次用新鲜柚子皮1个，放炭火上将柚子皮外层黄棕色表层烧焦后刮去，再放入清水中浸泡1天，使其苦味析出，然后切块，水适量同煮，将熟时以葱3棵切碎加入，加油、食盐调味服食。

【功效】葱白性味辛、温，入肺、胃经，能发表、通阳、解毒。柚子皮性味辛、甘、苦、温，入脾、肾、膀胱经，能化痰消食、下气、利膈。综上所述，本方功效为舒肝解郁、化痰开窍。

【适应证】肝郁脾虚、痰浊内生、上蒙清窍之健忘失眠、口中泛恶、胸闷、胁痛、气顶、食欲不振、头晕目眩等。常用于现代医学的阿尔茨海默病、脑供血不足、慢性胃肠炎、肋间神经痛、干性胸膜炎、急慢性肝炎、急慢性胆囊等病。

【注意事项】柚子皮一定要经上述处理才能吃，不然苦涩不能入口。

（3）金桔酱

【配方和服法】金桔 500g，扁豆 100g，白糖 250g。将金桔反复洗净外皮，消除烂疤，去除果蒂、果核；将金桔及洗净的扁豆放入锅（忌用铁锅），加水至淹没，用大火煮沸，再改以小火煮熬，待金桔及扁豆皮肉烂熟后加入白糖，继续小火煮至酱汁稠黏；待酱凉后放入罐中，注意密封于阴凉处保存。

【功效】金桔善疏肝解郁、行气化痰，且能醒酒，民间有"胸中郁闷吃金桔"的谚语。扁豆性味甘、微温，可健脾化痰湿，补脾而不滋腻、化痰湿而不燥烈。二者相用，肝郁得舒，痰浊得化，清窍自利。

【适应证】肝气郁结、痰湿蒙窍之健忘失眠、头晕头痛、胸闷呕恶、腹胀腹泻等。常用于现代医学的更年期综合征、阿尔茨海默病、脑供血不足、急慢性肝炎、急慢性胆囊炎、干性胸膜炎等病。

四、预防及调摄

本病属肝郁时，以调摄情志为主，解除抑郁之源，健忘得缓；因痰浊内蕴者，不宜进食生冷黏滑油腻之品；因于脾虚、心虚、肾虚遵此篇食疗法，久之多可获效。

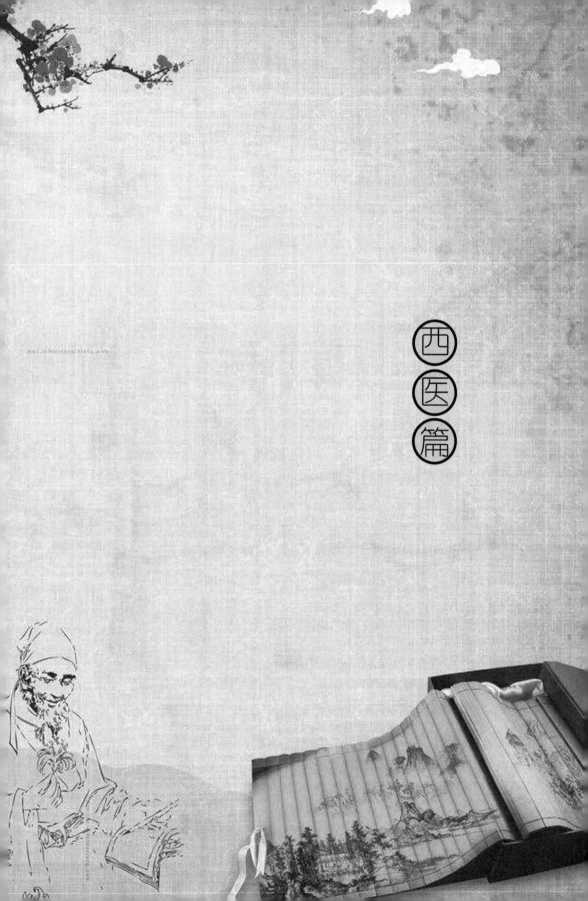

西医篇

第一章　西医肾病理论基础

第一节　肾脏解剖及生理

肾脏是泌尿系统中最重要的脏器，其主要功能包括：将体内的代谢产物和进入体内的异物排出体外；调节体内水与电解质的平衡；调节体内的酸碱平衡；产生促红细胞生成素（EPO）、肾素、前列腺素、前列环素等多种生物活性物质。肾的这些功能对于维持机体内环境的稳态起重要的作用。肾生成尿液的过程受神经、体液及肾自身的调节。

一、肾脏的微观解剖

（一）肾的形态

肾是实质性脏器，位于腹后壁，左右各一，形似蚕豆，其表面光滑，质柔软，新鲜时呈红褐色。肾分内外侧两缘，前后两面及上下两端。肾内侧缘中部四边形的凹陷为肾门，是肾的血管、神经、淋巴管及肾盂出入之门户。由肾门伸入肾实质的凹陷为肾窦，由肾血管、肾小盏、肾大盏、肾盂和脂肪所占据。肾门是肾窦的开口，肾窦是肾门的延续。肾的前面突向前外侧，后面紧贴腹后壁，上端宽而薄，下端窄而厚。成年人肾脏长约 8 ~ 14cm（随人的身高有所浮动），宽 5 ~ 7cm，厚约 3 ~ 5cm，重约 120 ~ 150g。

（二）肾的位置

肾位于脊柱两侧，腹膜后间隙内，属腹膜外位器官。左肾上端平第 11 胸椎体下缘，下端平第 2 腰椎体下缘；右肾上端平第 12 胸椎体上缘，下端平第 3 腰椎体上缘（因受肝的影响，右肾较左肾约低 1 ~ 2cm）。两肾上端相距较近，下端相距较远（外八字）。肾门约在第 1 腰椎椎体平面，相当于第 9 肋软骨前端高度，在正中线外侧约 5cm。在腰背部，肾门的体表投影点在竖脊肌外侧缘与第 12 肋的夹角处，称肾区。

（三）肾的毗邻

肾上腺位于两肾的上方，两者虽共为肾筋膜包绕，但其间被疏松的结缔组织所分隔，故肾上腺位于肾纤维膜之外，肾下垂时肾上腺可不随肾下降。左肾前上部与胃底后面相邻，中部与胰尾和脾血管相接触，下部邻接空肠和结肠左曲。右肾前上部与肝相邻，下部与结肠右曲相接触，内侧缘邻接十二指肠降部。两肾后面上 1/3 与膈相邻，下部自内侧向外侧与腰大肌、腰方肌及腹横肌相毗邻。

（四）肾的结构

肾实质可分为表层的肾皮质和深层的肾髓质。肾皮质厚 1~1.5cm，新鲜标本为红褐色，富含血管并可见许多红色点状细小颗粒，由肾小体与肾小管组成。肾髓质色淡红，约占肾实质厚度的 2/3，可见 15~20 个圆锥形、底朝皮质、尖向肾窦、光泽致密、有许多颜色较深、放射状条纹的肾锥体，肾椎体的条纹有肾直小管和血管平行排列形成。2~3 个肾锥体尖端合并成肾乳头，并突入肾小盏，肾乳头顶端有许多小孔称乳头孔，肾产生的终尿就是经乳头孔流入肾小盏内，伸入肾锥体之间的皮质称肾柱。肾小盏呈漏斗形，共有 7~8 个，其边缘包绕肾乳头，承接排出的尿液。在肾窦内，2~3 个肾小盏合成肾大盏，再由 2~3 个肾大盏汇合形成一个肾盂。

（五）肾的被膜

肾皮质表面包被有由平滑肌纤维和结缔组织构成的肌织膜，它与肾实质紧密粘连，不可分离，进入肾窦，并覆于肾乳头以外的窦壁上。除肌织膜外，通常将肾脏的被膜分为三层：由内向外依次为纤维囊、脂肪囊和肾筋膜。

（六）肾的血液供应

1. 概述

人的每个肾约重150g，两肾共300g，两肾的血流量大约为1200mL/min，占心输出量的22%。以单位质量计，肾的血流量是脑的 7 倍、冠状动脉的 5 倍。肾循环的高灌注量有双重的功能，其一是给肾组织提供氧和营养物质，其二是形成尿液。

2. 肾脏血液循环系统的组成

肾动脉由腹主动脉垂直分出，经肾门进入肾，其分支形成叶间动脉、弓形动脉、小叶间动脉，再分支成入球小动脉。入球小动脉进入肾小体后分支形成肾小球毛细血管网，肾小球毛细血管网汇集成出球小动脉后离开肾小体。出球小动脉离开肾小体后再次分支，行成毛细血管网，包绕于肾小管和集合管的周围，然后再汇合成静脉，经小叶间静脉、弓形静脉、叶间静脉汇成肾静脉。肾静脉从肾门出肾，汇入下腔静脉。

3. 肾血流量的调节

（1）肾血流量自身调节：肾血流量自身调节机制对于肾小球滤过功能稳

态的维持有重要意义，所谓的肾血流的自我调节是指当动脉血压在 80 ~ 180mmHg 范围内波动时，肾小球毛细血管血压可保持相对稳定，从而使肾小球滤过功能保持稳态。但是当动脉血压低于 80mmHg 时，肾小球毛细血管血压就会下降，肾小球的滤过功能减退。

（2）肾血流神经调节：肾交感神经活动加强时，其末梢释放的去甲肾上腺素作用于小动脉血管平滑肌的 α 肾上腺素能受体，引起血管收缩，从而使肾血流量减少。反之当交感神经活动抑制时，肾血流量增加。

（3）肾血流体液调节

①血管紧张素 II（AngII）：肾素 - 血管紧张素 - 醛固酮系统是调节肾脏活动的一个重要体液系统。在血液循环中，AngII 作为一种缩血管物质，可产生强烈的缩血管作用，使外周阻力增大，动脉血压升高。

②缓激肽：在肾脏内也存在激肽释放酶 - 激肽系统。缓激肽可使肾脏的小动脉舒张，也能促进肾脏内 NO 和前列腺素的生成，导致肾血流量增加。

肾素 - 血管紧张素系统和激肽释放酶 - 激肽系统在功能上互相制约，互相协调，两者之间又存在密切的联系。血管紧张素转换酶是使 AngI 转化成 AngII 的酶，同时也是使缓激肽降解的酶。

③一氧化氮（NO）：NO 是由血管内皮细胞合成和释放的一种舒血管物质，在肾脏入球小动脉血管内皮生成的 NO 可使入球小动脉舒张，从而使肾血流量增加。

④内皮素（ET）：ET 是由血管内皮细胞合成和释放的一族肽类物质，是已知的最强烈的缩血管物质之一。在肾脏中起作用的 ET 是 ET - 1，它的主要作用是使小动脉收缩，血管阻力升高，从而肾血流量减少。

⑤前列腺素：前列腺素的作用主要是对抗交感神经和血管紧张素的缩血管效应。

二、肾脏的微观解剖

肾是由肾实质和肾间质组成，肾实质是由肾单位和集合管所组成，肾间质是由少量结缔组织、血管和神经构成。

（一）肾实质（肾单位）

肾单位是肾脏结构和功能的基本单位，每个肾约有 100 万 ~ 200 万个肾单位。每个肾单位包括肾小体及与之相连的肾小管两部分。肾外伤、疾病或年龄的自然增长都会导致肾单位数目的减少。40 岁后，有功能的肾单位每 10 年约减少 10%。由于肾有强大的功能储备，年龄增长引起的肾单位减少并不会明显影响正常的生命活动。

1. 肾小体

肾小体呈卵圆形，直径 $150 \sim 250\mu m$，肉眼可见，致使皮质呈颗粒状。肾小体一侧是小动脉出入处，称为血管极。与血管极相对的一端，与近端小管相连，称为尿极。每个肾小体由肾小球和肾小囊两部分组成。

（1）肾小球：肾小球是一团毛细血管网，由入球小动脉分支形成。入球小动脉进入肾小球后，即分为 $4 \sim 6$ 支，每支又再分出许多小分支，组成许多襻状毛细血管小叶，每一小叶以肾小球系膜为轴心而缠绕。各小叶的毛细血管汇合成出球小动脉离开肾小球。肾小球具有滤过作用。

（2）系膜：位于毛细血管间，构成肾小球毛细血管丛小叶的中轴，并与毛细血管的内皮直接相邻，起到肾小球内毛细血管间的支持作用。

系膜细胞的形态呈星形，在单个系膜区，系膜细胞不超过 3 个。系膜细胞的功能主要表现在下述几个方面：①球内血管系膜细胞的胞质中含有大量致密的微丝，通过这些微丝系膜控制了毛细血管的收缩，平衡毛细血管内较高的静水压，以保持毛细血管的管径恒定。②系膜细胞能吞噬和清除滤入基质内的小分子或大分子物质，包括残留在基膜上的沉积物。系膜细胞还能通过溶酶体酶的分泌作用，释放多种蛋白水解酶，降解大分子物质或免疫复合物。细胞的吞噬和清除功能对于维持系膜的通透性及防止免疫复合物的沉积有重要生理意义。③系膜细胞能合成多种酶及生物活性物质，如系膜细胞能合成和释放肾素，能产生纤溶酶原激活因子Ⅰ、尿激酶、血小板源性生长因子（PDGF）以及纤维蛋白酶原激活抑制因子Ⅰ，系膜细胞能分泌白介素－1（IL－1）（以上物质都参与了肾脏纤维化的发病机制）。④系膜细胞有合成和分泌基质成分的功能。⑤系膜细胞具有分裂能力，在病理情况下系膜细胞大量增生。

系膜基质为系膜细胞所产生，是一种基质样物质。系膜基质主要有两个功能：①基质内Ⅳ型胶原蛋白构成的三维网状结构对血管球毛细血管提供强而有韧性的支持作用。②系膜基质的结构呈亲水的多阴离子水合凝胶状，为血浆成分的滤过提供了理想的场所。

（3）肾小球毛细血管壁的构成

①内皮细胞层：为附着在肾小球基底膜内的扁平细胞，很薄，构成肾小球滤过膜的内层。上有无数的直径约 $70 \sim 100nm$ 的小孔，称窗孔。在内皮细胞表面覆有一层细胞衣，富含带负电荷的唾液酸糖蛋白。内皮细胞的孔是形成原尿的第一道屏障。一般认为内皮孔能阻挡血液内的血细胞、血小板及较大分子物质的滤过，少量大分子物质可由内皮细胞通过吞饮活动而转运。

②肾小球基膜（GBM）：为肾小球滤过膜的中层，位于肾小球毛细血管内

皮与足细胞之间。光镜下 GBM 是一均质状薄膜，呈 PAS 阳性。成人的 GBM 厚约 270~350nm，而婴儿期和儿童期的 GBM 较薄，厚度约为 110nm，随年龄增长逐渐增厚。GBM 在电镜下可分为三层，从内到外为：a. 内疏松层，厚约 20~40nm，内含微小细丝，横跨在内皮细胞与基膜中层之间。b. 中层为致密层，厚约 200~240nm，由许多平行排列的细丝和小颗粒组成。c. 外疏松层厚约 40~50nm，内含细丝，横跨于中层和足细胞的足突间。GBM 是肾小球选择性滤过的主要屏障，主要成分包括胶原（Ⅳ型胶原为主）、层粘连蛋白、硫酸类肝素等阴离子蛋白多糖与纤维连接蛋白、内动蛋白等。Ⅳ型胶原构成 GBM 网状超级结构的基本骨架，其间填充着层粘连蛋白、纤维连接蛋白、硫酸类肝素和蛋白聚糖等。层粘连蛋白、纤维连接蛋白的主要功能是将细胞黏附于基膜上，而带负电荷的硫酸类肝素和蛋白聚糖则形成电荷选择性屏障。另外基膜上有直径约 4~8 nm 的多角形网孔，是阻止血浆蛋白滤过的重要屏障。

③上皮细胞层：上皮细胞即肾球囊的脏层上皮细胞，从其胞体伸出几个大的初级突起，每个初级突起又分出次级突起，也称足突。相邻足细胞突起之间或足细胞本身的突起之间形成如指状交叉的栅栏状，突起间的空隙称裂孔，直径约 40nm。足细胞和裂孔膜表面覆有一层唾液酸糖蛋白，因此足细胞表面也带有负电荷。

通过对一些遗传性肾病的研究先后确立了多个位于足细胞及裂孔隔膜的蛋白分子，如 Nephrin、podocin 和 CD2 相关蛋白（CD2AP）等，这些分子成分对于维系"裂孔隔膜复合体"的正常结构和滤过屏障的完整功能起关键作用。其中 Nephrin 为跨膜蛋白，特异性表达于肾小球，其细胞外部分由免疫球蛋白样区域组成。Nephrin 分子自相邻的足突向滤过隙内延伸，并相交形成二聚体。Nephrin 胞质内部分在足突内与 podocin 和 CD2 相关蛋白（CD2AP）分子结合，并通过 CD2AP 与细胞骨架中的肌动蛋白相连。这样足突可以通过其收缩和舒张，改变裂孔的大小和滤过膜的面积，调节肾小球的滤过功能；另外足细胞在生理情况下可以分泌 GBM 的主要组成成分 Ⅳ 型胶原和纤连蛋白。在促纤维化因子的刺激下还能分泌 MMP，从而在 GBM 的代谢平衡中发挥作用（近年的研究显示 Nephrin 蛋白的缺失是导致蛋白漏出的重要原因，特别是膜性肾病的患者）。

④滤过膜：血管球毛细血管内的血浆成分滤入肾小囊腔必须经过有孔内皮、GBM 和足细胞足突间的裂孔隔膜三层结构，这三层结构总称为滤过膜或滤过屏障。滤过膜对血浆成分具有选择性的通透作用，这一作用的发挥主要是取决于蛋白分子的大小和所携带电荷的正负。分子体积越大，通透性越小；分子携带阳离子越多，通透性越强。

（4）肾小囊：又称 Bowman 囊，为肾小管起始段膨大并凹陷而成的双层囊，外为壁层内为脏层，之间为球囊腔。壁层是由壁层细胞（单层扁平上皮细胞）与其下面的基膜一起组成，围成囊球腔的外壁（在一定的疾病情况下如急进性肾小球肾炎，壁层细胞增殖形成新月体）；在血管极壁层向内反折而成脏层。壁层细胞下面具有非常特别的结构的基膜，称为肾小球周围基膜，是由小球基膜在血管极处演变的，尔后在尿极处转变为肾小管基膜。

2. 肾小管

肾小管包括近端小管、细段和远端小管，各段管径、长度以及细胞的形态结构有所不同。肾小管的管壁均由单层上皮围成，上皮外方为小管基膜及少量网状纤维。

（1）近端小管：紧接肾球囊的尿极，是肾单位最长最粗的一段，分曲部和直部，近端小管直部即髓袢降支粗段。近端小管的特点是在上皮细胞刷状缘有许多密集的微绒毛，是近端小管发挥重吸收作用的形态学基础。

细段，也称髓袢，为连接于近端小管直部与远端小管直部之间的细直部。该段特点是管径细、管壁薄，呈单层扁平上皮，无刷状缘。在浅表肾单位只有很短的细段，构成髓袢降支细部。在髓旁肾单位细段较长，分为降支细部和升支细部。其上行和下行细支均认为不具有主动转运功能，但具有逆流倍增功能，对于尿液浓缩有重要作用。

（2）远端小管：可分为远端小管直部和曲部两部分。远端小管直部也称髓袢升支粗段，其上皮细胞能主动转运钠离子，对水的通透性低，以至小管内液渗透压比血浆低；远端小管曲部简称远曲小管，它是离子交换的重要部位，有吸收钠排出钾的作用，此过程受肾上腺盐皮质激素的调节。远曲小管还可以分泌氢离子和氨，对维持体液的酸碱平衡有重要意义。在神经垂体抗利尿激素的影响下，这段小管还可以继续吸收原尿中的水分。

（3）集合管：分为三段，即弓状集合小管、直集合小管和乳头管。

正常人每天由两肾生成的超滤液总共约 180L，而最终排出的尿液仅约1.5L。这表明超滤液在通过肾小管和集合管的过程中，其中的水约 99% 被重吸收。超滤液中的其他物质也有选择性地被重吸收，有些物质还被肾小管上皮细胞分泌入小管液。例如，超滤液中的葡萄糖全部被肾小管重吸收回血液，Na^+、尿素等被不同程度地重吸收，而肌酐、尿酸和 K^+ 等被肾小管分泌至小管液中。因此最终排出的尿液成分和肾小囊内的超滤液的成分有很大差别。

3. 肾小球旁器

肾小球旁器又称近球复合体，由球旁细胞、致密斑、球外系膜细胞和极周细胞组成，在肾小球血管极处组成三角形区域。

（1）球旁细胞：为入球小动脉的平滑肌细胞在进入血管球处演变而来，常呈群分布。球旁细胞的体积较大，细胞质丰富，其功能是产生肾素及促红细胞生成素。

（2）致密斑：是远曲小管起始部的上皮细胞，呈高柱状，使管腔内部呈现斑纹状隆起，故称为致密斑。致密斑是离子感受器，感受远端小管液钠离子浓度的变化，并将信息传递给球旁细胞。当原尿中钠离子浓度降低时，则促使球旁细胞分泌肾素。反之，肾素分泌减少。

（3）球外系膜细胞：是位于入球小动脉、出球小动脉和致密斑之间的一群细胞。球外系膜细胞与球内系膜细胞相连，并且与包曼氏囊壁层基膜相连，所以它除与球内系膜细胞有相同的收缩功能外，尚可看成是包曼氏囊的一个关闭装置。

（4）极周细胞：位于肾小囊壁层细胞与脏层上皮细胞的移行处，参与钠离子的重吸收。

（二）肾间质

肾间质是指肾脏血管和肾小管间的区域，由疏松的结缔组织构成。肾间质中除一般结缔组织成分外，尚有一种特殊的细胞，称为间质细胞，具有分泌前列腺素、形成间质内的纤维和基质的功能，细胞突起内微丝的收缩作用可促进肾间质血管内的血液流动。

第二节　肾脏疾病常见原因

肾脏因其强大过滤及重吸收功能，许多原因均可导致肾脏疾病的发生，其中许多病因可累积及相互促进恶化。

一、原发性肾脏疾病

此类疾病的出现多无明确诱因而出现肾脏的损害，现多倾向于遗传、基因变异、环境影响等单个或多个杂合而成，如原发性肾病综合征、原发性肾小球肾炎、薄基底膜病变、IgA肾病等。

二、感染

这是目前大多数肾脏疾病中已知的最主要的感染的方式。发生于身体各部位的病毒或者细菌感染都会有可能诱发身体产生免疫性炎症反应，在这种反应过程中会渐渐形成抗体和免疫复合物，并且直接引发多种肾小球肾炎，导致肾脏损害。如乙肝、丙肝、结核等感染。

三、高血压

肾脏的主要功能是为了通过清除代谢废物和毒物来净化血液，并在血压调节、造血功能和骨骼生长等方面具有重要作用。血压过高会导致血容量增多，引起肾动脉的硬化，从而导致肾脏缺血；而肾脏疾病进一步进展也可合并引起高血压的进一步升高。目前此原因在发达国家中慢性肾脏疾病病因排名中位于第三。

四、代谢疾病

许多代谢性疾病可因对微血管的影响而引起肾脏病的发生，如糖尿病、甲状腺功能亢进、甲状腺功能减退、高尿酸血症、高脂血症等。

五、自身免疫性疾病

因自身免疫抗体攻击肾脏细胞或者复合免疫物沉积于肾脏引起的原位性炎症而引发肾脏疾病，如系统性红斑狼疮、干燥综合征等。

六、肿瘤

原发于肾脏的肿瘤，或其他脏器的肿瘤转移到肾脏，或其他脏器的肿瘤细胞产生的物质、代谢产物沉积于肾脏而导致肾脏疾病的发生。

七、食物或药物

现实生活中存在很多肾毒性物质。如果人们长期服用肾毒性药物或者长时间暴露在肾毒性环境中，就会引发肾脏疾病。肾毒性药物多种多样，短时间服用可能没有任何症状和不适，然而长时间服用就会出现肾毒性物质的积聚，这些毒性物质无法经由肾脏的新陈代谢功能排泄出去就会加重肾脏负担，最后引起肾脏疾病。

八、作息不规律

长期作息不规律、熬夜等不良习惯，可直接或通过诱发其他因素间接对肾脏产生不良影响。

第三节　肾脏疾病常见症状

肾脏因其强大的过滤及重吸收功能，在排泄毒素、维持内环境功能上有着极其重要的作用。肾脏疾病患者的症状也因人各异，亦有许多尿毒症患者是于体检时发现的，故本文仅仅介绍肾脏疾病中常见的不适症状。

一、水肿

水肿发生的机制较复杂，可分为全身性的和局限性的，亦可分为肾性、心源性、肝源性、营养不良性、内分泌性、药物性、风湿性、特发性水肿等。于肾性水肿而言，可因急性肾炎导致水钠潴留引起水肿，亦可因肾病时大量蛋白尿排出引起的低蛋白血症性水肿。

二、高血压

高血压中约90%为原发性的，继发于肾性的高血压多因水钠潴留、肾素－血管紧张素－醛固酮系统的激活、血管舒缓素－缓激肽－前列腺素系统影响、交感神经系统亢进、儿茶酚胺分泌过多、细胞膜离子转运机制异常、肾髓质降压物质的减少等。

三、蛋白尿

大量蛋白尿时可表现为小便泡沫较多、难溶解，但尿蛋白量不大时多数在随机尿检中发现。蛋白尿可分为生理性蛋白尿及病理性蛋白尿。其中生理性蛋白尿多因进食大量蛋白食物、剧烈运动、睡眠不佳、精神紧张、高热等应激状态下出现，或因体位影响，多为间断性的、偶发的蛋白尿，一般24小时尿蛋白定量小于1g。而病理性的多因肾脏感染、滤过膜的损害或通透性增加、肾小管重吸收功能损伤、肾组织的破坏而引起，蛋白定量较大，常大于2g/24h。

四、尿量异常

正常尿量为1000～2000mL/d，若少于400mL/d或少于17mL/h，则称为少尿；若尿量少于100mL/d或12小时内完全无尿，则称为无尿或尿闭；若尿量超过2500mL/d，则称为多尿；当夜间尿量大于白天尿量的一半以上，则称为夜尿增多。尿量的异常可受饮水量、食物、气温、环境、精神紧张、劳动或运动、疼痛等多方面因素而影响。病理性的异常，多因各种原因造成的肾血流量变化、肾小球滤过功能的异常、肾小管稀释或重吸收功能的异常而引起。

五、尿感异常

尿感异常多表现为尿频、尿急、尿痛,亦称为尿路刺激征或膀胱刺激征,常为膀胱颈和膀胱三角区受刺激所致。多见于感染,如急性膀胱炎、急性肾盂肾炎;或膀胱内外占位性病变,如结石、肿瘤、膀胱壁外肿瘤压迫等造成膀胱容量减少;或由膀胱神经调节功能障碍等原因引起。

六、腰痛

钝痛多见于肾脏非化脓性炎症、肾盂积水、多囊肾、肾肿瘤、肾结核、肾炎等引起肾脏肿胀时包膜或肾盂受牵扯,或病变侵犯腹膜后壁结缔组织、肌肉、神经、腰椎等引起。

剧痛常见于肾脓肿、肾周围急性感染、急性肾盂肾炎、急性间质性肾炎、肾动静脉血栓、肾梗死、肾肿瘤晚期、游走肾发生肾蒂急性扭转时,常伴恶心呕吐、发热恶寒等不适。

绞痛多是因输尿管结石梗阻而输尿管痉挛引起的。

胀痛多见于肾盂积水或肾盏结石等。

七、血尿

血尿分为真性血尿和假性血尿。假性血尿是因进食带色素的食物,其色素对尿液的影响所致,如进食甜菜、人工色素等;或某些药物,如利福平、酚磺酞等;某些疾病,如横纹肌溶解后的肌红蛋白尿、卟啉代谢障碍引起的紫红色尿。表现为静置后无沉淀,镜检中无红细胞,潜血阴性。

真性血尿中,在排除了月经血污染、肛门出血污染、与排尿无关的尿道出血、诈病血尿外,常见于全身性疾病,如各种血液病及出血性疾病、全身感染性疾病、心血管疾病、变态反应性疾病、结缔组织病;肾内科疾病,如急慢性肾小球肾炎、肾盂肾炎、间质性肾炎等;外科性疾病,如肾结石、先天性肾脏畸形(海绵肾、多囊肾、肾先天性动脉瘘等);前列腺疾病,如前列腺炎、前列腺肿瘤、精囊炎等;邻近器官炎症的蔓延,如阑尾炎、女性生殖器炎症、盆腔脓肿等。

八、全身症状

在急性肾炎中因毒素生成过多或慢性肾衰中毒素排泄障碍，造成毒素对机体神经系统、消化系统、心血管系统、血液系统等各个组织器官的影响而出现的体倦乏力、头晕头痛、心慌胸闷、恶心呕吐、腹胀腹泻等不适。

第四节 肾脏疾病饮食原则

不同肾脏疾病的饮食均不相同，这一内容将在后续专病治疗篇中详细介绍，其大致原则如下。

一、低蛋白质饮食

对慢性肾脏疾病患者而言，1~3 期患者蛋白质摄入量为 0.75g/（kg·d），4~5 期限患者 0.5g/（kg·d），其中高生物价蛋白质应占摄入蛋白质总量的 50% 以上。高生物价蛋白质包括牛奶、鸡蛋、鱼肉、鸡肉等。

二、能量摄入

能量摄入量为 104.6~125.52kJ/（kg·d）。

三、充足的糖类

慢性肾脏疾病患者由于限制蛋白质摄入，热能就主要由糖类来供给，所以饮食中的糖类应适当提高，以满足机体对热能的需求。另外，充足的热能供给可减少蛋白质的消耗，减轻肾脏的负担，并可使摄入的少量蛋白质完全用于组织的修复与生长发育。适宜慢性肾炎患者的食物有粉皮、粉条、土豆、藕粉等。

四、钠盐摄入

一般地，慢性肾脏疾病患者一天单纯钠摄入量为 2400mg，其中日常饮食中含单纯钠量为 1000mg 左右（相当于含氯化钠约 2.54g），故仍需额外摄入 3~4g 含钠盐。

五、钾摄入

CKD 1~4 期患者，尿量大于 1000mL 的患者可不限制钾的摄入；CKD 5 期患者则应注意高钾食物的摄入。

六、钙摄入

CKD 1~4 期患者，钙摄入量为 1000mg/d；CKD 5 期患者，钙摄入量为 2000mg/d（包括药物及食物）。

七、磷摄入

CKD 1~4 期患者，磷摄入量依据实验室检查结果而定；CKD 5 期患者，磷摄入量为 800~1000mg/d。

八、适当的饮水量

饮水量一般不加限制，但也不宜过多，尤其是伴有明显水肿及尿少者一定要注意水的摄入量。

九、补充维生素和铁

慢性肾脏患者可因病程长、食欲差、进食量少而影响维生素的摄入，因此，应注意进食富含维生素 A、B 族维生素及维生素 C 的食物，如新鲜的蔬菜及水果，以防维生素缺乏。慢性肾脏疾病患者常伴有贫血症状，主要是由促红细胞生成素缺乏引起的，所以在补充促红细胞生成素的同时，还应选用一些含铁质丰富的食物，如猪肝、鸡蛋、西红柿、红枣以及绿叶蔬菜等，同时也要注意叶酸及维生素 B_{12} 的补充。

十、无症状蛋白尿或血尿

无症状蛋白尿或血尿，尿蛋白丧失不多（1~2g/d），可给一般饮食，略限盐。但如尿蛋白丧失较多，或有血尿蛋白低下，无氮质血症，可适当增加饮食中的蛋白质量。以按每天每千克体重 1~1.2g 正常需要量供给外，尚需考虑增加尿中所失去的蛋白质量。

十一、合并水肿患者的饮食调理

急性肾炎或慢性肾脏疾病急性发作伴水肿者应限制食盐的摄入量，每日以 2~3g 为宜。高度水肿者应控制在每日 2g 以下，咸鱼、各种咸菜均应忌用，不能摄入食盐，也不能食用含钠的其他食物，如苏打饼干、碱面馒头、肉松等。为了不因无盐无味影响患者食欲，在烹饪时可用无盐酱油来取代食盐。待患者病情缓解、趋于稳定后才能逐步增加食盐的摄入量。

十二、合并高血压患者的饮食调理

急性肾炎或慢性肾脏疾病急性发作者，为控制血压、减轻水肿症状，应限制盐的摄入，每天给予盐应小于 2g，严重者短期给予无盐饮食。由于多进钠盐不但可增高血压，且可加重肾脏损害，因此即使血压恢复正常，也应以淡食为宜，以避免肾功能进一步恶化，蛋白质量亦宜适当控制。

第二章 西医肾病分论篇

第一节 急性肾小球肾炎

急性肾小球肾炎是一种急性起病，以蛋白尿、血尿、水肿、高血压或伴有暂时性肾小球滤过率降低为临床特征的肾小球疾病。本病多见于 A 组 β 溶血性链球菌感染后，也可见于其他细菌、病毒和原虫感染。该病多能自发痊愈，但重症患者可出现心力衰竭、脑病、急性肾衰竭等并发症。任何年龄均可发病，但以儿童及青少年多见。根据本病的主要临床表现，属于中医的"水肿"范畴，部分以血尿为主者则属于"尿血"范畴。

一、病因病机

急性肾小球肾炎多由于感受风邪、热邪、湿邪等外邪，导致肺失宣降、脾失转输、肾失开阖导致水湿内停，水气上可凌心肺，蕴久则化热，热盛易动风。

二、饮食宜忌

1. 合并肾功不全者

轻中度肾功不全者蛋白质摄入量应不超过 0.75g/（kg·d），重度肾功不全者不超过 0.5g/（kg·d），其中高生物价蛋白质应占摄入蛋白质总量的 50% 以上。高生物价蛋白质包括牛奶、鸡蛋白、鱼肉、鸡肉等。同时注意摄入充足的糖类，能量摄入保证在 104.6～125.52kJ/（kg·d）。

2. 适当的饮水量

饮水量一般不加限制，但也不宜过多，尤其是伴有明显水肿及尿少者，一定要注意水的摄入量。

3. 蛋白尿或血尿者

无症状蛋白尿或血尿，尿蛋白丧失不超过 1～2g/d，可给一般饮食，略限盐。但如尿蛋白丧失较多，或有血尿蛋白低下，无氮质血症，可适当增加饮食中的蛋白质量。以按每天每千克体重 1～1.2g 正常需要量供给外，尚需考虑增加尿中所失去的蛋白质量。

4. 合并水肿者

应限制食盐的摄入量，每日以 2～3g 为宜。高度水肿者应控制在每日 2g 以下，咸鱼、各种咸菜均应忌用，不能摄入食盐，也不能食用含钠的其他食品，如苏打饼干、碱面馒头、肉松等。为了不因无盐无味影响患者食欲，在烹饪时可用无盐酱油来取代食盐，待患者病情缓解、趋于稳定后才能逐步增加食盐的摄入量。

4. 合并高血压者的饮食调理

急性肾炎或慢性肾脏病急性发作者，为控制血压、减轻水肿症状，应限制盐的摄入，每天给予食盐少于 2g。严重者短期给予无盐饮食。由于多进钠盐不但可增高血压，且可加重肾脏损害，因此即使血压恢复正常，也以淡食为宜，以避免肾功能进一步恶化，蛋白质量亦宜适当控制。

三、辨证食疗

1. 风水相搏

症状： 起病急，颜面及四肢或全身浮肿，尿少，恶风寒，或发热，咳嗽，舌苔薄白或薄黄，脉浮紧或浮数。

治法： 疏风清热，宣肺利水。

食疗方：

（1）生姜桔梗粥

【原料】生姜 2 片，桔梗 50g，粳米 300g，葱白切断，无盐酱油、花生油。

【制作及用法】粳米洗净放入锅中，加入水 1000mL，煮开后放入桔梗一起煮，待粳米煮烂后加入生姜、葱白、无盐酱油、花生油，再沸 5 分钟即可。可作为早晚餐食用。

【分析】粳米益脾和胃，桔梗宣肺利气，葱白发表通阳，生姜宣表利水，四物相合，具有宣肺利水而健脾和胃之功。

（2）赤小豆樟柳粥

【原料】赤小豆 100g，樟柳头 60g，葱白 5g，生姜 2 片。

【制作及用法】先煎樟柳根，取汁、去渣。以樟柳头汁煮赤小豆，将豆煮至烂熟后入葱白、生姜，再沸 5 分钟即可。空腹吃，渴则饮汁。

【分析】赤小豆能利湿消肿，樟柳头利水消肿，葱白发表通阳，生姜宣表利水，四味相煎，共奏宣肺利水之功。

2. 湿毒浸淫

症状：身发疮痍，皮肤溃烂，面浮肢肿，尿少色赤，舌红苔黄，脉数或滑数。

治法：宣肺解毒，利湿消肿。

食疗方：

（1）马齿苋赤小豆粥

【原料】马齿苋100g，赤小豆50g，粳米300g。

【制作及用法】将马齿苋切碎，与赤小豆、粳米同煮，煮烂即可。空腹食用。

【分析】马齿苋清热解毒，赤小豆利湿消肿、清热解毒，二者共煎，有清热解毒、利水消肿之功。

【注意事项】脾胃虚弱、阳虚体质者禁用。

（2）大蒜西瓜汁

【原料】大蒜100g，西瓜1个。

【制作及用法】洗净西瓜，挖一小洞，放入去皮大蒜，再以挖下之瓜皮将洞盖好，放入盆中，隔水蒸熟。分次温饮其汁。

【分析】大蒜能健脾消积、行滞利水、杀虫解毒。相关药理研究认为大蒜是效力最大的植物抗生素，有"生长在地里的青霉素"之称。两味合用，能消肿利湿、杀虫解毒。

【注意事项】食大蒜有一弊，食后有难闻的气味。解除之法有口含当归1片，或嚼浓茶叶，或连续吃几枚大枣；虚证较甚者不宜过食。

3. 水湿浸渍

症状：遍体浮肿，身重困倦，胸闷纳呆，泛恶，舌质淡，舌体胖大，舌苔白腻，脉沉缓。

治法：健脾化湿，通阳利水。

食疗方：

（1）无花果猪肉汤

【原料】无花果100g，猪瘦肉120g，茯苓皮15g，葱白10g，生姜3片，无盐酱油。

【制作及用法】猪瘦肉切丁，与无花果、茯苓皮一起放入碗中，加入少许无盐酱油，隔水共炖15分钟，然后放入葱白、生姜，再炖3分钟即可。吃肉喝汤。

【分析】无花果能健胃清肠、解毒消肿，猪肉益气血、滋阴液，茯苓皮利水消肿，葱白发表通阳，生姜宣表利水。猪肉与无花果合用，一方面猪肉为有形血肉之躯，主入脾胃，可引无花果药入归经；另一方面，两者均能补益脾胃。诸味合用，共奏宣肺解毒、利湿消肿之功，同时还可健脾胃，适合脾胃虚弱之人。

（2）茯苓粳米粥

【原料】茯苓50g，粳米50g。

【制作及用法】将茯苓研末，将粳米洗干净，先煮粳米为粥，半熟时加入茯苓末，和匀后煮至米熟。空腹食用。

【分析】茯苓为健脾利湿要药，有利水渗湿、健脾和中之功。粳米补中益气、健脾和胃、除烦渴。二物共用，能实脾土、益中气，利水而不伤正，共奏健脾益气、利水消肿之功。

【注意事项】对肾虚小便不禁者忌用。治疗水肿宜淡食，不必加盐调味。

4. 湿热内壅

症状：遍体浮肿，尿黄赤，口苦，口黏，腹胀，便秘，舌红苔黄腻，脉滑数。

治法：分利湿热，导水下行。

食疗方：

（1）薏苡仁小豆玉米须汤

【原料】薏苡仁30g，赤小豆15g，玉米须15g。

【制作及用法】每日1剂，水煎煮。饮汤，食薏苡仁、赤小豆。

【分析】薏苡仁能利水渗湿、清热解毒；赤小豆利水除湿、消肿解毒；玉米须利水消肿渗湿，能助上药利水渗湿之功。诸药合用，共奏清热利湿、利尿消肿之功。

（2）冬瓜粥

【原料】鲜冬瓜（无须去皮）500g，粳米250g。

【制作及用法】均洗净，加水适量，同煮成粥。空腹食用。

【分析】冬瓜善利水消肿，且养胃生津、不伤正气，是清热利尿的佳品。冬瓜与健脾除湿之粳米合用，利水而不伤正。故本方功效为健脾利水。

【注意事项】虚寒性水肿，不宜使用本方；本方作用比较和缓，应守方食用，方可收到较好疗效；本方煮粥时，不宜放盐调味食用。

5. 下焦湿热

症状：尿呈洗肉水样，小便频数，心烦，口干，舌红少苔，脉细数。

治法：清热利湿，凉血止血。

食疗方：

（1）**灯心鲫鱼粥**

【原料】灯心草10g，鲫鱼1条，粳米30g。

【制作及用法】将灯心草扎紧成团，鲫鱼去鳞、腮、内脏，洗净，与粳米同煮为稀粥。去灯心草，喝粥食鱼。

【分析】灯心草为清热除烦、利水通淋之品。鲫鱼益气健脾、利尿消肿、清热解毒。综上所述，本方功效为健脾和中、清热利湿、利水消肿。

【注意事项】本方有通利小便之功，故小便失禁者忌用；方中鲫鱼可与中药土茯苓、冬瓜、赤小豆同煮，利水消肿作用亦佳。

6. 阴虚湿热证

症状：腰酸乏力，面热颧红，口干咽燥，舌红，舌苔薄黄或少苔，脉细数。

治法：滋阴益肾，清热利湿。

食疗方：

（1）土茯苓猪脊汤

【原料】土茯苓 50g，猪脊骨 500g。

【制作及用法】洗净猪脊骨，加水适量炖至熟烂，捞去土茯苓即可。饮汤，每日 1 次。

【分析】土茯苓清热利湿、解毒利尿，猪脊骨补阴益髓，合而炖汤，味道甘美可口，开脾益胃。综上所述，本方有滋阴补髓、利湿清热、利水消肿之功效。

【注意事项】食用前宜去除上层浮油，以免滋腻生湿。本方宜淡食，不必加盐调味。

（2）山萸肉薏米粥

【原料】山萸肉 8g，薏苡仁 60g，冰糖适量。

【制作及用法】山萸肉洗净，去核，与薏苡仁同入砂锅中煮粥，将熟时调入适量冰糖即可。5 天为 1 个疗程，病愈即止。

【分析】山萸肉补益肝肾、收敛固涩，薏苡仁能利水渗湿消水肿，加入冰糖补中益气、和胃养阴，可助山萸肉滋阴之效。三味合用既收敛固涩，又补益肝肾，故此方有滋阴补虚、利水消肿之功。

【注意事项】素体湿热，小便淋涩者不宜用本方。

其他食疗方：

（1）玉米须 60g，水煎代茶饮，适用于急性肾炎浮肿者。

（2）鲜茅根 250g，水煎代茶饮，每日 1 剂，适用于急性肾炎血尿显著者。

第二节　慢性肾功能衰竭

慢性肾功能衰竭，是指各种原因造成的慢性进行性肾实质性的损害，导致肾功能减退直至衰竭的一种综合征。其主要表现为肾功能减退。代谢产物潴留，水、电解质及酸碱平衡失调，致使不能维持机体内环境的稳定。本病年发病率占自然人群的（50～100）/100万。

慢性肾功能衰竭属于中医学"关格""癃闭""水肿"等病证的范畴。

一、病因病机

1. 中医病因病机

本病主要病机是虚，所涉及的脏腑以肾为中心，兼及肝、脾、肺，随着病情的进展可有气阴两虚、阴损及阳、阳损及阴、阴阳两虚。在正虚的同时兼有湿浊、瘀血、湿热等，故尿毒症期往往气血阴阳都虚，兼夹多种实邪，临床应灵活辨治。

2. 西医发病机理

多因感染（细菌、病毒、真菌等）、自身免疫性疾病、肿瘤、内分泌性疾病等引起肾脏慢性损伤，肾小球滤过率下降而导致出现一系列临床症候群。

二、饮食宜忌

1. 优质低蛋白质饮食

每日蛋白质的摄取量应视肾功能减退的程度而定。一般以肌酐清除率、血尿素氮等为依据，宜选用生物价高的动物蛋白，如鸡蛋、牛奶、鱼和少量的瘦肉。豆类食物及谷类食物中所含的非必需氨基酸较多，故不宜多食。

2. 多吃高热量的低蛋白质食物

如土豆、白薯、山药、芋头、莲藕、南瓜、粉丝、菱角粉、团粉等。当患者进食量过少，不能满足热量需求时，可在食物中多使用一些食糖和植物油。一般一天总热量摄入应该是8373.6～10467kJ。

3. 不用忌盐

肾功能衰竭的患者，因肾小管重吸收钠的功能发生障碍，常有低钠血症的倾向，因此一般不必忌盐。然而，当合并水肿或高血压时，食物中应该限制盐。当服用利尿剂或伴有呕吐、腹泻症状时，则应增加钠的摄入量。

4. 血钾升高时应该限制钾的摄入

患者出现少尿，尿量在400mL以下，并有血钾升高时，应当限制钾的摄入,如橘子。

5. 适当增加含钙食物

肾功能衰竭的患者,在酸中毒纠正后,可发生游离钙减低,血磷升高,产生低钙性抽搐,故应补充含钙多、含磷少的食物,如田螺、海带、芝麻、藕粉、白菜、卷心菜、蛋清、芹菜、菠菜、西红柿、瓜类、甘蔗、苹果等。

6. 应注意出入量的平衡

除补充每日水分排出量,应该再多摄入 400~600mL。当合并发热、呕吐、腹泻等脱水症状时,更应该增加水分的摄入。

7. 多吃富含维生素的食物

如动物肝脏、瘦肉、奶、禽、鱼肉、谷类、谷类外皮和新胚芽、新鲜蔬菜和水果,特别是西红柿、绿叶蔬菜、胡萝卜、新鲜大枣、猕猴桃等。

8. 肾功能衰竭晚期

为了清除体内代谢的毒性产物,往往采用透析治疗,但同时可造成组织蛋白及其他营养素的消耗,故应该及时补充。原则上,饮食中蛋白质的摄入量为 $1.0 \sim 1.5g/(kg \cdot d)$,其中优质蛋白质应占 50%~70%;热量一般为 $125.604 \sim 188.406kJ/(kg \cdot d)$;钠、钾的摄入量依病情而定;由于透析后血液中水溶性维生素含量明显下降,故需要补充叶酸和维生素 B_6、维生素 C 等;每日水分摄入量最好不要少于 1L。

三、辨证食疗

1. 脾肾气虚

症状: 面色无华,少气懒言,腹胀便溏,腰膝酸软,夜尿频多,舌质淡、有齿痕,脉沉弱。

治法: 健脾补肾。

食疗方:

(1) 菟丝子粥

【原料】菟丝子 30g,粳米 100g,糖适量。

【制作及用法】将菟丝子研碎,加水 300mL,煎至 200mL,去渣留汁,再取粳米,加水 800mL,白糖适量,煮成稀粥。可作为早餐、晚餐。

【分析】菟丝子为平补阴阳之药,可补肾益精,与粳米煮粥,可增强补益脾肾的作用。

(2) 白术猪肚粥

【原料】白术 10g,槟榔 10g,猪肚 1 只,姜适量,粳米 100g。

【制作及用法】先将猪肚洗干净,切成小块,与白术、槟榔、生姜煎煮,去渣留汁，用汁与米煮粥。喝粥，猪肚可取出蘸麻油、酱油佐餐，可作为晚餐食用。

【分析】白术健脾和胃；猪肚补虚损健脾胃，消食化积；槟榔行气消积，与白术、猪肚煮粥同食，则行气不伤正，增强健脾之力。三者同粳米煮粥，可补中益气、健脾和胃。

2. 脾肾阳虚

症状：面色苍白，神疲乏力，纳差便溏，或有水肿，口淡不渴，腰膝酸软，畏寒肢冷，夜尿清长，舌淡胖嫩且齿痕明显，脉沉细弱。

治法：温补脾肾。

食疗方：

（1）赤豆鲤鱼汤

【原料】赤小豆 50g，陈皮 6g，鲤鱼 1000g，苹果 6g，生姜、葱、胡椒粉、食盐、鸡汤适量。

【制作及用法】将鲤鱼去鳞、鳃和内脏，洗干净，将赤小豆、陈皮、苹果洗干净后塞入鱼腹内，再将鲤鱼放在篮子中，用适量的生姜、葱、胡椒粉、食盐调好味，灌入鸡汤，上笼蒸制，蒸 1.5 小时待鲤鱼熟后立即出笼。另加葱丝或其他绿叶蔬菜，用开水略烫，投入汤中即成。

【分析】赤小豆可利水除湿、消肿止痛，鲤鱼益脾利尿，二者同煮，共奏温肾阳、健脾胃、利水消肿之功。

（2）肉苁蓉粥

【原料】肉苁蓉 15g，羊肉 100g，粳米 50g。

【制作及用法】肉苁蓉放到砂锅内，加水 100mL，煮烂去渣。再将羊肉 100g 切成片，也放入砂锅内，加水 200mL，先煎煮沸，待羊肉烂后再加水 300mL、粳米 50g，煮至米开汤稠，加入少许葱姜再煮片刻，停火后盖紧焖 5 分钟。可作为晚餐食用。

【分析】肉苁蓉是补肾阳之要药，羊肉益气补中、温中暖下，粳米健脾养胃，三味一起同煮，补阳而不燥，填精而不腻。

3. 肝肾阴虚

症状：面色萎黄，口干口苦，目干涩，大便干结，腰膝酸痛，手足心热，头晕耳鸣，舌淡红，无苔或薄黄苔，脉弦细。

治法：滋补肝肾。

食疗方：

（1）熟地粥

【原料】熟地黄 30g，粳米 40g。

【制作及用法】熟地黄用纱布包着放入砂锅内，加水500mL，浸泡片刻，然后用文火煮沸，待药汁成棕黄色，渐渐转为慢火，放入粳米煮粥，直至米花粥稠，去除熟地黄即可。可作为早晚餐食用。

【分析】熟地黄质润多汁，可补血滋阴、生精填髓，与粳米共煮为粥，既滋补肝肾，又健脾和胃。

（2）枸杞子粥

【原料】枸杞子15g，糯米50g，白糖适量。

【制作及用法】三者共放入砂锅，加水500mL，用文火烧至微滚，待米烂汤稠，停火焖5分钟即可。可作为早晚餐长期食用。

【分析】枸杞子甘平质润，可补肾生精、养血明目，与粳米同煮，有健脾益肾、养阴生精之功。

第三节　泌尿系感染

泌尿系感染是由于病原菌侵犯尿路引起的炎症病变。根据发病部位的不同，本病可分为尿道炎、膀胱炎、肾盂肾炎、无症状性菌尿等。

泌尿系感染属于中医"淋证""腰痛"的范畴。中医食疗具有抗菌消炎的作用，在改善症状、预防复发方面有一定的优势。

一、病因病机

本病以肾虚为本，膀胱湿热为标，与肝、脾有关。肾虚感受湿热，湿热下注膀胱而导致尿频、尿急、尿痛、发热等表现。根据急则治其标的原则，清利湿热、利尿通淋为其基本治法。

二、饮食宜忌

1. 多吃新鲜水果，蔬菜，忌食辛辣油腻、煎炸之品。

2. 大量饮水或进食流质食物，加速水液代谢，加快毒素排出。肾功能不全的患者应该要限制饮水量。

3. 多吃瓜果、蔬菜，如西瓜、冬瓜、梨子、芹菜、莲藕等。

4. 尿酸性结石患者应少吃动物内脏、家禽肉类、甲壳动物及扁豆之类；可多吃低嘌呤类的食物，如玉米面、芋粉、麦片、藕粉、蛋类，常饮茶水。磷酸盐结晶患者可多吃酸性食物，如乌梅、梅子、山楂等。草酸盐结晶患者应少吃竹笋、菠菜、毛豆等等。

5. 禁食葱、韭菜、大蒜、辣椒、生姜等辛辣刺激食品，忌烟酒刺激。

三、辨证食疗

1. 膀胱湿热

症状： 小便频数，短涩，尿色黄赤，灼热刺痛，小腹拘急胀痛，或腰痛拒按，或畏寒发热，恶心呕吐，口苦，或大便秘结，舌苔黄腻，脉濡数或滑数。

治法： 清热解毒，利尿通淋。

食疗方：

（1）竹叶菜粥

【原料】竹叶菜 100g，赤小豆 50g，糯米 100g。

【制作及用法】先把竹叶菜洗干净，切成寸段；赤小豆、糯米洗干净，浸泡发胀，放入开水锅内，用文火烧煮，待米粒开花时，加入竹叶菜煮成粥即可。每日早晚温热服，3～5 天为 1 个疗程。

【分析】竹叶菜清热散结、凉血解毒、利尿，赤小豆清热利湿、利尿通淋，糯米补益脾气。三味一起煮，有清热凉血、利水解毒之功。

（2）苋菜粥

【原料】苋菜 90g，粳米 60g，大蒜 1 瓣，油、食盐适量，清水 1000mL。

【制作及用法】先把苋菜洗干净，切成寸段，再将大蒜捣成碎粒状；将粳米洗干净，放入锅内加清水，稍待米粒开花时，加入苋菜、食盐、油、大蒜继续煮成粥即可。

【分析】苋菜清热解毒，大蒜祛邪解毒，二者同用，可清热解毒、利湿通淋。

2. 肝胆湿热

症状： 小便短赤，涩痛，小腹胀痛，寒热往来，口苦咽干，心烦欲呕，不思饮食，带下色黄，舌质红，苔薄黄或黄腻，脉弦数。

治法： 清利肝胆，通调水道。

食疗方：

（1）车前鱼腥草汤

【原料】车前草 60g，鲜鱼腥草 60g。

【制作及用法】上二味以水煎汤，代茶常饮。

【分析】车前草清利水道、清化湿热，鲜鱼腥草清热解毒、利尿通淋，二者同煮有清利肝胆、利尿通淋的作用。

（2）甘露茶

【原料】橘皮 120g，乌药 50g，炒枳壳 50g，冬葵子 50g，茶叶适量。

【制作及用法】先将橘皮用盐水浸润炒干，与其他几味一起研碎，分装，每袋9g。每次1袋，开水冲泡代茶饮。

【分析】橘皮、乌药、炒枳壳均为理气之品，可疏肝利胆，助膀胱气化；冬葵子利尿通淋。诸味同用，共奏理气、疏肝利尿通淋之功。

3. 肾阴不足，湿热留恋

症状：尿热痛、色黄、混浊，头晕耳鸣，腰膝酸软，咽干唇燥，舌质红少苔，脉细数。

治法：滋阴益肾，清热降火。

食疗方：

（1）益肾粥

【原料】猪肾1个，冬葵叶100g，粳米50g，

【制作及用法】将猪肾洗干净细切，先煎冬葵叶取汁，后入猪肾及粳米煮成粥，空腹食用。可作为晚餐之用。

【分析】猪肾益肾气、利膀胱，冬葵叶利尿通淋，粳米和中健脾，诸味同煮，有滋阴益肾、清热通淋之功。

（2）粟米粥

【原料】粟米100g。

【制作及用法】粟米加水煮粥。早晚服用，可连用1~2个月。

【分析】粟米性味甘咸、微寒，具有滋养肾气、健脾胃、清虚热之功。

4. 脾肾两虚，余热未清

症状：小便频数，淋漓不尽，时作时止，劳累即发，腰膝酸软，咽干唇燥，舌质红少苔，脉细数。

治法：健脾益肾。

食疗方：

（1）核桃粥

【原料】核桃仁120g，粳米100g。

【制作及用法】将核桃仁与粳米加水煮成稀粥。加糖食用，每天1~2次。

【分析】核桃仁甘温，补肾助阳，能化结石；粳米健脾和中。二味一起煮，可以达到补益脾肾的效果。

（2）枸杞茯苓茶

【原料】枸杞子50g，茯苓100g，红茶适量。

【制作及用法】将枸杞子与茯苓共研为细末。每次取100g，加红茶适量，用开水冲泡代茶饮。

【分析】枸杞子补益肾精，茯苓健脾利尿，红茶利尿提神。三味一起冲泡

代茶饮，有健脾益肾、利尿通淋的作用。

其他食疗方：

（1）荠菜粥：荠菜150g切碎，同粳米60g煮粥。可健脾益肾，清热。适用于脾肾两虚，余热未清。

（2）凤尾汤：凤尾草30～60g，冰糖16g，浓煎汤。每日2次，连服3～5日。用于急性尿道感染。

（3）马齿苋汤：马齿苋干品120～150g（鲜品300g），红糖90g。将鲜品洗干净切碎，加红糖，煎半小时取汁400mL。热服，每日1剂。用于急性泌尿系统感染。

第四节　慢性前列腺炎

慢性前列腺炎是泌尿生殖系统的常见疾病，发病率高，一般占泌尿科男性患者的35%～40%。本病病因病理复杂，症状表现多样化，且病程迁延，经久难愈，使不少患者长期处于悲观状态中。本病在临床主要表现为尿痛，疼痛常放射至阴茎头及会阴部，尿频，尿不尽感，便后有白色分泌物自尿道门排出。本病在中医学属于"精浊"劳淋"的范畴。

一、病因病机

1. 中医病因病机
临床所见，往往气血瘀滞夹杂湿热下注，或伴阴虚火动，肾精不足。气血瘀滞及湿热下注常贯穿于疾病全过程。

2. 西医发病机理
多因细菌、支原体、衣原体等感染前列腺而造成炎症而出现尿频、尿急、尿痛、发热等不适；亦可因无菌性炎症导致前列腺发炎而出现一系列临床症状。

二、饮食宜忌

1. 本病初起，属湿热内蕴型者应禁食高蛋白质、高脂肪等助湿生热的食物，同时禁食刺激性食物，如辣椒、胡椒、蒜等。

2. 宜食清淡素菜，如荠菜、芹菜、鲜藕、芡实、莲子等。

3. 宜常饮淡绿茶，戒烟酒。

三、辨证食疗

1. 气血瘀滞
症状：少腹、腹股沟、睾丸、会阴部坠胀疼痛或不适感，腰酸乏力，小便赤涩疼痛，尿血或有血精，舌质暗红或有瘀斑，苔薄白，脉弦紧或沉涩。直肠指诊前列腺质地较硬或有结节。

治法：疏肝行气，活血化瘀。

食疗方：

（1）月季花汤

【原料】开败的月季花 3~5 朵，红糖 20g。

【制作及用法】将月季花洗净，加水 300mL，小火煮至 150mL，加入红糖，温服。

【分析】月季花有活血化痰、通络行气止痛之功；红糖缓急止痛调味。二味温服，共奏通络行气、活血化瘀之功。

（2）当归牛肉汤

【原料】当归 10g，川芎 15g，生山楂 15g，鲜牛肉 50g。

【制作及用法】先将当归、川芎入砂锅内文火煮 20 分钟，取药汁，加水至 600mL，再将牛肉、山楂用文火煮至肉熟烂，加入姜、葱、盐少许即成。趁热食肉喝汤，10 天为 1 个疗程。

【分析】当归、川芎活血行气，生山楂散瘀血，鲜牛肉补中益气、强筋健骨、滋养脾胃。全方共奏活血行气、强筋健骨之功。

2. **湿热下注**

症状：小便频数，茎中热痛，或涩滞不爽，刺痒不适，尿色黄浊，或尿末及大便干结努挣时有白色浑浊分泌物从尿道口中滴出，少腹、会阴及腰骶部胀满不适，下蹲时尤甚，舌质红，苔黄腻，脉弦滑数。直肠指诊前列腺肿大，压痛明显。

治法：清热解毒，利湿通淋。

食疗方：

（1）荠菜茅根饮

【原料】荠菜 100g，鲜白茅根 100g。

【制作及用法】二味水煎取汁，代茶频服，连饮 2~3 周。

【分析】荠菜清热止血，白茅根清热利尿、凉血止血，二味合用以清热利尿、凉血止血。

（2）绿豆葵穰汤

【原料】绿豆 30g，向日葵穰（茎髓）10g，食盐少许。

【制作及用法】锅内加水 500mL，武火烧沸，先下绿豆煮沸约 20 分钟，淋入少许凉水，再沸，即下向日葵穰，加盖用文火煮沸至绿豆开花，再加食盐少许以调味。酌量分次饮用，连服 3~4 周。

【分析】绿豆清热解毒利尿，向日葵穰除湿浊、利小便，二味合用共奏清热利尿、除湿止浊之功。

3. **阴虚火动**

症状：腰膝腿软，头晕眼花，耳鸣，失眠多梦，遗精，阳事易兴，尿末或大便时精浊滴出，甚则欲念萌动时精浊自溢，久病不愈，疲乏无力，劳则病情加重，舌红苔少，脉细数。前列腺液中卵磷脂小体明显减少，腺体饱满，按摩后腺体松弛。

治法：滋阴降火，养肾固精。

食疗方：

（1）鸽蛋百莲汤

【原料】鸽蛋2个，川百合20g，莲子肉30g。

【制作及用法】鸽蛋去壳，与百合、莲子肉加水煮熟，加糖食用。吃蛋饮汤，每日1次，连服10～15天。

【分析】鸽蛋清热解毒，补肾益身；百合清心肺，养五脏；莲子交心肾，固精气。三者共奏滋阴降火、益精固肾之功。

（2）知母龙骨汤

【原料】知母20g，龙骨50g，雏鸡1只。

【制作及用法】雏鸡拔毛、去内脏，将知母、龙骨放入鸡腹腔内，文火炖至熟烂即可食用。吃肉饮汤，每日1次，连服10～15天。

【分析】知母滋肾阴、泻相火，龙骨敛阴涩精，鸡肉补益肾精，三物共奏滋阴降火、敛阴涩精之功。

4. **肾阳不足**

症状：畏寒肢冷，腰膝酸软，阳痿、遗精、早泄，眩晕耳鸣，精神萎靡，面色少华，小便淋漓，稍劳则病情加重，甚则精浊溢出，舌淡胖，苔薄白，脉沉弱。按摩前列腺手感松弛或小，按后很少有前列腺液溢出。

治法：阴中求阳，温阳补肾。

食疗方：

（1）双鞭壮阳汤

见前"中医肾病分论篇"之"早泄"第57页。

（2）猪肾核桃粥

【原料】猪肾1对，人参15g，防风15g，葱白2根，核桃肉2枚，加粳米。

【制作及用法】将猪肾去白膜洗净，切细片，再同人参、防风、葱白、核桃肉、粳米同煮粥食之。每日1次，连服10天。

【分析】猪肾性味咸平，补肾壮阳；人参性味甘微苦平，大补元气、固脱生津、安神；防风、葱白性味辛温，发表通阳、解毒调味；核桃肉补肾壮阳；粳米性味甘平，健脾养胃、止咳渴除烦、固肠止泻。全方共奏补肾壮阳之功。

其他食疗方：

（1）赤豆车前粥：赤小豆30g、车前子50g，加水煎取汁，加入粳米适量煮粥，调味服食。每日1次，连服10～15天。可清热利湿化浊，适于湿热内蕴者。

（2）锁阳粥：锁阳15～30g，加水煎取汁，再加入海米适量煮粥，调味服食。每日1次，连服10～15天。功效补肾壮阳，适于肾精不固者。

（3）百莲膏：百合15g、莲子20g、白扁豆10g、核桃仁15g，加水适量煮汁，浓缩后加入蜂蜜收膏即成。功效滋阴清热利湿，可用于阴虚火动者。

第五节　慢性肾小球肾炎

慢性肾小球肾炎（以下简称慢性肾炎），是指由各种原因引起的以慢性肾小球病变为主的疾病。本病临床起病隐匿，病程冗长，病情多发展缓慢，多数患者以水肿为首现症状，轻重不一，亦有以高血压、无症状蛋白尿或血尿为首现症状。在疾病发展过程中可发生轻至中度肾小球滤过功能损害，表现为血肌酐和尿素氮升高、内生肌酐清除率降低的慢性肾炎氮质血症期，这一期是发展为慢性肾功能衰竭的前奏期。慢性肾炎占我国尿毒症病因的首位，因此，应采取有针对性的防治措施，延缓慢性肾衰的发生。

慢性肾炎属于中医"水肿"范畴。中医食疗对缓解其症状、延缓疾病发展有重要的作用。

一、病因病机

1. 中医病因病机

（1）肺气失宣：脾失健运，三焦气化不利，复感风邪，其性上行，风水相搏，或风水窒遏肌表，卫气不宣，肺失肃降，发为水肿，以头面为重。并见恶寒发热，咳嗽喘促。

（2）脾肾阳虚，水湿泛滥：阳气虚弱，气不化水，水湿泛滥，故全身高度水肿、腹部膨隆。肾阳不足，气化不利，则见小便短少、腰膝酸冷。

（3）肝脾不足，精血亏虚：脾为生化之源，肝为藏血之脏。脾虚不运，水湿停留，气滞中阻，精血无源，肝无血藏，故见浮肿、面色萎黄、肢体麻木。

（4）脾肾两亏，精血外泄：水谷为精气生化之源，由脾所化生，精气藏于肾。脾肾两虚，失于固摄，精气外泄，故尿有蛋白。

（5）肝肾阴虚，肝阳上亢：肝肾阴虚，阴不敛阳，日久阳亢于上，而致风阳上扰，见头晕头痛、腰膝腿软。

本病起病缓慢，病程较长，虚证居多，多为脾、肾、肝三脏之虚，治疗宜以补虚为主，兼有标实之证时，急则治其标。

2. 西医发病机理

仅有少数慢性肾炎是由急性肾炎发展所致（直接迁延或临床痊愈若干年后再现），大部分慢性肾炎的发病机制是免疫介导炎症。另外，非免疫、非炎症机制在疾病发展过程中起重要作用，如健存肾单位长期代偿处于血流高灌注、高滤过和高跨膜压的"三高"状态，久之导致健存肾小球硬化。

二、饮食宜忌

1. 饮食要注意低盐、低蛋白质、限制水分吸收，高热量、高维生素。

2. 有水肿、高血压及心功能衰竭者，应限制食盐的摄入量。若水肿消退、血压恢复正常、心衰纠正后，可进食低盐食物，每日给 2g 盐，待尿检查恢复正常即可正常饮食。低钠食物有如下多种：牛肉、鸡肉、猪肉、西瓜、冬瓜、西红柿、茭白、芋头、橙子、苹果。

3. 水肿者应限制水的摄入。一般每日摄入量按前 24 小时的尿量加 500mL 为宜。

4. 要控制好蛋白质摄入的质和量，以减轻肾脏负担，防止肾功能的进一步减退。

5. 注意饮食营养，保证足够热量。

6. 对尿少、无尿及血钾高者，应减少钾的摄入，限制含钾丰富的食物，如橘子、香蕉、菠菜、油菜、土豆、菜花等；宜食含钾低的食物，如鸡蛋、皮蛋、南瓜、西瓜、葡萄、苹果等。

7. 饮食宜清淡、易消化而营养丰富，忌辛辣、生冷、油腻及烟酒。

三、辨证食疗

1. 肺失宣降，脾不健运

症状：恶寒发热，咳嗽喘促，胸闷憋气，有汗或无汗，高度水肿，以头面、上半身为重，腹胀便溏，纳食不佳，尿少色黄，舌苔薄白，脉滑数。

治法：宣肺行气，健脾消肿。

食疗方：

（1）葱白粥

【原料】新鲜连根葱 15 根，粳米 60g，淡豆豉 10g。

【制作及用法】将连根葱白洗净，切成长 3cm 的节，粳米淘洗干净；将粳米放入锅内，加水适量，置武火上烧沸，再用文火煮至成熟时，加入葱白、豆豉，继续煮至熟即成。可早、晚服用，连用 3 天。

【分析】葱白性发表通阳、解毒调味，粳米健脾养胃、止泻除烦，淡豆豉解表清热、透疹解毒，三者共奏发汗散寒、温中止痛之功。

（2）生姜粥

【原料】鲜生姜 6g，红枣 2 枚，粳米 60g。

【制作及用法】将生姜洗净、切片，红枣洗净，粳米淘洗干净，一同放入锅内，加水适量，置武火上烧沸，再用文火煮至熟即成。可早、晚服用，连用 3 天。

【分析】鲜生姜发表散寒、健脾益胃，红枣健脾和胃、益气生津，粳米健脾养胃、止渴除烦止泻，三物共奏健脾益胃、发散风寒之功。

（3）枇杷萝卜粥

【原料】枇杷叶 15g，萝卜 100g，粳米 60g，冰糖少许。

【制作及用法】将枇杷叶加水适量煎汁去渣，与萝卜、粳米煮粥，粥成后入冰糖少许，煮成稀薄粥。可早、晚服食，连用 1 周。

【分析】枇杷叶能清肺降火、止咳化痰，萝卜健胃消食、清热利尿，粳米健脾养胃，三者共奏清肺降火、健脾益胃之功。

2. 脾肾阳虚，水湿泛滥

症状：面色㿠白或萎黄，高度水肿，腹部膨胀，腰酸痛，食欲不佳，大便溏，小便少，舌质淡而胖大，舌苔薄白，脉沉细或沉缓。

治法：温脾助阳，行气利水。

食疗方：

（1）茯苓包子

【原料】茯苓 50g，面粉 1000g，酵母 30g，鲜猪肉 500g，生姜 15g，胡椒粉 5g，芝麻油 10g，绍酒 10g，食盐 10g，酱油 10g，大葱 25g，骨头汤 250mL。

【制作及用法】茯苓去净皮，用水润透，蒸软切片，每次加水约 250mL，加热煎煮取汁 3 次，合并药汁再滤净。面粉倒在案板上，加酵母、温热茯苓水 500g，合成发酵面团。亦可将茯苓研成细末，直接加入面粉中。将猪肉剁成茸，倒入盆内，加酱油拌匀，再将姜末、食盐、芝麻油、绍酒、葱花、胡椒粉、骨头汤等倒入盆中搅拌成馅。待面团发成后，加碱水适量，揉匀碱液，试剂子酸碱合适，然后搓成 3~4cm 粗的条子，按量切成 20 块剂子，把剂子压成圆面皮后，左手打馅，逐个包成生坯。将包好的包子摆入笼内，置沸水锅上，用武火蒸约 15 分钟即成。可佐餐常食之。

【分析】茯苓渗湿利水、健脾和胃、宁心安神，鲜猪肉滋阴润燥，生姜发表散寒、健脾和胃，大葱发表通阳解毒调味，全方共奏温脾助阳、行气利水之功。

（2）黄芪粥

【原料】生黄芪 60g，粳米 60g，红糖少许。

【制作及用法】将生黄芪切成薄片，放入锅内，加水适量，煎煮取汁；粳米淘洗干净连同黄芪汁一起放入锅内，加水适量，置武火上烧沸，再用文火煮成熟即成。可作为早、晚餐常食之。

【分析】生黄芪补中益气，粳米健脾养胃、止渴除烦、固肠止泻，红糖和中助脾。全方共奏补益元气、健脾养胃之功。

（3）赤豆鲤鱼

【原料】赤小豆 50g，陈皮 6g，大鲤鱼 1000g，苹果 6g，生姜、葱、胡椒粉、食盐适量。

【制作及用法】将鲤鱼去鳞、鳃和内脏，洗净；将赤小豆、陈皮、苹果洗净后塞入鱼腹内，再将鲤鱼放入篮子中，用适量的生姜、葱、胡椒粉、食盐调好味，灌入鸡汤，上笼蒸制。经蒸制约 1.5 小时，待鲤鱼熟后，立即出笼。另加葱丝或其他绿叶鲜菜，用沸汤略烫，投入汤中即成。先食鱼及豆，后喝汤，分 3 次 1 日服完。

【分析】赤小豆利水除湿、和血排脓、消肿解毒；陈皮行气健脾、燥湿化痰、降逆止呕；鲤鱼，陶弘景称之"为诸鱼之长，为食品上味"，具有开胃健脾、利尿消肿、下乳之功。诸药食相配，具有利水消肿、健脾和胃之功。

3. 肝脾不足，精血亏虚

症状：初起身重腹胀，继则高度水肿，全身㿠白光亮，按之凹陷不起，腹部膨隆胀满，尿量极少，面色萎黄，神疲，肢麻，舌质淡体胖大边有齿痕，脉滑数。

治法：补益肝脾，填精养血。

食疗方：

（1）母鸡黄芪汤

【原料】黄芪 120g，母鸡 1 只。

【制作及用法】母鸡宰后取内脏，和黄芪炖烂，撇去浮油即成。喝汤吃鸡，每月 3~4 次。

【分析】黄芪益气固表、利水消肿、托毒生肌，母鸡补中益气、补精填髓，二者合用具有补中益气、填精养髓之功。

（2）枸杞芝麻粥

【原料】枸杞子30g，黑芝麻15g，红枣10枚，粳米60g。

【制作及用法】上四味如常法煮粥。可作为早、晚餐服食，可常服之。

【分析】枸杞子滋肾润肺、补肝明目，红枣健脾和胃、益气生津，粳米健脾养胃、除烦止渴，黑芝麻补肾养精，诸味合用，可达补益肝脾、填精养血之功。

（3）二菜汤

【原料】淡菜10g，荠菜30g。

【制作及用法】先加水适量，文火煮淡菜半小时，再放入荠菜水沸即成。喝汤吃菜，每日1~2次。

【分析】淡菜本属蚧类，气味甘美，药性清凉，可补虚益肾；荠菜性味甘平，可清肝平肝。二者合用，可补肝肾、益精血。

4. 脾肾两亏，精气外泄

症状： 面色苍白，神疲倦怠，腰膝酸软，肿及全身，以下半身为重，小便不利，尿有蛋白，舌质淡，脉细无力。

治法： 健脾固肾。

食疗方：

（1）黄芪炖乳鸽

【原料】黄芪30g，枸杞子30g，乳鸽1只。

【制作及用法】将乳鸽去毛及内脏，和黄芪、枸杞子炖熟。饮汤吃肉，可每月食用3~4次。

【分析】黄芪益气固表、利水消肿，枸杞子滋肾润肺、补肝明目，乳鸽补肝肾、益精血、益气，诸药食合用，具有补中益气、益精固肾之功。

（2）香菇海参

【原料】水发海参250g，水发香菇100g。

【制作及用法】将香菇与海参同炖，加调料适量即成。可常佐餐食用。

【分析】香菇补气强身、健脾醒胃，海参补肾益精、养血润燥，二者合用可益气、健脾益肾、滋阴养血。

5. 肝肾阴虚，肝阳上亢

症状： 头晕头痛，视物模糊，五心烦热，耳鸣，口干欲饮，夜寐不安，腰酸腿软，舌红苔白，脉弦细数。

治法： 滋补肝肾，育阴潜阳。

食疗方：

（1）地黄粥

【原料】干地黄 20g，枸杞子 30g，粳米 100g。

【制作及用法】干地黄煎汁去渣，枸杞子同粳米煮粥，粥熟后入地黄汁，搅匀即成。可作为早、晚餐食之，连服 10～15 次。

【分析】干地黄能滋补肝肾，枸杞子滋肾润肺、补肝明目，粳米健脾养胃、滋肾养肝，诸药食合用，共奏滋补肝肾、健脾益胃之功。

（2）山茱萸煨鸭

【原料】山茱萸 30g，老鸭 1 只。

【制作及用法】老鸭去毛及内脏后，将山茱萸纳入鸭腹内，加水煨熟，调味即成。吃鸭喝汤，可每月 3～4 次。

【分析】山茱萸有补益肝肾之功；鸭性偏阴，有滋补肝肾和利水之功。二者共奏滋补肝肾、育阴潜阳之功。

其他食疗方：

（1）红枣花生米汤：花生米 150g，红枣 150g，玉米 300g。三者共煮食。适用于肾炎水肿。

（2）赤小豆鲤鱼粥：赤小豆 50g，鲤鱼 1 条。先煮鱼去骨留汁，另水煮赤小豆做粥，临熟时将鱼汁调入，不加佐料。本品有健脾利湿、行水消肿、利小便之功，用治肝硬化腹水、肾炎水肿、妊娠水肿。每日晨起时作早餐食之，但不易久服。

（3）芥菜粥：新鲜芥菜 90g，粳米 100g。将芥菜洗净，切成长 2cm 的节，粳米淘洗干净。将粳米放入锅内，加水适量，再放入芥菜，置武火上烧沸，再用文火煮至熟即成。本品有暖脾胃、散风寒之功，适用于年老体弱、水肿、慢性肾炎等。

第六节　前列腺增生症

前列腺增生症又称前列腺良性肥大症，是以排尿困难为主要临床特征的男性老年人常见病。40 岁以上男子病理上均有不同程度的前列腺增生，50 岁以后逐渐出现症状。随着我国国民平均寿命的延长，前列腺增生的发病率也随之增加，其中城市居民前列腺增生的发病率高于乡村。

前列腺增生对身体危害不大，但增生的腺体可引起尿路梗阻，而尿路梗阻又可引起肾积水、尿路感染、结石，后期可引起上尿路病理改变，最终导致肾功能损害，影响健康甚至危及生命，故宜早期治疗。前列腺增生属于中医"癃闭"范畴。中医药膳疗法有其特色，对缓解症状、减少并发症具有一定优势，且无副作用。

一、病因病机

1. 中医病因病机

癃闭有虚实之分，实证多因湿热、气结、瘀血阻碍气化运行，虚证多因中气、肾阳亏虚而气化不行。临床上多因败精阻塞、阴部手术等使膀胱气化失司，水道不利，以小便量少、点滴而出，甚至闭塞不通。本病在病理上不出三焦的范围，涉及主要脏腑为肺、脾、肾三脏。

2. 西医发病机理

有关前列腺增生的发病机制研究颇多，但病因至今仍未能阐明。目前已知前列腺增生必须具备有功能的睾丸及年龄增长两个条件。近年来也注意到吸烟、肥胖及酗酒、家族史、人种及地理环境等因素的影响。

二、饮食宜忌

1. 忌酒；少吃辛辣刺激性食物。

2. 湿热证患者的饮食应以偏寒凉清利为主，多选用菠菜、芹菜、蘑菇、黄花菜、黄瓜、莴苣、西瓜、绿豆芽等清热除湿、利尿的食物。

3. 虚证患者的饮食应以平补或温补为主，宜选用牛奶、甘蔗汁、鲤鱼、赤豆、蜂蜜等补益通利之品。

4. 肾阳不足的患者宜选用温阳补肾、利窍渗湿的食物，如核桃仁、葵花子、糯米、芝麻、蜂蜜、葡萄等。

5. 饮食宜清淡，因肥甘厚味之品易酿生湿热。

6. 宜多饮水以通利水道，如因小便不利而怕饮水，则尿液浓缩，水道更易阻塞，对病情更为不利。

三、辨证食疗

1. 湿热下注，膀胱涩滞

症状：小便频数，点滴不尽，茎中灼热刺痛，尿色黄赤或见尿血，脘腹胀满，渴不欲饮，烦躁不安，大便不畅或干结，舌质红，苔黄腻，脉滑数。

治法：清热利湿，泄浊通淋。

食疗方：

（1）冬瓜薏米汤

【原料】冬瓜350g，薏苡仁50g，糖适量。

【制作及用法】将冬瓜洗净，切成块；薏苡仁洗净，加冬瓜煎汤，放糖调味。以汤代茶饮。

【分析】冬瓜、薏苡仁均为甘寒之品，具有健脾利湿、清热利水、通淋之功。

（2）茅根赤豆粥

【原料】鲜白茅根 100g，赤小豆 100g，粳米 100g。

【制作及用法】将白茅根洗净加水煎煮半小时，去渣取汁；将赤小豆和粳米淘净，加入白茅根汁及适量清水煮粥，豆烂粥即成。可分餐服食。

【分析】白茅根补血清热，导上热从下行，消肿利水；赤小豆为行火散瘀之物，能行瘀利水，消坚散肿；粳米健脾养胃、止渴除烦。诸味合用，共为清热解毒、利尿软坚之功。

2. 肺热壅滞，水道不利

症状：小便点滴不出或点滴不爽，咽干口燥，心烦欲饮，胸中郁闷，呼吸短促，或有咳嗽喘息，舌质红，苔薄黄，脉数。

治法：清热利水，开泄肺气。

食疗方：

（1）西瓜汁

【原料】西瓜 1 个。

【制作及用法】将西瓜洗净，取出瓜瓤，用纱布挤出瓜汁（或绞汁）。可作饮料随意饮用。

【分析】西瓜为甘寒之物，有清热解暑、除烦止渴、通利小便之功。

（2）鹌鹑粥

【原料】鹌鹑肉 150g，猪五花肉 50g，粳米 100g，赤小豆 50g，葱、姜、盐、肉汤、麻油适量。

【制作及用法】将鹌鹑肉和猪肉切块，加葱、姜丝、盐蒸烂；将粳米、赤小豆加肉汤煮成粥，倒到蒸好的肉上，调入麻油，略煮片刻即成。可佐餐常食之。

【分析】鹌鹑肉功在利水消肿、补中益气，赤小豆可行津液、利小便、消肿胀。诸味配伍，有清宣肺气、利水消肿、散结之功。

3. 中气下陷，膀胱失约

症状：时欲小便，欲解不得，尿色发白，少腹闷胀，肛门下坠，身沉体倦，神疲懒育，气短不续，舌质淡胖，苔薄白，脉细弱或濡。

治法：补中益气。

食疗方：

（1）芋头粥

【原料】芋头 20g，粳米 100g，砂糖适量。

【制作及用法】将芋头切成小块，与粳米一起煮粥，粥熟时加入砂糖，再煮沸即可。可作为早、晚餐服食之。

【分析】芋头可治中气不足，久服有补肝肾、填精益髓、散结消肿之功，合粳米共奏健脾益气、散结消肿之功。

（2）茯苓包子

见前"慢性肾小球肾炎"第 122 页。

4. 下焦蓄血，瘀阻膀胱

症状：小便淋漓，点滴而出，或尿如细线，甚至完全阻塞不通，少腹拘急，窘迫难忍，胀满疼痛，舌质紫黯或有瘀点，脉弦滑或涩。

治法：破血行瘀，通利水道。

食疗方：

（1）田螺粥

【原料】田螺适量，粳米 100g。

【制作及用法】将田螺洗净，放入水中浸一夜，取此汁与粳米同煮粥。可作为早、晚餐服食，连服 1 周。

【分析】田螺性寒，为清热利水之佳品，与粳米配伍煮粥，利水而不伤正，可长期服用。

（2）海带通草炖豆腐

【原料】海带 100g，通草 5g，豆腐 100g，盐、酱油适量。

【制作及用法】将海带洗净切丝，通草装在布袋内与海带同煮汤，汤沸后将小豆腐块下汤内，加上调料，至海带煮烂即可。可作佐餐服食。

【分析】海带可除热软坚散结；通草为淡寒之物，清心肺之火，可调和脾胃、清热润燥；豆腐可清热、生津。三味配伍，有软坚散结、清热利尿之功。

5. 肾阴不足，水液不利

症状：尿少黄赤，欲解不得或闭塞不通，咽干口渴，手足心热，耳鸣眩晕，面赤心烦，失眠多梦，少腹胀满，大便干结，舌质红少津，苔少，脉细数。

治法：滋阴降火，清利膀胱。

食疗方：

（1）枸杞蒸鸡

【原料】枸杞子 15g，子母鸡 1 只（约 1500g），绍酒 15g，胡椒粉 3g，生姜、葱白、食盐适量。

【制作及用法】子母鸡去毛及内脏、冲洗净，枸杞子洗净，姜切成大片，葱剖开、切成寸节；将子母鸡用沸水氽透，捞出凉水内冲洗干净，沥净水分，再把枸杞子由鸡裆部装入腹内，然后再放入篮子内（腹部朝上），摆上姜片、葱节，注入清汤，加入胡椒粉、食盐，用湿棉纸封口，上笼用沸水旺火蒸约2小时，取出后揭去篮子口棉纸，拣出姜片、葱节即成。

【分析】枸杞子有滋肾润肺、补肝明目之功；子母鸡有温中益气、补精填髓之功。诸味合用，共奏滋补肝肾、填精补髓之效。

（2）生地黄粥

【原料】生地黄200g，赤小豆50g，粳米100g，白糖适量。

【制作及用法】生地黄先煮取汁200mL，加入粳米、赤小豆、适量清水煮粥，食用时加入白糖。可作为早、晚餐服食。

【分析】生地黄滋阴补血，赤小豆利水除湿、消肿解毒，粳米健脾养胃。诸味合用，共奏滋肾阴、健脾胃、利水消肿之功。

6. 肾阳不足，气化无权

症状：小便不畅或点滴，排出无力，面色㿠白，神色怯弱，腰膝酸软，形寒肢冷，舌质淡，苔薄白，脉沉迟或两尺无力。

治法：温补肾阳，行气利水。

食疗方：

（1）壮阳狗肉汤

【原料】菟丝子10g，狗肉250g，食盐、葱、姜适量。

【制作及用法】将狗肉洗净，切成3cm长块，加姜片煸炒后，倒入砂锅中，加入用纱布袋装好的菟丝子，调味加清汤，武火烧沸后改文火煨炖熟即可。吃肉喝汤，可佐餐之用。

【分析】菟丝子能补肾益精，狗肉可补肾气、暖下元、温脾胃、养气血。两味合用，可温肾助阳、补益精气。

其他食疗方：

（1）茅根赤豆粥：鲜白茅根250g，加水收取汁，与赤小豆100g和粳米100g加水共煮粥。可分餐服。功效清热解毒、利尿软坚，适合湿热下注、膀胱涩滞者。

（2）桂浆粥：将肉桂3g煎取浓汁去渣；粳米100g煮粥，粥熟后，加入肉桂汁及适量红糖，同煮至米烂成粥。功效补肾阳、健脾胃、通血脉、止冷痛，适用于肾阳不足、水液不利者。

（3）冬苡膏：将冬瓜250g、薏苡仁50g煎稠汤压成渣，加入蜂蜜适量熬浓缩成膏。每次 1 汤匙。功效清热利尿、健脾渗湿，适用于湿热下注、膀胱涩滞者。

第七节　慢性肾盂肾炎

肾盂肾炎是指肾盂、肾盏和肾实质因细菌感染而引起的炎症。肾盂肾炎则指病原体感染肾脏所致。根据发病时间，将肾盂肾炎分为急性肾盂肾炎和慢性肾盂肾炎。急性肾盂肾炎为活动性化脓性感染，常有局部或全身感染症状，发病在 1 年以内。慢性肾盂肾炎由既往活动性感染所留下的病理损害引起，有时有活动性炎症，故常间歇性排菌排脓，病史在 1 年以上。

本病属于中医"淋证""水气""虚劳"等范畴。中医食疗可调理体质，增强慢性期药物疗效，防止复发。多饮水、勤排尿是最简便而又有效的预防措施。

一、病因病机

1. 中医病因病机

（1）气阴两虚，湿热留恋：肾为水火之宅、元阴元阳之根，邪热久留，或伤及元气，继而伤阴，或伤及阴液，继而伤气，终致肾之气阴亏损，膀胱气化无力，加上湿热留恋，水道不通。

（2）脾肾亏损，湿浊缠绵：人到老年，阴阳渐虚，病久未愈，体质虚弱，饮食失节或复用苦寒攻伐之品均可致脾肾亏损，脾虚不能运化水湿，肾虚膀胱气化无力，水道不利，湿浊阻遏，湿性黏着，缠绵不休，致病情迁延不愈。

2. 西医发病机理

慢性肾盂肾炎与尿路复杂情况密切相关，在无尿路复杂情况时，慢性肾盂肾炎极少见。常见的尿路复杂情况包括反流性肾病和梗阻性肾病。反流性肾病是指由于膀胱输尿管反流和肾内反流导致肾脏疾病；梗阻性肾病指各种原因（如尿路结石、肿瘤、前列腺肥大等）引起尿液流动障碍导致的肾脏疾病。这两者均可能合并感染，长期迁延不愈可引起肾脏纤维化和变形，而发生慢性肾盂肾炎，最终影响肾脏功能。

二、饮食宜忌

1. 大量饮水或进流质食物，加速水液代谢，可以清利毒邪，促进湿热的化解。但对肾功能低下的患者，则应限制饮水量。

2. 多食清淡之瓜果、蔬菜，如西瓜、冬瓜、梨、芹菜、鲜藕等。

3. 禁食生葱、生蒜、辣椒、生姜等辛辣刺激之品，忌烟酒刺激。

三、辨证食疗

1. **肾气虚损**（此期相当于慢性肾盂肾炎病情相对稳定或轻型肾盂肾炎）

症状：腰膝酸软，头晕乏力，神疲倦怠，排尿不适，尿黄，舌淡苔薄白，脉沉细。

治法：补益肾气，理气化湿。

食疗方：

（1）菟丝子粥

【原料】菟丝子30g，粳米100g，白糖适量。

【制作及用法】水煮菟丝子，取汁去渣，入米煮粥，熟时加入白糖即可。可分1~2次服食。

【分析】菟丝子补肾益精、养肝明目，粳米性健脾养胃、止渴除烦，二者合用以补肾益精、健脾和胃。

（2）生地胡桃粥

【原料】生地黄15g，核桃仁30g，玉米须30g，粳米100g。

【制作及用法】将生地黄、核桃仁、玉米须煎煮取汁850mL，与粳米同煮即成。可分1~2次服食。

【分析】生地凉血清热、滋阴养血，核桃仁补肾固精、温肾定喘，玉米须利水渗湿、平肝利胆，粳米健脾养胃、止渴除烦。诸味合用，共奏补益肾气、理气化湿之功。

2. **气阴两虚，湿热留恋**（此期相当于慢性肾盂肾炎急性发作或近期内反复发作）

症状：小便频急，淋涩不已，反复发作，遇劳尤甚，伴头晕耳鸣，乏力多汗，腰酸软，舌红，少苔，脉细数或沉弱。

治法：益气养阴，清利湿热。

食疗方：

（1）桑椹山药粥

【原料】桑椹30g，山药30g，生薏苡仁30g，大枣10枚，粟米60g。

【制作及用法】以上五味用常法煮粥。每日分2~3次服食。

【分析】桑椹滋阴清热、和胃生津，山药、粟米补脾益肾，生薏苡仁健脾渗湿，佐入大枣养脾和胃、益气生津。五者相合，共奏滋肾健脾、渗湿和胃之功。

（2）地黄茯苓鸡

【原料】生地黄 50g，茯苓 20g，龙眼肉 15g，母鸡 1 只，饴糖 50g，大枣 5 枚。

【制作及用法】母鸡去毛及内脏，将生地黄、茯苓、龙眼肉、大枣去核切碎，再掺入饴糖，塞入鸡腹内，然后将鸡上笼蒸约 1~2 小时，待熟烂后加白糖调味即成。可佐餐食用。

【分析】生地黄凉血清热、滋阴养血，茯苓利水渗湿、健脾和胃，龙眼肉益智安神、健脾宁心，母鸡有温中益气、补精填髓之功，饴糖调味、缓中止痛、补虚润燥，大枣健脾益气、和胃生津。诸药共奏补阴精、益气养血、清热利湿之功。

3. 脾肾亏损，湿浊缠绵（此期相当于慢性肾盂肾炎反复发作不愈至晚期）

症状：尿急尿涩，尿滴滴不尽，时好时发，遇劳复发，伴倦怠肢软，腰酸膝软，纳呆腹胀，面浮肢肿，便溏呕恶，舌淡，苔白，脉沉弱或滑。

治法：益肾健脾，利湿化浊。

食疗方：

（1）白羊肾羹

【原料】肉苁蓉 20g，羊肾 2 枚，羊脂 50g，荜茇、胡椒、草果、橘皮适量。

【制作及用法】将肉苁蓉、羊肾、羊脂洗净，放入砂锅内；余下各药用纱布包扎，加水适量，文火炖至羊肾熟、羹汤浓稠时加入调味品即成。可佐餐食用。

【分析】肉苁蓉补肾阳、益精血，其与羊肾、羊脂同用，则温补下元之力更强。荜茇、胡椒、草果、橘皮等温运脾阳，芳香避膻气。

（2）山药茯苓包

【原料】山药粉、茯苓粉各 100g，面粉 200g，白糖 300g，猪油、果料适量。

【制作及用法】将山药、茯苓粉调成糊状，蒸半小时，加白糖、猪油、果料调成馅；将面粉发酵，加入适量的食用碱；将馅包入面皮中，做成包子，蒸熟即成。可经常服食。

【分析】山药可健脾益气、补肺固肾益精，茯苓利水渗湿、健脾和胃，二者合用可健脾益肾、利水化湿。

其他食疗方：

（1）猪腰粥：将猪肾 2 个洗净，去内膜切片；党参 15g、粳米 100g 同适量清水煎煮，煮沸后入生姜丝适量；煮至粥熟汤稠，下猪肾与适量葱白、橘红 6g，至粥成，去橘红，加食盐调味，空腹食之。功效补肾健脾，适用于脾肾气虚者。

（2）金石赤豆粥：先将金钱草 50g、石韦 30g 水煎取汁，加入赤小豆 30g、粳米 50g 煮粥。空腹食之，连服 10～15 天。功效清热利湿通淋，适用于湿热蕴结者。

（3）鱼腥草瘦肉汤：鱼腥草 60g，猪瘦肉 100g。将鱼腥草洗净、切段、布包，瘦肉洗净、切片，两者加水同炖，待熟后去药渣，食肉饮汤。每日 1 剂，连续 1～8 周。适用于湿热下注之淋证。

第八节 泌尿系统结石

泌尿系统结石是指一些晶体物质（如钙、草酸、尿酸、胱氨酸等）和有机基质在泌尿器官中的异常聚集，根据所在部位不同而有肾结石、输尿管结石、膀胱与尿道结石等。本病多见于 20～40 岁，男女之比为 4.5∶1。本病与饮食关系密切，有很高的复发率。结石梗阻或反复感染者可并发肾积水、梗阻性肾病及肾功能衰竭等严重并发症，临床上危害很大。对患者辅以食疗可帮助减轻症状并防止结石增长，因此食疗在促进排石和防止结石复发方面具有重要作用。

根据泌尿系统结石的临床表现，本病可分别属于中医"石淋""血淋""砂淋""腰痛""癃闭"等范畴。

一、病因病机

1. 中医病因病机

本病以下焦湿热为根本病机，或夹血瘀，日久伤及肾阴，阴损及阳，或过用清利之品，损伤阳气，肾阳虚不能温煦脾阳，使脾肾两虚。肾病及肝，初则表现为肝阳上亢或肝郁气滞之证，肝脾肾同病；由虚转损时，多呈现正虚邪实之证。本病早期多属实证，后期则属虚实夹杂之证。

2. 西医发病机理

代谢性尿路结石最为多见，是由于体内或肾内代谢紊乱而引起，如甲状腺功能亢进、特发性尿钙症引起尿钙增高、痛风的尿酸排泄增加等，形成的结石多为尿酸盐、碳酸盐、胱氨酸黄嘌呤结石。继发性或感染性结石主要为泌尿系统的细菌感染，特别是能分解尿素的细菌和变形杆菌可将尿素分解为游离氨使尿液碱化，促使磷酸盐、碳酸盐以菌团或脓块为核心而形成结石。此外，结石的形成与种族（黑人发病少）、遗传（胱氨酸结石遗传趋势）、性别、年龄、地理环境、饮食习惯、营养状况以及尿路本身疾患如尿路狭窄、前列腺增生等均有关系。

二、饮食宜忌

1. 应保充分饮水,每日排尿超过 2000mL 为宜。大量尿液排出尚可冲石下移,促石排出。最好饮用含矿物质少的磁化水,对预防结石形成有一定的作用。

2. 生成结石的原因是湿热蕴结下焦、灼烁津液,故防治结石应清热利湿,保持尿路的清洁、通畅,宜食用清淡蔬菜和多吃西瓜、冬瓜、生梨、鲜藕、芦根、荸荠等品。

3. 肾结石患者宜减少蛋白质和动物脂肪的摄入,多用富含纤维素的食物,如荠菜等。

4. 根据结石成分配合膳食。草酸钙结石者应少吃高草酸及高钙食物,如菠菜、苹果、番茄、土豆、甜菜、龙须菜、红茶、可可、巧克力、芦笋、油菜、榨菜、海带、虾皮、牛奶、奶酪等。尿酸结石者应少吃肉类、动物内脏、海产品、咖啡、豆角、菠菜、花生等;可食用低嘌呤食物,如玉米粉、芋芳、麦片、藕粉、蛋类;水果和蔬菜有助于尿液碱化;宜常饮茶水。磷酸盐结石者可吃酸性食物,如乌梅、梅子、山楂等。

三、辨证食疗

1. 下焦湿热

症状: 腰部胀痛,牵引少腹,涉及外阴,尿中时夹砂石,小便短数,灼热赤痛,色黄赤或血尿,或有寒热、口苦、呕恶、汗出,舌质红,舌苔黄腻,脉弦数。

治法: 清热利湿,通淋排石。

食疗方:

(1) 金石赤豆粥

【原料】金钱草 50g,石韦 15g,赤小豆 30g,粳米 50g。

【制作及用法】先将前二味水煎取液,后入赤小豆、粳米煮粥。空腹食用,连服 10～15 天。

【分析】金钱草、石韦为利尿清热、通淋排石要药,赤小豆利尿化湿,粳米和中养胃。诸药合用,共奏清热化湿、利尿排石之效。

(2) 海金沙茶

【原料】海金沙 15g,绿茶 2g。

【制作及用法】沸水冲泡茶饮,每日 1 剂。

【分析】海金沙甘淡利尿，寒可清热，其性下降，能除小肠、膀胱二经血分湿热，尤善止尿道疼痛；绿茶清热利尿。二味共奏清热利尿通淋之效。

2. 湿热夹瘀

症状：腰酸胀痛或刺痛，小腹胀满隐痛，痛处固定，小便淋漓不畅，尿色深红，时夹砂石或夹有瘀块，舌质紫暗或有瘀点，舌苔黄，脉弦涩。

治法：清热利湿，活血通淋。

食疗方：

（1）二金藕节饮

【原料】金钱草30g，海金沙15g，生藕节15g。

【制作及用法】水煎或沸水冲泡，代茶频饮，每日1剂。

【分析】金钱草、海金沙清热利水通淋，藕节生用止血化瘀，三味共用有清热利水、通淋化瘀之效。

（2）酸甜藕片

【原料】山楂糕50g，鲜藕150g。

【制作及用法】鲜藕去皮，切成薄片烫熟，在两片藕片中夹1片山楂糕。佐餐，1日服完。

【分析】鲜藕性寒，可凉血止血，配以祛瘀之山楂，共奏清热凉血、止血祛瘀之功。

3. 气虚湿热

症状：腰脊酸痛，神疲乏力，小便艰涩，时有中断或夹砂石，脘腹胀闷，纳呆或便溏，舌质淡红，舌苔白腻，脉细弱。

治法：健脾补肾，利湿通淋。

食疗方：

（1）茯苓核桃饼

【原料】茯苓60g，鸡内金15g，核桃仁120g，蜂蜜适量。

【制作及用法】将茯苓、鸡内金研成细粉，调糊做薄层煎饼；核桃仁用香油炸酥，加蜂蜜调味，共研成膏做茯苓饼馅。1日服完。

【分析】茯苓健脾利湿，鸡内金健脾化石，核桃仁补肾温阳。三味合用，有健脾补肾、利湿通淋化石之效。

（2）花生莲肉汤

【原料】连衣花生仁30g，连衣莲子30g，白糖适量。

【制作及用法】莲子肉用温水浸半小时，剥开，去莲子心，加花生共炖至酥软，加白糖。当点心服食。

【分析】花生能健脾胃，花生红衣有止血生血的作用，莲子肉可益肾健脾。两者合用，有益肾健脾止血之功。

4. 阴虚内热

症状：腰酸耳鸣，头晕目眩，面色潮红，五心烦热，口干，小便艰涩，尿中时夹砂石，舌红少苔，脉细数。

治法：滋阴降火，通淋排石。

食疗方：

（1）旱莲二金茶

【原料】墨旱莲15g，金钱草30g，海金沙15g，绿茶2g。

【制作及用法】水煎或沸水冲泡代，代茶频饮，每日1剂。

【分析】墨旱莲滋阴益肾，凉血止血；金钱草、海金沙清热利水通淋；绿茶清热利尿。诸药合用，有滋阴清热、利水通淋之效。

（2）二石知金粥

【原料】石斛10g，知母10g，金钱草30g，石韦l0g，粳米50g。

【制作及用法】前四味洗净，水煎2次，去渣取汁，药汁中加入粳米煮粥，粥成后可入少量白糖调味。早晚分2次服食。

【分析】石斛滋阴清热生津，知母清热泻火滋阴，金钱草、石韦利水通淋，粳米和中益胃。诸药合用，有滋阴清热、利水通淋之功。

其他食疗方：

（1）赤小豆鸡内金粥：赤小豆50g，加水煮，将熟时放入鸡内金末6g调匀，做早餐食之。功效清热利湿、消积化癖，适用于湿热证泌尿系统结石。

（2）竹叶车前茶：车前草50g（鲜者加倍）、竹叶心10g、生甘草6g、白糖适量，共煎汤代茶饮，每日1剂。功效清热利湿，适用于下焦湿热证泌尿系统结石。

（3）核桃烧麦：面粉300g，核桃仁200g，冰糖150g，干馒头屑60g，香油100g，素油1mg（不计消耗）。用开水泡核桃仁，去外皮，将素油用温火烧至八成油温，投入核桃肉，炸酥后捞起沥油碾末；冰糖压成粉，干馒头撕成屑，与核桃仁粉一起用香油拌和，搓匀制成烧麦馅。取面粉倒在案板上，中间扒一小窝，渗入开水，拌匀，揉透，晾凉后做成圆坯20只压扁，撒上干面粉，擀成皮。将馅放于皮中间，收拢边皮即成烧麦，上笼用旺火蒸约5~6分钟即成。可佐餐，可作点心。功效补肾强腰，适用于泌尿系统结石而见肾虚之腰膝冷痛、尿频、遗精者。

第九节 糖尿病肾病

糖尿病肾病是糖尿病常见的微血管并发症，病理诊断又称为糖尿病性肾小球硬化症。预计到2025年，全世界糖尿病患者将达到3亿，占世界人口的5.4%。随着糖尿病发病率的激增，糖尿病血管并发症正威胁着人类生命健康。糖尿病肾病是糖尿病患者最常见的慢性并发症之一，也是导致终末期肾衰竭的重要原因。

糖尿病肾病相当于中医学"肾消""下消""水肿""尿浊""关格""溺毒"等范畴，吕仁和提出其中医病名为"消渴病肾病"而被广泛运用。

一、病因病机

消渴肾与脾气亏虚是其始动因素，肾虚是导致本病发生发展的根本原因，燥热、湿热、瘀热共为病因之标，湿毒、痰瘀与水共为病理产物。

二、饮食宜忌

1. 糖尿病饮食治疗十大准则：①控制每日摄入总热量，达到或维持理想体重。②平衡膳食。③食物选择多样化，谷类是基础。④限制脂肪的摄入量。⑤适量选择优质蛋白质。⑥减少或避免单糖及双糖食物。⑦高膳食纤维。⑧减少食盐摄入。⑨坚持少量多餐、定时、定量、定餐。⑩多饮水，限制饮酒。

2. 糖尿病肾病患者在遵循糖尿病饮食及肾病一般原则（参照本篇第一章第四节"肾脏疾病饮食原则"）外，还需注意以下几点。

（1）增加膳食纤维的摄入：在饮食中添加富含膳食纤维的食物，可以达到降低人体血糖和胰岛素用量的目的，同时可以有效降低糖尿病肾病患者的空腹及餐后血糖，给患者以饱腹感。所以糖尿病肾病患者每日也应当摄入与正常成人相当的膳食纤维，约为3.35g/kJ。南瓜、玉米、全麦粉等杂粮以及根菜类、海藻类均为膳食纤维的来源。

（2）糖类食物的选择：保证每日摄入总能量的50%~55%由糖类提供。糖尿病肾病患者对于摄入糖类不应做过多的限制，甚至可以在日常的饮食中根据个人的身体状况适当提高糖类的摄入，由此可以改善糖尿病肾病患者的糖耐量。可选小麦淀粉作为主食替代淀粉，因为小麦淀粉中的蛋白质含量一般为0.9%左右。

（3）增加富含抗性淀粉类食物的摄入：抗性淀粉又称难消化淀粉，这种淀粉在人体的肠道中极其难以被消化。抗性淀粉有较低的血糖生成指数，糖尿肾病患者摄入后，可延缓餐后血糖上升。抗性淀粉食物包括土豆、玉米等，尤其是在玉米中抗性淀粉的含量高达60%，是糖尿病肾病患者食品开发的优良原材料。

三、辨证食疗

（一）本虚证

1. 气虚

症状：神疲乏力，少气微言，易有自汗，舌胖有印，脉细无力。具备两项即可诊断。

治法：健脾益气。

食疗方：

（1）黄芪乌鸡汤

【原料】黄芪50g，乌鸡半只。

【制作及用法】乌鸡切块、加清水，与黄芪一起隔水炖熟，调味服食。

【分析】黄芪补中气而升阳举陷，益肺卫之气而固表止汗，与养阴益血乌鸡合用，使药性趋于平和，更宜于气阴两虚证的患者。综上所述，本方功效为补脾益气、养阴益血。

（2）羊乳山药羹

【原料】怀山药30g，鲜羊乳250mL。

【制作及用法】怀山药炒黄研末，鲜羊乳煮将沸，加入山药末调匀，即热食用。

【分析】山药味能补益脾、补肺益阴、固肾涩精，有平补三焦之称。羊乳是强身补体之佳品，可滋阴养胃、补益肾脏，与山药同用，可增加补益脾胃及肾脏的功用。综上所述，本方功效为养阴益气。

2. 血虚

症状：面色苍黄，唇甲色淡，经少色淡，舌胖质淡。具备两项即可诊断。

治法：益气养血。

食疗方：

（1）阿胶瘦肉汤

【原料】猪瘦肉50g，阿胶10g，盐少许。

【制作及用法】猪瘦肉剁成碎末放入炖盅中，加水适量，隔水炖熟，加阿胶烊化，并加少许盐调味。每日1次，可常服。

【分析】阿胶为滋阴补血止血常用中药，其补血力强；猪肉补肝肾、益气血、滋阴液。二物均为血肉有情之物，合用时滋阴补血之力尤胜。

（2）当归猪血羹

【原料】当归身 10g，肉苁蓉 10g，煮熟的猪血 100g，冬葵菜 100g，葱白、食盐、香油（花生油）适量。

【制作及用法】将当归身、肉苁蓉洗净，加水煎煮，取汁待用；冬葵菜（如无，以落叶葵叶代之）撕去筋膜，洗净，与待用药汁同入锅中，加水适量煮熟；将煮熟的猪血切条，并与葱白、食盐、香油（花生油）一并加入，搅匀。趁热空腹食用。

【分析】当归可活血止痛、润肠通便，肉苁蓉具有补肾阳、益气血、润燥通便之用。冬葵菜、猪血有增强补血之力。以上诸药同用，共奏补血养血、活血润燥之功。

3. 阴虚证

症状： 怕热汗多或有盗汗，手足心或五心烦热，舌瘦红裂，脉象细数。具备两项即可诊断。

治法： 滋补肝肾。

食疗方：

（1）泥鳅汤

【原料】泥鳅 90g，糯稻根 30g。

【制作及用法】泥鳅用食油煎至金黄，用清水 2 碗（约 1000mL）煮糯稻根，煮至 1 碗汤时，放进泥鳅煮汤。吃时调味，吃泥鳅饮汤。

【分析】糯稻根止虚汗、退虚热，泥鳅补中益气、利水祛湿，两物相用有滋阴敛汗之用。

（2）桑椹粥

【原料】桑椹 30g（鲜品 60g），糯米 100g，冰糖少许。

【制作及用法】将淘洗干净的桑椹和糯米同放锅内，加适量水煮粥，粥将成时放入少许冰糖。分 2 次服食。

【分析】方中桑椹性能滋阴补血、生津润肠；糯米补中益气，助桑椹益气养阴之力。综上所述，本方功效为滋阴养血、补肝肾。

4. 阳虚证

症状： 畏寒肢冷，腰膝怕冷，面足浮肿，夜尿频多，舌胖苔白，脉沉细缓。具备两项即可诊断。

治法： 温补脾肾。

食疗方：

（1）枸杞羊肾粥

【原料】新鲜羊肾 1 只，羊肉 100g，枸杞叶 500g，粳米 300g，葱、细盐少许。

【制作及用法】将新鲜羊肾剖洗干净，去内膜，细切，再把羊肉洗净切细；枸杞叶煎汁去渣，同羊肾、羊肉、葱、细盐、粳米共煮粥。吃肉喝粥。

【分析】枸杞叶补肝肾、明目，羊肾以肾补肾，羊肉温肾散寒、补血填精，细盐和脾入肾脏，粳米益气生津、助脾健运。诸味合用，共奏补肾壮阳、益精填髓之功。

（2）鹿角胶粥

【原料】粳米100g，鹿角胶18g，生姜3片。

【制作及用法】先煮粳米做粥，待沸后，加入鹿角胶、生姜，同煮为稀粥。宜冬季服食。3~5天为1个疗程。

【分析】方中鹿角胶温补肝肾、益精血、止血；粳米能补中益气、健脾和胃，充养后天之本；姜能发汗解表、温中。故本方有补肾阳、益精血之功效。

5. 脾气虚证

症状：肌瘦乏力，食后腹胀，大便易绪，纳饮不香。具备两项即可诊断。

治法：健脾益气。

食疗方：

健脾益胃粥

【原料】党参20g，粳米100g，猪脾1具，生姜6g，葱白2根，陈皮6g，食盐少许。

【制作及用法】党参、粳米洗净，加水500mL，武火煮沸；加入生姜（刮去皮、洗净、压破）改文火煮至米熟汤稠，加入猪脾（洗净，切薄片）、葱白（切碎）、陈皮6g，待至粥成，捞去陈皮，加食盐少许调味。2日服1次。

【分析】党参能补益肺脾、血生津，陈皮有行气健脾、燥湿化痰之效，生姜温中开胃、改善食欲，葱白温通阳气，猪脾能健脾胃助消化，配合益脾和胃、除烦解渴的粳米，药性平和，健脾之力益增。综上所述，本方有补气、健脾、开胃之功。

6. 肺气虚证

症状：声低微言，易于感冒，咳嗽气短。具备两项即可诊断。

治法：补益肺气。

食疗方：

黄芪汤

【原料】生黄芪15g，炒白术10g，防风10g，粳米50g。

【制作及用法】生黄芪、炒白术、防风洗净以布袋装好，同淘净粳米加水煮，待熟后捞去渣取上液。温服，每日2次，每服100mL。

【分析】黄芪补气升阳、益卫固表、利水消肿，是补气要药；炒白术有健脾燥湿之功；防风有胜湿解表止汗的作用。上三物组成著名的"玉屏风散"，常用于体虚感冒、汗多等症。粳米益气补中力缓，且有止渴作用。本方尤适于小儿、老人体虚易感冒者。综上所述，本方功效为健脾益肺固表。

7. 肝阴虚证

症状： 视物模糊，双目干涩，肢体麻木。具备两项即可诊断。

治法： 滋养肝阴。

食疗方：

枸杞明目膏

【原料】枸杞子 120g，少许盐，白蜜 100g。

【制作及用法】将枸杞子用盐水泡一宿，控干后用蜜拌，蒸熟，用瓷器收贮。每日 3 次，每次 6g，嚼服。

【分析】枸杞子能补肝肾、明目，能治肝肾阴精不足；腰膝酸软、视物不清等症。

（二）标实证

若标实证较明显，宜以急则治标为法，先治其标。

1. 热证

症状： 口干舌燥，烦渴多饮，大便干结，舌红苔糙，脉数。具备两项即可诊断。

治法： 清里热。

食疗方：

决明栀子饮

【原料】决明子 20g，栀子 5g。

【制作及用法】决明子炒至微黄，捣碎，与栀子一起水煎约 10 分钟。代茶饮。

【分析】决明子性苦寒，可降泻肝经郁热，同时可清热润肠。栀子清热解毒、除烦止渴。两味药一起共奏清热解毒、通便除烦之功。

2. 瘀证

症状： 定位刺痛，夜间加重，口唇暗，舌紫暗或有瘀斑，舌下脉怒张，肌肤甲错。有一项即可诊断。

治法： 活血化瘀。

食疗方：

川芎茶

【原料】川芎 5g，茶叶 5g。

【制作及用法】水煎取汁，当茶饮。

【分析】川芎为活血行气、祛风止痛的要药。茶叶善能清利头目。方中川芎、茶叶同用，寒温和调，升降相济，使川芎辛温而不燥烈，升散而不耗气，共奏活血行气、祛风止痛之效。综上所述，本方功效为活血祛瘀、行气解郁、祛风止痛。

3. 气郁证

症状：胸闷太息，胸胁或腹胀满，急躁易怒或情志抑郁，口苦咽干，脉弦。具备两项即可诊断。若郁而化热则症见舌红苔黄、便干、尿黄、脉数。

治法：疏肝解郁。

食疗方：

郁金玫瑰茶

【原料】郁金5g，玫瑰花5g，栀子5g。

【制作及用法】郁金、玫瑰、栀子开水冲泡，代茶饮。

【分析】玫瑰花理气解郁、化湿和中、活血散瘀，郁金善行气解郁、清热凉血、活血化瘀，山栀子清热解毒、止渴除烦。三药相合，共奏清热凉血、行气解郁之功。

4. 痰湿证

症状：胸闷脘痞，纳呆呕恶，形体肥胖，全身困倦，头胀肢沉。具备两项即可诊断。

治法：健脾化痰。

食疗方：

橘皮粥

【原料】橘皮10g（或橘皮末3g），粳米50g。

【制作及用法】将橘皮煎取药汁200mL，去渣，加入粳米煮粥。或单以粳米煮粥，待粥快成时加入橘皮末3g，再文火煮至粥成。每日2次，空腹食用。

【分析】橘皮善行脾肺气滞，温燥中焦寒湿，苦降上逆之胃气。煮粥食用，既制约橘皮辛散温燥过烈之偏，又补助其健脾不及之短，亦合"行而不伤，补而不滞"之理，故本方功效为理气化痰、健脾和胃。

5. 痰热证

症状：咯痰黄稠，脘腹痞满，舌苔黄腻，脉滑数。具备两项即可诊断。

治法：清热化痰。

食疗方：

夏枯草茶

【原料】夏枯草60g，竹茹10g，冰糖10g。

【制作及用法】将夏枯草制成粗末，放入杯中，沸水冲泡，焖 15 分钟，再放入冰糖溶解。代茶饮。

【分析】夏枯草是清热药中善清肝火之品，同时兼有散郁结之功；竹茹清热化痰、理气降逆；冰糖补中益气，能治疗热病耗气伤阴之证，且冰糖甘缓，能增强夏枯草之寒燥之力。三者相用，有清热化痰而兼理气宽胸之功。

6. 热毒证

症状：皮肤疖肿，身热咽痛，苔黄脉数。具备两项即可诊断。

治法：清热解毒。

食疗方：

双花饮

【原料】金银花 50g，菊花 50g，山楂 50g，蜂蜜 200g。

【制作及用法】金银花、菊花、山楂三味入锅中，加适量水同煮，煮沸半小时，去渣，放凉后加入蜂蜜。分次饮用。

【分析】金银花清热解毒，菊花清热解毒之功与金银花相似而力稍弱，两药合用能增强清头目、解热毒之功效。方中山楂为消食化积要药，又有行气散瘀之效。入蜂蜜能补中润燥、滑肠缓急，与山楂同用，则酸甘合而化阴津。四味合用，清热解毒而同时能滋生阴津，祛邪且能固护胃气。

7. 湿热困脾证

症状：脘腹痞闷，口渴饮少，舌体胖嫩，舌苔黄腻。具备两项即可诊断。

治法：健脾化湿。

食疗方：

荷叶冬瓜汤

【原料】鲜荷叶 2 片，鲜冬瓜 400g，少许食盐。

【制作及用法】鲜荷叶、鲜冬瓜加适量水，合而煲汤，捞去荷叶，加少许食盐调味。饮汤食冬瓜。

【分析】荷叶能清热利湿、除烦止渴，冬瓜清热利湿，本方中两物合用，能增强清热利湿、理气和中之功。

8. 湿热下注证

症状：小便黄浊，带下黄稠，大便黏滞，二阴湿痒，疹痒流水，舌黄。具备两项即可诊断。

治法：清热利湿。

食疗方：

萆薢饮

【原料】鲜萆薢 50g，玉米须 20g。

【制作及用法】鲜萆薢、玉米须加水 400mL 煎取汁。分次饮服。

【分析】鲜萆薢能清湿热、别清浊，其性下行，除下焦之湿而分清别浊；玉米须能清热利湿。二者相用，清热利湿之力增强。

9. 肝胆湿热证

症状：急躁易怒，口苦泛恶，带下黄臭或目甲发黄，舌苔黄腻，脉弦滑数。具备两项即可诊断。

治法：清肝利胆。

食疗方：

茵陈栀子仁粥

【原料】茵陈 30g，栀子 4g，鲜车前草 30g，粳米 60g，少许白糖。

【制作及用法】茵陈、栀子、鲜车前草加水适量共煎成汤液，与淘好的粳米加水煮成粥，加少许白糖即可服用。日 1 ~ 2 剂，可连服 5 天。

【分析】茵陈能清利肝胆湿热；栀子清热泻火凉血；车前草利尿行水；粳米益气护胃，并可减少上药苦寒攻伐之力；白糖甘缓，与粳米同用可护肝生阴。诸品为膳，共为利胆清热、解毒利湿之功。

第十节　狼疮肾炎

狼疮肾炎是指系统性红斑狼疮（SLE）合并双肾不同病理类型的免疫性损害，同时伴有明显肾脏损害临床表现的一种疾病。其发病与免疫复合物形成、免疫细胞和细胞因子等免疫异常有关。除 SLE 全身表现外，临床主要表现为血尿、蛋白尿、肾功能不全等。传统中医学并未有专门论述，一般随着病情进展，可归于"腰疼""虚劳""尿浊""尿血""水肿""癃闭""关格"等范畴中。

一、病因病机

1. 中医病因病机

狼疮肾炎的基础是肾阴虚，热毒内侵是发病的诱因，热毒内蕴、瘀血停滞是这个疾病自始至终发生的特征性病机。

本病的病因多与感受邪毒有关，热毒为患是关键，热毒伤阴从而导致阴虚火旺。由于素体阴虚所以容易为热邪所侵扰，内有阴虚火旺之虚火，外有感受之实热，两者相和导致热更甚，从而损害脏腑和气血。肾虚内热、瘀血阻滞成为此阶段本病的主要病机。肾藏精，主一身之阴，而该疾病多为女性患者的原因则是女子天性属阴，过劳、七情所伤、房事不节等亦易导致阴津耗损而成肝肾阴虚。真阴暗耗，从而复感热邪，致使阴津耗损更加严重，以此往复，日久则导致阴精重伤，肝肾俱虚，乃至气阴两虚。

2. 西医发病机理

系统性红斑狼疮是一种多因素，包括遗传、性激素、环境、感染、药物、免疫反应等参与的特异性自身免疫性疾病。上述多种因素相互作用，引起机体免疫系统紊乱，其中最重要的特征是产生抗核抗体等多种自身抗体，后者与抗原形成免疫复合物，并伴有免疫细胞、细胞因子等免疫异常，这是其多组织、器官损伤的共同机制。狼疮肾炎的发病机制可能与以下因素有关：①循环免疫复合物在肾脏沉积。②原位免疫复合物形成。③局部补体激活。④自身抗体的直接作用。⑤T细胞介导的免疫反应等。

二、饮食宜忌

1. 一般注意事项

急性期避免阳光及紫外线直接照射皮肤，注意休息，避免疲劳，祛除加重病情的因素，规律用药及定期就诊。平素宜补充维生素，清淡饮食，并注意优质蛋白质的摄入。

2. 饮食禁忌

（1）系统性红斑狼疮患者大多为高过敏体质，海鲜可诱发或加重病情，故应忌食。

（2）羊肉、狗肉、鹿肉、驴肉、龙眼性温热，阴虚内热者食后能使内热症状加重，故不宜食用。

（3）香菜、芹菜、香菇久食引起光过敏，使患者面部红斑皮损加重，故不宜食用。

（4）辛辣食物，如辣椒、葱、蒜、胡椒、青椒、姜等能加重患者内热现象，不宜食用。

（5）花菜可加重脱发的进程，因此有脱发者不宜服用。

（6）菠菜可增加狼疮肾炎的蛋白尿、管型尿，故不宜食用。

（7）禁食动物内脏、蛋黄、带鱼、猪脑等胆固醇高的食物。

（8）有光过敏者禁食无花果；过敏体质禁食菠萝、芒果、杨梅；高钾患者禁食橘子、香蕉。

（9）不宜饮酒，也不宜饮用药酒、补酒治疗。烟中的尼古丁等有害成分能刺激血管壁而加重血管炎，应彻底戒除。

3. 药物禁忌

（1）避免使用可加重病情的药物：肼苯达嗪、心得安、氯丙嗪、丙基或甲基硫氧嘧啶、金制剂、D－青霉胺、苯妥英钠、异烟肼、青霉素、链霉素、磺胺类药等。

（2）避免使用含雌激素类药物及食物：紫河车、脐带、蜂王浆、蛤蟆油、女性避孕药等。

（3）人参、西洋参、绞股蓝等药物中含有的人参皂苷可激活抗核抗体，从而进一步加重病情，故也应尽量避免使用此类中药及含有该药的中成药。

三、辨证食疗

1. 脾肾气虚，水湿瘀阻

症状：神疲乏力，汗出，腰酸膝软，纳食不香，小便清长或尿少，水肿，舌暗，苔润，脉虚数。

治法：健脾益肾，利水祛湿散瘀。

食疗方：

（1）乌鸡木耳汤

【原料】乌鸡半只，木耳 40g，玉米须 30g，少许食盐。

【制作及用法】乌鸡及木耳洗净，与玉米须一起加水适量，放入瓦煲内，文火隔水久炖半小时。调味后饮汤吃渣。

【分析】乌鸡擅补益肝肾、健脾益胃，木耳有养血润燥、活血化瘀之功，玉米须利水消肿、清肝利胆。三者共用，共奏健脾益肾、利水消肿活血散瘀之功。方中药性不烈，可长期食用。

（2）黄芪木耳炖乌鸡

【原料】黄芪 50g，乌鸡半只，木耳 20g。

【制作及用法】乌鸡切块，与黄芪、木耳一起加清水隔水炖熟。调味服食。

【分析】黄芪能补中气而升阳举陷，且能利水消肿、托毒生肌；乌鸡擅补益肝肾、健脾益胃；木耳养血润燥、活血化瘀。三者相用，共奏补脾益肾、活血化瘀之功。

2. 气阴两虚，湿热瘀阻

症状：面色苍白，神疲乏力，汗出，心悸气短，眩晕耳鸣，月经量少色淡，或闭经，口干，大便黏腻，关节红肿疼痛，舌淡暗，苔薄黄，脉细数或脉滑数。

治法：益气养阴，清热利湿化瘀。

食疗方：

（1）猪心参芪汤

【原料】猪心 1 个，黄芪 15g，人参 7g，川芎 10g。

【制作及用法】黄芪、人参、川芎三药纳入洗净的猪心内，加水炖熟。吃肉饮汤。

【分析】猪心能养阴血、定神志，黄芪补中益气、利水消肿，人参大补元气、补脾益肺、生津，川芎活血化瘀、祛风止痛。三药与猪心同煮，能达滋阴益气、活血化瘀之功。

（2）黑枣薏米粥

【原料】黑枣30g，薏苡仁50g，粳米300g。

【制作及用法】黑枣、粳米洗净后与薏苡仁一起放入砂锅中，加清水煮至熟烂。搅匀后空腹食用。

【分析】黑枣补中益气、养血滋阴，粳米具有补中益气、健脾和胃、除烦渴的作用，薏苡仁可清利湿热、止泻除痹。粳米与黑枣同用香甜可口，且能增强补中益气的作用，减少黑枣助湿壅中之弊。故本方功效为益气养阴、清热利湿。

3. 脾肾气虚，湿热瘀阻

症状：神疲倦怠，少气懒言，汗出，水肿，关节肿痛，纳呆，腰痛，尿频或尿少，甚至无尿，舌淡暗，苔薄黄腻，脉沉滑或沉涩。

治法：健脾益肾，清热利湿化瘀。

食疗方：

（1）莲子薏仁粥

【原料】莲子肉20g，薏苡仁20g，糯米50g，大枣6个，核桃仁20g，饴糖少许。

【制作及用法】莲子肉研粉，与薏苡仁、糯米、大枣加清水煮至米熟汤稠，核桃仁炒熟后撒于粥上，酌加饴糖即可服食。趁热喝粥。

【分析】莲子肉补脾胃、安定心神，薏苡仁清利湿热，核桃仁补脾益肾、润肠通便，糯米补中益气、暖脾胃。以上诸物合用，令药性平和，共为健脾益肾、清热利湿之功。

（2）白扁豆粳米粥

【原料】白扁豆30g，桃仁20g，粳米300g。

【制作及用法】白扁豆、桃仁、粳米一起加入清水1000mL共煮烂。早晚餐用。

【分析】白扁豆能健脾和中、运化水湿，粳米益气补中，桃仁活血化瘀。三者合用，脾肾得补、水湿可去、血瘀能行，药性平和，可长期服用。

4. 热毒炽盛

症状：起病急，高热持续不退，两颧红斑或手部红斑，斑色紫红，神昏，烦躁口渴，关节疼痛，尿短赤，舌红绛，苔黄，脉洪数或弦数。

治法：清热解毒。

食疗方：

（1）薏仁石膏粥

【原料】生石膏30g，薏苡仁90g，桂枝9g。

【制作及用法】生石膏、薏苡仁、桂枝洗净后放入瓦煲内，加清水适量，文火煮2小时成粥状。随时食用。

【分析】石膏能清热泻火，薏苡仁利水渗湿、健脾止泻，桂枝发汗解肌、温通经脉。综上所述，本方功效为清热解毒、宣痹止痛。

（2）防己桑枝粥

【原料】防己12g，桑枝30g，薏苡仁60g，赤小豆60g。

【制作及用法】防己、桑枝、薏苡仁、赤小豆洗净后放入瓦煲内，加清水适量，文火煮至粥成即可。可随餐食用。

【分析】防己祛风止痛、利水消肿；桑枝能祛风通络、通利关节、行水消肿；薏苡仁利水渗湿、健脾止泻、祛湿除痹；赤小豆配伍防己、薏苡仁，既能增强利水祛湿之力，又可使本方无伤阴之忧。综上所述，本方功效为清热利湿、宣痹止痛。

5. 肝肾阴虚，湿热瘀阻

症状：眩晕耳鸣，低热，脱发，口干咽痛，盗汗，五心烦热，腰膝酸软，视物模糊，月经不调或闭经，关节肌肉隐痛，心悸，舌红，苔少，脉细数。

治法：滋补肝肾，清热利湿化瘀。

食疗方：

猪脊杜仲汤

【原料】猪脊骨（含骨髓）500g，杜仲30g，陈皮6g，薏苡仁30g，红枣3枚（去核）。

【制作及用法】猪脊骨斩块，与杜仲、陈皮、红枣洗净后共放入瓦煲内，煮至猪骨熟烂，调味后饮用。喝汤吃肉。

【分析】杜仲能补肝肾、强筋骨，猪脊骨补肝肾、填精髓。杜仲与猪脊骨相配，前者重在补肾强腰，后者重在填精充髓，二者相互促进，相得益彰。陈皮行气健脾、燥湿化痰，使猪脊骨补而不滞。红枣补脾益胃，可增强人体受纳之功。薏苡仁利水渗湿、健脾止泻、祛湿除痹。综上所述，本方功效为补益肝肾、利湿痛痹。

6. 脾肾阳虚，水湿瘀阻

症状：神疲乏力，畏寒肢冷，水肿，大便溏薄，小便清长或尿少，甚至无尿，舌胖淡暗，苔薄润，脉沉紧或沉。

治法： 温补脾肾，利水祛湿化瘀。

食疗方：

（1）巴戟狗肉汤

【原料】狗肉250g，巴戟天10g，生姜3片，肉桂5g。

【制作及用法】狗肉洗净、斩块，巴戟天洗净，生姜洗净捣烂；先用生姜将狗肉用油炒至表皮变为赤色后，与巴戟天、肉桂共同放入瓦煲内，加清水适量，用文火煮至狗肉熟烂，调味后食用。饮汤吃肉。

【分析】狗肉补中益气、温肾助阳、理气利水，巴戟天能补肾助阳、祛风除湿，肉桂补火助阳、散寒止痛、温通经脉。生姜既能助巴戟天以散寒除湿，又能除狗肉腥味。综上所述，本方功效为补肾逐寒、祛风除湿止痹痛。

（2）栗子焖猪腰

【原料】栗子180g，猪腰2只，花椒5g，少许食盐。

【制作及用法】栗子洗净，用油煎炒至赤黄色；猪腰洗净切片，与栗子共同放入瓦煲内，加花椒及清水适量，用文火煲至栗子熟烂起粉后，加入食盐等调味料即成。适量食用。

【分析】栗子养胃健脾、补肾强筋，猪腰补肾壮腰、补虚劳，花椒温脾除湿、散寒止痛。诸药相合，共奏温补脾肾、除湿宣痹之功。

第十一节　尿酸性肾病

尿酸性肾病又称高尿酸血症肾病、痛风肾病，是指血尿酸产生过多或排泄减少形成高尿酸血症所致的肾损害。临床表现有三种，即慢性尿酸性肾病、急性尿酸性肾病和尿酸结石。急性尿酸性肾病起病急骤，由于大量尿酸结晶沉积于肾间质及肾小管内，肾小管腔被尿酸充填、堵塞，常导致少尿型急性肾衰竭，临床多按少尿型急性肾衰竭处理。而尿酸结石临床则多按尿路结石处理。故本文仅指慢性尿酸性肾病。

一、病因病机

脾肾不足是尿酸性肾病的病变之本，其中肾虚是根本。先天不足，影响人体后天的生长发育及抗病能力；年老体弱，肾精渐虚，外邪易侵，更伤肾气，肾的泌浊功能下降；房事不节，既耗伤肾精，又耗气伤神，阴亏日久，必损及阳，以致肾中阴阳俱亏；情欲太过，致使相火妄动，耗损其阴，亦可致肾虚；药毒及他脏与肾，"五脏之伤，穷必及肾"，所以高尿酸血症或痛风晚期都必然伤及肾导致肾损害。

脾虚致本病之病因病机：若饮食不节，过饥过饱，暴饮暴食，伤饮生冷，饮食偏嗜，过食肥甘及动物内脏，情志内伤等皆可伤及于脾。脾阳不足，运化无权，水液代谢障碍，导致水湿停滞，湿邪内阻，临床上常见痰饮、水肿；若兼感外湿，或过食生冷而内外合邪，阻滞中焦，而成虚实夹杂之证。脾虚生湿生痰，久而成瘀，结于关节、肌肉、肾脏等致尿酸性肾病。

二、饮食宜忌

1. 注意低嘌呤饮食。

2. 避免饮酒，酒精代谢使乳酸升高从而可抑制尿酸排泄，而且啤酒本身亦含有大量嘌呤。

3. 少吃火锅，少喝肉汤、鱼汤、鸡汤等老火汤，肉类可煮沸后去汤食用，避免吃炖肉或卤肉。

4. 忌辛辣之品，如辣椒、咖喱、胡椒、芥末、生姜等，因其能兴奋植物神经，诱发痛风急性发作。

5. 饮食宜清淡少油，多饮水，多进食碱性食物，控制体重，控制血脂、血糖等易导致尿酸升高的疾病因素。

6. 合并肾功能不全者，饮食参照本篇第一章第四节"肾脏疾病饮食原则"。

三、辨证食疗

（一）本证

1. 脾肾气虚

症状：面色无华，腰膝酸软，食欲不振，神疲乏力，下肢浮肿，口淡不欲饮，尿频或夜尿多，舌淡红，有齿痕，苔薄，脉细。

治法：补益脾肾。

食疗方：

（1）鸽子黄芪汤

【原料】鸽子1只，黄芪30g，枸杞子20g。

【制作及用法】鸽子（去毛和内脏）、黄芪、枸杞子置炖盅内加水适量，隔水文火慢炖。饮汤吃渣。3天1次，可连用5次。

【分析】黄芪性能补脾益气，枸杞子补益肝肾，二者合用有健脾益肾、益气养血之功效。

（2）党参糯米饭

【原料】党参10g，肥大枣10个，糯米100g，饴糖30g。

【制作及用法】党参、肥大枣加水适量泡发后，煎取药汁备用；糯米淘净，加水适量同置瓷碗蒸熟后扣于盘中，将煮好的党参、大枣摆放在上面，再将药汁加饴糖煎成黏汁，浇在枣饭面上。每日可服用 1 次。

【分析】党参为补气要药；大枣能补中益气、养血安神及调和营卫；糯米质黏软，味甘性温，可补脾胃。党参、大枣、糯米合用，加益中之饴糖，共奏补益脾胃、益气养血之功。

2. 脾肾阳虚

症状：面色苍白（或黧黑），浮肿，畏寒肢冷，腰膝关节酸痛或冷痛，足跟痛，精神萎靡，纳呆或便溏（五更泄），性功能失常（遗精、阳痿、早泄）或月经失调，夜尿频多清长，舌嫩淡胖，有齿痕，脉沉细或沉迟无力。

治法：温补脾肾。

食疗方：

煨猪肚

【原料】猪肚 1 个，白胡椒 15g，生姜、葱适量，食盐少许。

【制作及用法】先将猪肚洗净（要保持完整），把白胡椒打碎后放入猪肚内，加入少量清水；将猪肚用线扎紧两头，放入砂锅内，加适量清水，并放入生姜、葱段，用文火煨炖至熟烂，酌加食盐调味食用。3 天 1 次，15 天为 1 个疗程。

【分析】白胡椒能温中止痛、芳香健脾，可除胃寒、消寒痰、化食积等。猪肚为血肉有情之物，能温补脾肾。综上所述，本方功效为温补脾肾、散寒止痛。

3. 气阴两虚

症状：腰酸膝软，面色无华，少气乏力，口干咽燥，午后低热，或手足心热，筋脉拘急，屈伸不利，夜尿频多，大便干结，舌质红，舌体胖，脉弦细无力。

治法：滋阴益气。

食疗方：

（1）石斛瘦肉汤

【原料】鲜石斛 30g，芦根 15g，猪瘦肉 50g。

【制作及用法】将石斛、芦根去泥沙、洗净，猪瘦肉洗净、切块，把上述用料一齐放入瓦锅内，加清水适量，武火煮沸后文火煮 2 小时，调味即可。喝汤吃肉。

【分析】石斛生津益胃、清热养阴，芦根清热生津、除烦止呕。两药相伍，相互补充，增强养阴之效。猪瘦肉既可补脾气益肾阴，又可使汤味鲜美。

故此方有滋阴益气、健脾益肾之功。

（2）燕窝银耳炖洋参

【原料】燕窝30g，银耳15g，西洋参18g。

【制作及用法】将燕窝用清水泡发，去掉杂质洗净，银耳、西洋参洗净，把全部用料一齐放入炖盅内，加开水适量，炖盅加盖，文火隔开水炖2小时，调味即可。喝汤吃渣。

【分析】燕窝能滋阴润燥、益气补中，银耳滋阴润肺，西洋参补气养阴，三者合用起滋阴益气之功效。

4. 肝肾阴虚

症状： 目睛干涩或视物模糊，头晕耳鸣，额红口干，关节痛如被杖，局部关节变形，昼轻夜重，五心烦热或手足心热，腰脊酸痛，肌肤麻木不仁，步履艰难，筋脉拘急，屈伸不利，尿赤便干，舌红少苔，脉弦细或细数。

治法： 滋补肝肾。

食疗方：

（1）粳米鲜蚝粥

【原料】鲜蚝90g，粳米300g，姜、葱少量。

【制作及用法】将粳米洗净，放入瓦锅内，加清水适量，武火煮沸后，加入鲜蚝，文火煮至鲜蚝熟烂为度。再加入姜、葱调味即可。随餐食用。

【分析】鲜蚝即新鲜的牡蛎肉，能滋阴养血，治烦惹失眠、心神不宁等症。粳米健脾和中。故本方功效为滋阴补肾、养心安神。

（2）芹菜炒蛤蜊

【原料】芹菜90g，蛤蜊肉90g，生姜少许。

【制作及用法】将芹菜洗净，切段；蛤蜊肉洗净；生姜洗净捣烂。起油锅，放入生姜、蛤蜊肉炒熟，再放入芹菜微炒，调味即可。随餐食用。

【分析】芹菜滋补肝肾，蛤蜊肉功擅滋养肝阴，二者合而用之，滋养肝肾之效力著。

（二）标证

1. 湿热内蕴

症状： 四肢沉重，关节灼热肿痛，颜面或下肢浮肿，皮肤疖肿、疮疡，咽喉肿痛，关节痛风石形成，局部红肿疼痛，小便黄赤、灼热或涩痛不利，大便黏滞不爽或秘结，舌红，苔黄腻，脉濡数或滑数。

治法： 清热利湿，宣痹止痛。

食疗方：

（1）银花藤饮

【原料】石膏 30g，知母 15g，桂枝 12g，忍冬藤 30g，粳米 30g，白糖 30g。

【制作及用法】诸药洗净后加入清水适量，武火烧沸，继用文火熬煎 1 小时，滤渣取汁，加入白糖，搅匀冷却后饮用。日服 1 剂，分 3 次服用。

【分析】石膏清热解毒，知母清热泻火、滋生津止渴，二者相须为用，共治热盛伤津之证。银花藤又名忍冬藤，能清经络中风湿热邪而止疼痛，可用于风湿热痹。桂枝温通经脉，通阳化气；粳米补中益气，健脾和胃。诸药相合，共奏清热利湿、宣痹止痛之功。

（2）苍术苡仁牛膝粥

【原料】苍术 10g，川牛膝 15g，薏苡仁 90g，生石膏 25g。

【制作及用法】苍术用淘米水浸泡，炒后备用；川牛膝、薏苡仁、生石膏洗净后，与苍术共同放入瓦煲内，加入清水适量，文火煮至粥状食用。早晚服用。

【分析】苍术能燥湿健脾、祛风除湿。薏苡仁能祛湿除痹，配伍苍术能增强运脾化湿之力。川牛膝活血通经、通利关节、消肿止痛。石膏清热泻火、生津止渴。石膏与苍术配伍共奏清热宣痹之效。诸药合用，有祛风除湿、清热通痹之功。

2. **瘀血阻络**

症状： 腰及全身关节刺痛，痛有定处、拒按，脉络瘀血（如口唇、齿龈、爪甲紫暗，肤表赤缕，或腹部青筋外露），面色黧黑或晦暗，肌肤甲错或身有瘀斑，肢麻屈伸不利，病久关节变形，舌质紫暗或有瘀点、瘀斑，脉涩或细。

治法： 活血化瘀，通痹止痛。

食疗方：

桃仁粳米粥

【原料】桃仁 10g，粳米 50g。

【制作及用法】将桃仁捣烂如泥，加水研汁去渣，以汁煮粳米为稀粥。空腹温食，每日 2 次。

【分析】桃仁能活血化瘀以散结、消肿，本方煮粥食用，因煮沸较久则不易中毒，安全有效，于正不伤，有祛瘀止痛之用。

3. **寒湿痹阻**

症状： 畏寒，关节冷痛重着，遇寒加重，得热痛减，局部酸麻疼痛，昼轻夜重，常于天寒雨湿季节发作，或见皮下硬结，红肿不甚，夜尿多，小便清长，舌淡胖，苔白滑，脉弦紧或迟缓。

治法：温化寒湿，宣痹止痛。

食疗方：

（1）双枝饮

【原料】桑枝 30g，桂枝 10g。

【制作及用法】桑枝、桂枝加清水 300mL 同煎，去渣取汁饮用。每日 2 次，可连服 1 周。

【分析】桑枝祛风通络、通利关节、行水消肿，桂枝发汗解肌、温通经脉。桂枝与桑枝能治疗寒湿痹痛。综上所述，本方功效为祛风寒湿气、通痹止痛。

（2）乌鸡羹

【原料】乌鸡 1 只，豉汁、姜、葱、胡椒少许。

【制作及用法】乌鸡用清水煮熟后以豉汁、姜、葱、胡椒适量调作羹状。空腹食之。

【分析】乌鸡温中益气、补精添髓，生姜发散风寒、温中，胡椒温中和胃，豉汁同以上配料与乌鸡合用，可透达药力，增强其祛风除湿、温通经络的作用。综上所述，本方功效为祛风通络、散寒止痛。

4. 痰浊内阻

症状：面色萎黄，关节肿痛不红，肢体困重或麻木、屈伸不利，头重昏蒙，胸脘痞闷，纳呆恶心，口干不欲饮，口中黏腻，咳白黏痰，舌质淡胖，苔白厚腻，脉滑或弦。

治法：健脾化痰，通痹止痛。

食疗方：

苍术粳米粥

【原料】苍术 20g，桃仁 20g，粳米 300g。

【制作及用法】苍术、桃仁、粳米一起加适量水，煮烂即可。早晚餐服用。

【分析】苍术燥湿健脾、祛风湿，健脾则痰失生化之源，痰浊渐消；桃仁活血化瘀、通痹止痛；粳米和中健脾。三者合用，痰浊渐除，痹痛得消。

第十二节　IgA 肾病

IgA 肾病是指肾小球系膜区以 IgA 或 IgA 沉积为主的原发性肾小球疾病。其特征是反复发作的肉眼和（或）持续的镜下血尿，诊断的确立依靠肾活检。

IgA 肾病是反复发生的肾小球性血尿的最常见病因，亦是我国最常见的肾小球疾病，约占原发性肾小球肾炎的 30%。根据本病的主要临床表现，其属于中医的"尿血"范畴，部分以肾病综合征为主者则属于"水肿"范畴。

一、病因病机

1. 中医病因病机

IgA 肾病是由于外感风热、湿热之邪或阴虚内热，热邪迫血妄行；或脾虚气弱，气不摄血；或瘀血内阻，血液不循当道所致。

2. 西医发病机理

病因不明。原发性 IgA 肾病由肾脏本身疾病引起。继发性 IgA 肾病由肾脏以外的疾病引起，如紫癜性肾炎、HIV 感染、血清阴性脊柱关节炎、肿瘤、麻风病、肝脏疾病、家族性 IgA 肾病等。

二、饮食宜忌

IgA 肾病患者应避免劳累，预防感冒和避免使用肾毒性药物。对于有反复扁桃体感染者应手术摘除，可减少肉眼血尿的发生；降低血 IgA 水平，部分患者可减少尿蛋白。

1. 血尿酸高的 IgA 肾病患者尤其要忌食动物内脏、鱼虾蟹蚌、啤酒、菇类、豆类、菠菜。

2. IgA 肾病患者宜吃清淡易消化的食物、新鲜蔬菜和适量水果，适当饮水，禁忌一切补品、补药及易上火的食物，如辣椒、荔枝、巧克力等。特别是阴虚内热和有瘀证的患者，更应该将饮食禁忌牢记于心。

3. IgA 肾病合并高血钾者，忌食高钾食物，如香蕉、柑橘、土豆、西红柿、南瓜、茶叶、酱油、味精；血钾低的患者恰相反。

4. IgA 肾病水肿重者应忌盐，限制蛋白质的入量，少饮水；水肿不重者，可进低盐饮食；无浮肿者不限制饮水和蛋白质的入量。

5. 镜下血尿者及易上火者应多饮水，多食苹果、黑芝麻、木耳等养阴降火的食物。

6. 近年临床研究显示，富含 N-3 多不饱和脂肪酸的鱼油（每天 12g，共 2 年），有较好延缓 IgA 肾病患者肾功能恶化的作用，值得进一步验证。

7. IgA 肾病患者还应注意以下饮食禁忌。

（1）方便面：很多人为了方便或者挤时间，一顿饭就喜欢用方便面凑合。却不知，其中的防腐剂对人们的身体危害是比较大的。

（2）葵花子：它含有不饱和脂肪酸，这样的物质很容易影响患者的肝功能，进而加速肝脏损害，而且也很容易让人发胖。

（3）菠菜：菠菜中富含的草酸会与人体中的锌、钙结合，造成人体的钙、锌缺失。

（4）松花蛋：该食物在制作的过程中加入了很多的含铅物质，长期使用，很容易会造成铅中毒，对人们的身体危害极大。

（5）泡菜：泡菜中也含有致癌物质，建议在生活中尽量少食。

（6）油条：大家都知道其中含有铝元素，这种金属元素是能够对我们的肾脏产生危害的，还很有可能会影响到脑细胞的发育和功能，使人们的记忆力减退。

三、辨证食疗

1. 风邪犯肺

症状：小便出血始于恶风发热之后，伴咽喉疼痛、咳嗽，舌苔薄白，脉浮或浮数。

治法：疏风宣肺，清热止血。

食疗方：

（1）银花绿豆汤

【原料】金银花 20g，淡竹叶 10g，绿豆 30g

【制作及用法】将金银花、淡竹叶洗净，用布包好；把绿豆洗净，浸泡约半小时，然后与上药一齐放入锅内，加清水适量，武火煮沸后，文火煮约 1 小时，调味即可。煎汤代茶饮。

【分析】金银花性味甘寒，入肺经，功能疏风清热解毒；淡竹叶性味甘淡寒，入心、肾二经，功能清心火、除烦热、利小便，可助金银花清热解表，再配以清热解毒，利水、烦热之绿豆，全方共奏疏风清热止血之功。

（2）银花连翘汤

【原料】金银花 30g，连翘 12g，薄荷 6g（后下）。

【制作及用法】诸药煎汤代茶饮。

【分析】金银花清热解毒，且能疏风透表，是内清热毒、外散表邪之要药；连翘清热解毒、消痈散结、疏散风热；薄荷轻扬升浮，善疏风热、清头目、利咽喉，与以上清热解毒药同用，可加强该方透表祛邪的作用。

2. 热结膀胱

症状：小便短赤，尿中带血鲜红，尿道灼热，舌质红，苔黄，脉数。

治法：清热利尿，凉血止血。

食疗方：

（1）绿豆粥

【原料】绿豆 70g，粳米 150g。

【制作及用法】将绿豆先入锅中煮开后，再加入淘净的粳米，两物同煮，熬至成浓稠粥即可，放凉食用。

【分析】绿豆清热、解暑、止渴，粳米能补肺脾、益肠胃，两物合用，清中有补，胃气得以固护。综上所述，本方功效为清热止渴、利水消肿。

（2）竹叶粥

【原料】竹叶 15g（鲜品 30g），生石膏 15g，粳米 100g，砂糖适量。

【制作及用法】先将竹叶洗净，与生石膏放入锅内，加水适量，煎煮 15 分钟，去渣后加入粳米，煮成稀粥。分 2~3 次温服，服时加入砂糖适量。

【分析】竹叶能清热除烦、生津利尿；生石膏清热泻火、除烦止渴；粳米补中益气、健脾和胃，既可助上两味药生津止渴之力，又可防其过寒伤及脾胃。诸药合用，可清热泻火、生津止渴、利尿。

3. 气滞血瘀

症状：尿血暗红或夹有血块，多反复发作，伴腰部酸困，少腹刺痛拒按，或可触到积块，时有低热，舌质紫暗，或有瘀斑，苔薄白，脉沉涩。

治法：行滞化瘀止血。

食疗方：

（1）丹参酒

【原料】丹参 80g，白酒 1000mL。

【制作及用法】丹参切碎，浸入白酒中配制成丹参酒。于正餐后每次服 20mL。

【分析】丹参能活血化瘀以通脉、止痛、消瘀、散结，应用广泛。丹参为兼有清热凉血作用的活血化瘀药，单品入药，最宜于血瘀兼有血热之证。本方制为低度酒剂，其活血通脉作用增强，且升散中兼有苦降之性，不寒不热，不燥不滞，寒热均宜。

（2）三七蒸鸡

【原料】仔母鸡胸脯肉 250g，三七粉 15g，冰糖 15g。

【制作及用法】将鸡胸脯肉切片，冰糖捣细，与三七粉拌匀，隔水密闭蒸熟后即可食用。

【分析】三七生用长于活血化瘀、止血定痛；鸡肉肥嫩可口，补而兼行，通中有止；冰糖甘凉，可制三七苦味。全方配伍而为治疗瘀滞夹虚证的良方。

4. 阴虚火旺

症状：小便频数短赤带血，头晕目眩，耳鸣，神疲乏力，口干心烦，颧红潮热，腰膝酸软，舌质红，少苔，脉细数。

治法：滋阴降火，凉血止血。

食疗方：

（1）二仙饮

【原料】鲜白茅根200g，鲜藕200g。

【制作及用法】鲜白茅根、鲜藕均去皮洗净切碎，煮汁饮服。

【分析】白茅根能清热生津而不伤胃气，且善入血分能凉血止血，可用于热病津伤及血热妄行之证。藕能安神健脑、解暑生津、消食止渴，生用做药时能清热凉血，熟用可健脾开胃。本方用生藕，能治热病烦渴、吐血衄血。综上所述，本方功效为清热生津、滋阴止血。

（2）生地黄粥

【原料】粳米100g，生地黄20g（鲜品40g），生姜适量。

【制作及用法】将粳米淘洗干净，放入锅内，加适量水煮沸，然后放入生地黄、生姜煮成稀粥，分2次服用。

【分析】生地黄养阴生津、清热凉血；粳米功能补中益气、健脾和胃，能助生地黄生津止渴之力；生姜为佐使，可防生地黄苦寒伤胃。诸药合用，共奏养阴生津、清热凉血之功。

5. 脾肾两虚

症状：小便带血，尿血淡红，纳食减少，精神疲惫，面色萎黄，头晕目眩，腰膝酸痛，舌质淡红，苔白，脉虚弱。

治法：健脾益气，补肾固涩。

食疗方：

（1）莲子健脾粥

【原料】莲子肉20g（研粉），薏苡仁20g，核桃仁20g，糯米50g，大枣6个，饴糖少许。

【制作及用法】将莲子肉、薏苡仁、大枣、糯米加清水煮至米熟汤稠，核桃仁炒熟撒于粥面，加已烊化的饴糖少许，即可服食。

【分析】莲子肉功于补脾胃、安定心神、益任脉，薏苡仁清利湿热、健脾清肺、止泻除痹，大枣补中益气、养血安神，核桃仁能补肾强腰膝，饴糖补中益气、缓急止痛，糯米补中益气、暖脾胃。诸物合用，共奏健脾益肾、益气通络之功。

（2）人参炖鸡

【原料】家鸡1只，人参10g。

【制作及用法】家鸡去毛和内脏，将人参放入鸡腹内，缝好，加清水，放瓦煲内隔水文火炖熟，放少许盐饮汤食鸡。

【分析】人参能大补元气，复脉固脱，补脾益肺，安神益智，生津止渴，益气生血，益肾助阳。鸡肉肥嫩可口，补而兼行，通中有止。综上所述，本方功效为大补元气、补益脾肾、补血生津、安神定志。

6. 气阴两亏

症状： 小便频急、尿血、色鲜红，兼见神疲乏力，或潮热盗汗，口燥咽干，手足心热，面色潮热或萎黄，舌质淡红，苔薄白，脉细缓或虚弱。

治法： 益气养阴止血。

食疗方：

（1）五指毛桃煲乌鸡

【原料】五指毛桃60g，乌鸡1只（约500g）。

【制作及用法】五指毛桃洗净切片，乌鸡洗净切块氽水。将二者一起入锅，加水同煲1.5小时，盐少许调味，温热食用。

【分析】五指毛桃具有健脾补肺、行气利湿、舒筋活络之功。乌鸡有滋阴清热、补肝益肾、健脾止泻等作用。二者同煲，共奏健脾补肺，养阴和血之功。

（2）红参元肉炖乌鸡

【原料】红参30g，龙眼肉10余粒，乌鸡半只（3人份）。

【制作及用法】红参、龙眼肉稍冲洗，乌鸡洗净备用；往炖盅内加入800mL水，把上述材料放入炖盅内，炖约1.5~2小时，加少许食盐调味即可。

【分析】红参大补元气、固脱生津、安神；龙眼肉补血安神；乌鸡肉可补虚劳，为养身体的上好佳品。三者共奏补气安神、养益心脾之功。

第十三节 单纯性肾小球性蛋白尿

单纯性肾小球性蛋白尿是指有轻度至中度蛋白尿（>150mg/d，而<2g/d），但无水肿，尿沉渣无异常发现，无高血压和肾功能损害。本病可为继发性肾小球损害引起，如糖尿病等；也可为原发性肾小球疾病所致。原发性肾小球疾病所致者，蛋白尿可以持续或逐渐消失。根据本病的主要临床表现，其属于中医的"尿浊"范畴。

一、病因病机

中医学认为蛋白尿的产生不外乎本虚标实、邪实正虚，且二者相互影响。

肾虚封藏失司，固摄无权，精微下流；脾虚不能升清降浊，清气不升反而下泄，加之湿邪、外感风邪、毒邪、瘀血等，导致瘀阻肾络，经气不能畅流，壅而外溢，精微下泄而成蛋白尿。

二、饮食宜忌

1. 蛋白尿的饮食量一般可按正常需要量供给，成人每天为 0.8 ~ 1.0g/kg。应选择生理价值高的蛋白质，如蛋类、乳类、鱼类、瘦肉类等。

2. 除了尿中丢失大量蛋白质外，还同时丢失与蛋白质结合的钙、镁、锌等矿物质的肾病综合征类肾病患者，宜多吃新鲜蔬菜和水果等。多吃含钙丰富的食物，如牛奶及其制品、虾皮、芝麻酱、海带、鱼类及绿色蔬菜等；多吃含镁丰富的食物，如小米、小麦、大麦、肉类和动物内脏等；多吃含锌丰富的食物，如小米、小麦、玉米粉、大白菜、萝卜、胡萝卜、茄子、扁豆、南瓜等。

3. 针对蛋白尿的饮食需要注意的一个问题是摄取。植物蛋白质中，如大豆类及豆制品，虽蛋白质含量高，但其中含有大量嘌呤碱，能加重肾脏中间代谢的负担，故出现尿蛋白的患者应少用。

三、辨证食疗

1. 脾肾气虚

症状：腰酸腿软，耳鸣头晕，食欲不振，面色萎黄，腹胀便溏，神疲体倦，少气懒言，舌淡胖有齿印，苔白，脉沉缓。

治法：健脾固肾。

食疗方：

（1）山药糊

【原料】山药 500g，粟米 250g。

【制作及用法】山药、粟米均炒熟后磨成细末，然后两物混合拌匀即成。每次取 60g 加滚烫开水 100mL，搅成糊状即可服用。每日 2 次，可作为早餐常常服食，喜甜食者可加少许白糖。

【分析】山药既可补气又可养阴，有平补三焦之称，尤以补脾胃功最著，还能固肾涩精。粟米能补养脾肾，清热解渴，利小便。二者炒后合用，健脾补肾力强，尤宜于脾肾不足的患者。综上所述，本方功效为补益脾肾兼止泄止渴。

（2）参枣米饭

【原料】党参 10g，肥大枣 10 个，糯米 100g，白糖 30g。

【制作及用法】党参、肥大枣加水适量泡发后，煎取药汁备用；糯米淘净，加水适量同置瓷碗蒸熟后扣于盘中，将煮好的党参、大枣摆放在上面，再将药汁加白糖30g煎成黏汁浇在枣饭面上。每日可服用1次。

【分析】党参为补气要药，功能补中益气、健脾益肺。大枣有补中益气、养血安神及调和营卫、扶正祛邪的作用。党参、大枣、糯米合用，加之亦可益脾的白糖，共奏益气补脾、养血安神之功，尤适宜气血亏虚之人。

（3）猪脾粥

【原料】党参20g，粳米100g，猪脾1个，生姜6g，葱白2根，陈皮6g。

【制作及用法】党参、粳米洗净，加水500mL，武火煮沸，加入生姜（刮去皮、洗净、压破）改文火煮至米熟汤稠，加入猪脾（洗净，切薄片）、葱白（切碎）、陈皮。待至粥成，捞去陈皮，加食盐少许调味，2日服1次。

【分析】党参健运中气，能补益肺脾、补血生津；陈皮行气健脾、燥湿化痰；生姜温中开胃，改善食欲；葱白温通阳气。陈皮、生姜、葱白辅以党参可减少益气剂易致气壅之不足，对中阳不足的寒凝气滞、脘腹胀满颇为有效。猪脾能健脾胃助消化，为治脾胃虚弱食欲不振、消化不良常用食疗用品。配合除烦解渴的粳米，药性平和，健脾之力益增。

2. 气阴两虚

症状：神疲体倦，少气懒言，口干咽燥，手足心热，舌质偏红，少苔，脉细弦。

治法：益气养阴。

食疗方：

（1）洋参炖银耳

【原料】西洋参30g，银耳60g。

【制作及用法】西洋参、银耳（洗净水发）加水适量，放入瓦煲内，文火隔水久炖2小时，加少许食盐，饮汤吃渣。

【分析】西洋参能补肺降火、养胃生津，多用于气阴两虚而有热之证。银耳能滋阴润肺、益胃生津、补脑强心，与西洋参同用，有增强益气生津的作用，尤宜于热病后期气阴两虚患者。综上所述，本方功效为补肺养胃、益气生津。

（2）山药黄精粥

【原料】黄精（鲜品50g，干品20g），山药15g，粳米50g，白糖适量。

【制作及用法】黄精、山药煎取浓汁后去渣，加粳米，清水适量，武火煮沸后改文火煮至米烂粥稠，加入白糖适量即可。每日2**次**，可常服。

【分析】黄精既可补气又可补阴，补脾而益气，补肺能润燥，补肾而滋阴。粳米补中益气、止烦、止渴，山药亦为补气要剂，协同黄精增强健脾益气。白糖润肺生津，可作调味剂，与粳米协同黄精增强益气生津的功效，尤适于气阴两虚之人。

3. 肝肾阴虚

症状：腰酸腿软，头晕耳鸣，视物昏花、口干咽燥，手足心热，舌红少苔，脉细数。

治法：滋养肝肾。

食疗方：

（1）黄精粥

【原料】黄精20g，粳米100g，白糖适量。

【制作及用法】先煨黄精约20分钟，去渣取汁，与粳米煮为粥，后入白糖适量即可。日分2次，5天为1个疗程。

【分析】黄精能补益肝肾、补气益阴，粳米益气生津、健脾助运，白糖能生津和胃，三味合用可润肺滋肾、补脾益气。

（2）猪髓甲鱼汤

【原料】猪脊髓200g，鳖1只，生姜、葱、胡椒粉、食盐少许。

【制作及用法】将猪脊髓洗净，放入碗内备用；将鳖肉放入锅中，加生姜、胡椒粉，用武火烧沸，再用文火将鳖肉煮熟，然后放入猪脊髓，煮熟后加葱、食盐调味即成。吃肉喝汤。

【分析】鳖可滋阴凉血，为大补阴血养生佳品，日常食之可大补阴血、益气壮阳。猪脊髓能补阴益髓。二者合用，肝肾得以滋养。

第十四节　遗传性肾炎

遗传性肾炎（Alport综合征），大多为伴性显性遗传病，亦有少数报告为常染色体隐性或显性遗传的遗传病，提示该病可由不同的致病基因引起。其发病机理可能是肾小球和肾小管基膜的糖多肽（非胶原性）成分的缺陷。根据其主要临床表现，本病属于中医的"尿血""尿浊"等范畴。

一、病因病机

本病多由先天不足，邪热及肾所致。肾为先天之本，先天禀赋不足则肾精亏虚，阴精不足则虚热内生，热灼肾之络脉而见溺血。精血同源，日久失血于溲，则肾精愈亏，腰为肾之府，故见腰痛经久不愈。耳为肾之外窍，内通于脑，肾精损耗，髓海空虚，不能上濡清窍，故现耳鸣、耳聋。肝肾之精血不能上承充养于目则视瞻昏渺。

二、饮食宜忌

无症状蛋白尿或血尿，尿蛋白丧失不多（1～2g/d），可给予一般饮食，略限盐。但如果尿蛋白丧失较多，或有血清蛋白低下，无氮质血症，可适当增加饮食中的蛋白质量，除按每天每千克体重 1～1.2g 正常需要量供给外，尚需考虑增加尿中所失去的蛋白质量。对慢性肾脏疾病患者而言，1～3 期患者蛋白质的摄入量为 0.75g/（kg·d），4～5 期限患者 0.5g/（kg·d），其中高生物价蛋白质应占摄入蛋白量的 50% 以上。高生物价蛋白质包括牛奶、鸡蛋白、鱼肉、鸡肉等。另外，充足的热能供给可减少蛋白质的消耗，减轻肾脏的负担，并可使摄入的少量蛋白质完全用于组织的修复与生长发育。适宜慢性肾炎患者的食物有粉皮、粉条、土豆、藕粉等。

三、辨证食疗

1. 肾阴亏虚，脉络损伤

症状：小便短赤带血，血色鲜红，反复发作，头晕，视物不清，耳鸣、听力减退，颧红潮热，腰膝酸软，手足心热，舌质红，脉细数。

治法：滋阴降火，凉血止血。

食疗方：

（1）生地黄粥

【原料】粳米 100g，生地黄 20g（鲜品 40g），生姜适量。

【制作及用法】将粳米淘洗干净，放入锅内，加适量水煮沸，然后放入生地黄（鲜品捣汁用）、生姜煮成稀粥。可作为早午晚餐分次服用。

【分析】方中生地黄性味甘苦寒，功能养阴生津、清热凉血。粳米性味甘温，功能补中益气、健脾和胃，能助生地生津止渴之力。生姜性味辛温，为佐使，可防生地黄苦寒伤胃。诸药合用，共奏养阴生津、清热凉血之功。

（2）二仙饮

【原料】鲜白茅根 200g，鲜藕 200g。

【制作及用法】二者均去皮洗净切碎，煮汁饮服。

【分析】白茅根能清热生津而不伤胃气，且善入血分能凉血止血，可用于热病津伤及血热妄行之证。藕常食能安神健脑、解暑生津、消食止渴，本方用生品，能治热病烦渴、吐血衄血。两物合用为涵养真阴之妙品。综上所述，本方功效为清热生津、滋阴止血。

2. 肾气不固

症状：久病尿血，色淡红，头晕耳鸣，精神疲倦，腰脊酸痛。舌质淡，脉沉弱。

治法：补益肾气，固摄止血。

食疗方：

（1）仙人粥

【原料】制何首乌 30g，红枣 4 枚，粳米 100g，红糖适量。

【制作及用法】先将制何首乌、红枣水煎，去渣取汁，加入粳米同煮粥，粥将成时放入红糖适量。分 2 次服食。

【分析】何首乌能补益精血、固肾乌须；粳米补中益气，能助何首乌益气养血之力；红枣补脾和胃、益气生津，助何首乌益气养血、调和脾胃之功；红糖能补中缓肝、和血化瘀，能助何首乌养血之力。各药味合用，共奏益气养血、滋补肝肾之功。

（2）山药芡实粥

【原料】山药 40g，芡实 10g，粳米 50g。

【制作及用法】诸味洗净同煮至米烂粥稠，按个人口味加红糖或盐少许，调匀温服。每日服 2 次，可常服。

【分析】山药能健脾补肺、固肾益精。粳米补中益气、止渴止泻，亦食亦药常用之品。红糖为蔗汁粗制提炼而成，具有散寒活血、舒筋止痛的作用，此处选以减少他药涩滞之力。四物合用，可温脾补肾、益气固精，药性平和，尤适于久病体质虚弱之人。

3. 肾精亏损，虚热上扰

症状：耳鸣如蝉，听力渐差，或耳聋，伴头晕，溺血无尿，腰膝酸软，颧赤口干，手足心热，遗精，失眠，便秘，舌质红少苔，脉细数。

治法：滋阴潜阳，凉血止血。

食疗方：

（1）地黄鸡

【原料】雌乌鸡 1 只，生地黄 200g，饴糖 100g。

【制作及用法】雌乌鸡洗净，将生地黄洗净、切碎拌和饴糖纳入鸡腹，缝合，放入盘中，置于蒸笼中蒸熟后吃肉饮汁。

【分析】生地黄是凉血补血滋阴的主药。饴糖为五谷发酵糖化而成，具有补脾益气、滋养润肺和缓急止痛等作用。食鸡补虚以乌鸡为佳。三者相合，是补血滋阴清热的传统药膳。

（2）山萸肉粥

【原料】山萸肉 8g，粳米 60g，白糖适量。

【制作及用法】山萸肉洗净、去核，与粳米同入砂锅内煮粥，将熟时调入适量白糖即可。3~5天为1个疗程，病愈即止。

【分析】山萸肉能补益肝肾、收敛固涩；粳米擅补中益气、健脾和胃、益气生津；白糖补中益气、和胃养阴，可助山萸肉补虚收敛之效。三味合用，既收敛固涩，又补益肝肾。

4. 肝肾亏虚

症状： 头晕目暗，视物昏蒙，尿中见血，耳鸣重听，烦躁失眠，腰膝酸软，舌淡红，脉细弱。

治法： 滋养肝肾。

食疗方：

（1）阿胶蛋羹

【原料】阿胶15g，鸡蛋1个。

【制作及用法】阿胶打碎，放入煮奶小锅中，加滚烫开水稍煮，搅令烊化，熄火起锅；打1个鸡蛋入锅，搅匀即可饮用。日2次，可常常服食。

【分析】阿胶入肝能补血，入肾能滋阴，入脾肺则润燥，其质地黏腻，能凝固血络而止血。鸡蛋能滋阴润燥，养血安神，补腰和胃。两者合用，相得益彰，共奏滋阴润燥、补血止血之功。

（2）阿胶炖肉

【原料】猪瘦肉50g，阿胶10g。

【制作及用法】猪瘦肉剁成碎末，放入炖盅内，加水适量，隔水炖熟，加阿胶烊化，再加少许盐调味。每日1次，可常服。

【分析】阿胶为滋阴补血止血之常用中药，其补血力强，另有止血作用。猪肉能补肝肾，益气血，滋阴液，润肌肤。二物均为血肉有情之物，两者合用，滋阴补血之力尤胜。

第十五节　止痛药性肾脏病变

长期滥服止痛剂，如非那西丁或扑热息痛（非那西丁在体内主要转化为扑热息痛），尤其与阿司匹林合用，常能引起慢性间质性肾炎。目前已确认止痛药性肾脏病变为一种独立的肾脏疾病，并日益引起重视。根据其主要临床表现，本病属于中医学的"水肿""尿血""尿浊""虚劳"等范畴。

一、病因病机

止痛药性肾脏病变的病因病机有三：一为药毒炽盛，灼伤肾络，膀胱气化不利；二为久服止痛药物，郁积成毒，灼伤气阴，肾失开合，膀胱气化失司；三为病至后期，脾肾两虚，湿浊蕴结，壅滞三焦而致病。

二、饮食宜忌

1. 立即停服止痛药，可望病情停止发展甚至好转。

2. 合并蛋白尿或血尿者

尿蛋白丧失不多（1～2g/d），可给予一般饮食，略限盐。但如果尿蛋白丧失较多，或有血清蛋白低下，无氮质血症，可适当增加饮食中的蛋白质量，除按每天每千克体重 1～1.2g 正常需要量供给外，尚需考虑增加尿中所失去的蛋白质量。

3. 合并水肿患者的饮食调理

水肿者应限制食盐的摄入量，每日以 2～3g 为宜。高度水肿者应控制在每日 2g 以下，咸鱼、各种咸菜均应忌用，不能摄入食盐，也不能食用含钠的其他食品，如苏打饼干、碱面馒头、肉松等。为了不因无盐无味影响患者食欲，在烹饪时可用无盐酱油来取代食盐，待患者病情缓解、趋于稳定后才能逐步增加食盐的摄入量。

4. 合并肾功不全者

轻中度肾功不全者蛋白质摄入量为 0.75g/（kg·d），重度肾功不全者 0.5g/（kg·d），其中高生物价蛋白质应占摄入蛋白质量的 50% 以上。高生物价蛋白质包括牛奶、鸡蛋白、鱼肉、鸡肉等。同时应注意摄入充足的糖类，能量摄入保证在 104.6～125.52kJ/（kg·d）。

三、辨证食疗

1. 湿热蕴结证

症状：小便黄赤，尿频，尿急，尿痛，或见尿血，或伴瘀血腐肉排出，伴腰或肢痛，或伴恶寒发热，恶心，呕吐，大便秘结，舌质暗红，苔黄腻，脉弦或滑。

治法：利湿通淋，清热泻火。

食疗方：

（1）栀子仁粥

【原料】栀子 3g，粳米 30g。

【制作及用法】栀子碾成粉状，加淘好的粳米，加水适量煮至米熟汤稠。日 2 次。

【分析】栀子能清心、肺、胃三焦之火而利小便，泻心肺胸膈之热而除烦，入心肝则奏凉血之效。粳米甘平，具有益气生津和胃的功用，可减低栀子苦寒对胃的刺激。二药相合，热得清，湿得利，火得以消。

（2）白茅根煮猪肉

【原料】白茅根干品30g（鲜品60g），猪瘦肉100g。

【制作及用法】白茅根洗净，与猪瘦肉剁末同置砂锅中，加清水适量煮熟，再加少许食盐调味，即可。饮汤吃肉。

【分析】白茅根性味甘寒，寒能清热而凉血止血，甘寒则清热生津，其性下行渗利，具有利尿通淋的功用。猪肉能补肝肾、滋阴液、润肌肤、益气血，与白茅根同用，尤适于湿热内蕴、小便淋漓之人。

2. 气阴两虚

症状：面色无华，腰酸体倦，手足心热，多尿，夜尿，口渴欲饮，舌质红，苔薄黄，脉细弱。

治法：养阴益气，调补肾气。

食疗方：

（1）龟肉炖虫草

【原料】龟肉250g，冬虫夏草30g，沙参90g。

【制作及用法】先将龟肉洗净放入瓦罐内，再把洗净的冬虫夏草、沙参放入罐中，加水适量，先用武火煮沸，然后以文火慢煮至龟肉熟透即成，调味后食用。

【分析】龟肉能滋阴补血、凉血补血，为补阴血之养生佳品，日常食之可大补阴血、强健筋骨、益寿延年。沙参功能润肺清热、养生津。冬虫夏草不仅能补肾益精和补益肺气，而且对肺肾两虚的喘咳短气或劳嗽痰血等症亦有疗效。三者相用，可滋阴益气、滋补肝肾。

（2）玉竹炖鹧鸪

【原料】玉竹30g，鹧鸪1只。

【制作及用法】将鹧鸪去毛及内脏，玉竹洗净，二者一起放入炖盅内，隔水炖2小时，加少许盐调味，饮汤吃肉。

【分析】玉竹功能养阴润燥、生津止渴，鹧鸪补五脏、益心力，二者合用，肝肾得补、脾气得充。

3. 脾肾两虚

症状：尿频，多尿，夜尿尤多，面色萎黄，神疲体倦，腰酸乏力，腹胀便溏，纳呆或呕恶，骨关节疼痛，舌质淡，苔腻，脉沉虚弱。

治法：健脾补肾，和胃降浊。

食疗方：

（1）羊肾杜仲五味汤

【原料】羊肾1具，杜仲12g，五味子5g。

【制作及用法】羊肾剖开去筋膜，浸泡，洗净后切碎；将杜仲、五味子纱布扎好后同放入砂锅内，加入切好的羊肾，再加水适量，文火炖至熟透，加少许食盐调味。空腹服用。

【分析】杜仲补肝肾、强筋骨。五味子上能敛肺止咳，下能滋肾涩精，外能收敛止汗，内能益气生津，本方取之益肾涩精之用，适于肾虚滑精不固等症。杜仲与五味子同用，尤适于肾阳不振，封藏失职之人。

（2）羊脊骨汤

【原料】羊脊骨（连尾）1 条，菟丝子 15g，肉苁蓉 12g。

【制作及用法】羊脊骨砍成块；菟丝子酒浸 3 日，晒干捣末备用；肉苁蓉酒浸 1 日，去粗皮加羊脊骨文火久炖，数沸，加菟丝子末及食盐调匀。空腹服。

【分析】菟丝子肾益精、养肝明目，肉苁蓉既可补阳又可滋阴，羊脊骨能温肾补虚、强筋健骨。三者相合，脾肾双补、气机健运。

第十六节　多发性骨髓瘤的肾损害

多发性骨髓瘤（MM）为骨髓内有异常浆细胞株大量增生的一种恶性肿瘤，以老年人多见，发病率约为 3/10 万。其中异常浆细胞可侵犯身体各组织，肾损害是其重要表现之一。骨髓瘤细胞（异常的浆细胞）合成与分泌的单克隆免疫球蛋白（Ig），由两条轻链和两条重链构成，MM 时轻链滤出的量太多，超过肾小管的重吸收能力，于是轻链随尿排出，称为本周蛋白。根据本病的主要临床表现，其属于中医的"水肿""虚劳"范畴。

一、病因病机

本病多发于老年人，究其原因多为肝肾亏虚。肝主筋，肾主骨，肝肾虚则筋骨失养，不荣则痛，故筋骨疼痛。肾虚则骨不坚，故骨痛易折，出现骨病之症。加之患者素体虚弱，六淫邪毒入侵，体虚无力祛邪外出，外邪入里，闭阻经络，血行不畅，故骨痛、麻木，甚至瘫痪。病邪日久伤正，正气亏虚，若复感外邪，可出现本虚标实之证。肾为先天之本，肾主水，肾虚则气化不利，脾虚失运，水湿内停，凝而为痰，瘀阻中焦，气机不畅，致气滞血瘀，痰瘀互结。若痰瘀与外邪相合，闭阻经络，血运不畅而为骨痹、骨蚀。故其主要病机为肝肾阴虚，痰瘀互结及邪毒蕴结。

二、饮食宜忌

1. 鼓励饮水

在肾功能衰竭以前应多饮水，维持尿量 >3L/d，有利于轻链蛋白、尿酸和钙盐的排泄。

2. 防治高钙血症

每天摄入钠不少于3g，注意补充水分，进低钙、富含草酸、磷酸盐饮食，以减少肠道吸收钙。

3. 合并肾功能不全者

轻中度肾功不全者蛋白质的摄入量为0.75g/(kg·d)，重度肾功能不全者0.5g/(kg·d)，其中高生物价蛋白质应占摄入蛋白质量的50%以上。高生物价蛋白质包括牛奶、鸡蛋白、鱼肉、鸡肉等。同时注意摄入充足的糖类，能量摄入保证在104.6~125.52kJ/(kg·d)

4. 合并水肿者

应限制食盐的摄入量，每日以2~3g为宜。高度水肿者应控制在每日2g以下，咸鱼、各种咸菜均应忌用，不能摄入食盐，也不能食用含钠的其他食品，如苏打饼干、碱面馒头、肉松等。为了不因无盐无味影响患者食欲，在烹饪时可用无盐酱油来取代食盐，待患者病情缓解、趋于稳定后才能逐步增加食盐摄入量。

三、辨证食疗

1. 肝肾阴虚夹瘀

症状：头晕，耳鸣，神疲乏力，手足心热，腰痛，胸胁疼痛，固定不移，肢体屈伸不利，行动困难，咽干，大便干结，舌暗红或有瘀点，苔少，脉细数。

治法：补养肝肾，化瘀通络。

食疗方：

枸杞羊肾粥

【原料】新鲜羊肾1只，羊肉100g，枸杞叶500g，葱白2茎。

【制作及用法】将新鲜羊肾洗干净，去内膜，细切；再把羊肉洗净，切细；枸杞叶煎汁去渣，同羊肾、羊肉、葱白、细盐少许共煮粥。温热服用。

【分析】枸杞叶补肝肾、明目，羊肾、羊肉温肾散寒、补血填精，葱白能通阳，粳米益气生津、健脾助运。诸味合用，共奏补肝益肾、益精填髓之功。

2. 阳虚痰湿内阻

症状：纳食不香，恶心呕吐，痞满不舒，倦怠乏力，面色苍白，腰酸，小便清长，形寒肢冷，肢体麻木，骨痛有包块，舌淡胖有齿印，苔白，脉沉细。

治法：温补脾肾，化痰通络。

食疗方：

（1）鹿茸酒

【原料】鹿茸 10g，怀山药 30g，白酒 500mL。

【制作及用法】鹿茸、怀山药以纱布包裹，在白酒中浸泡 7 天。每日饮 20mL。饮完后，将鹿茸焙干研细末，分多次服用。

【分析】鹿茸能补肾阳、益精血、强筋骨、调冲任、固带脉。怀山药有补益脾胃、补肺益阴、固肾涩精的功效，与鹿茸合用可以益气助阳，先后天均顾，功力更强。白酒性味甘辛温，以其作药引以通血脉、御寒气、行药势，增强本方温阳御寒之力。

（2）回春鸡

【原料】未成熟黑毛公鸡 1 只，杜仲 30g，盐、酱油、生姜、茴香适量。

【制作及用法】未成熟黑毛公鸡去毛和内脏（保留睾丸），洗净后加杜仲，清水适量，文火久炖，加盐、酱油、生姜、茴香等调料即成。吃肉及鸡睾丸，饮汤，分 3 次服完。每周吃 1 只鸡，连服 4 周为 1 个疗程。见效后，每 2 周服 1 只鸡再服 4 周。

【分析】杜仲补肾强筋壮骨；公鸡温中助阳、补精填髓。二者合用，宜于男女阳气虚衰、精血不足者。

3. 气血亏虚

症状：少气懒言，倦怠乏力，面色少华，爪甲不润，头晕，心悸，筋骨酸痛，时轻时重，纳呆，便溏，舌淡苔白或无苔，脉濡细或细弱。

治法：益气养血通络。

食疗方：

（1）首乌红枣粥

【原料】何首乌 20g，红枣 9 枚，粳米 30g。

【制作及用法】何首乌洗净，与红枣、粳米放入砂锅中，加水适量，共煮成粥。每日 1 次。

【分析】何首乌能补肝肾、益精血、乌须发，辅以粳米则补养脾胃、生津止渴、健脾益肾之力增强。再承何首乌"益血气，黑髭发，悦颜色，久服强筋骨、益精髓，延年不老"之特点，本方尤适于久病多病、阴血亏虚者。

（2）芝麻养血茶

【原料】黑芝麻 50g，茶叶。

【制作及用法】黑芝麻炒后研碎，每次取 6g，加茶叶 3g，冲入沸水，加盖片刻，即可饮用。可常服。

【分析】黑芝麻能滋养肝肾，养血润肠，益脑髓，乌须发。茶具有醒眩除烦、消食、化痰、利尿等作用。本方用之解眩开胃，促进脾胃吸收功能，益气而养阴，气血充则经脉通，可为多数人常用。

4. 热毒炽盛

症状：骨痛，贫血，高热口干，或神昏谵语，烦躁不宁，腰痛，发斑，吐血，咯血，尿血，舌绛，苔焦黄，脉虚大而数。

治法：解毒泻热凉血。

食疗方：

（1）三鲜茶

【原料】金银花 30g，益元散 30g，绿豆 15g，薄荷 15g。

【制作及用法】上四味加清水 1000mL 煎汁，代茶饮。

【分析】金银花甘清热解毒泻火，为清热解毒最常用之品，且清中寓有宣散肺留之力，故有清热解暑的作用。绿豆为清热解毒常用之品。薄荷有清暑化浊、清窍透达之功。诸药合用，能增强清热解毒的作用。

（2）苦瓜炖瘦肉

【原料】鲜苦瓜 300g，新鲜猪瘦肉 150g。

【制作及用法】鲜苦瓜去核切块，新鲜猪瘦肉切片，加清水适量共煲汤，加少许食盐调味。饮汤，食苦瓜及猪瘦肉。

【分析】苦瓜能清热解暑、明目解毒，猪瘦肉可滋阴润燥。两物合用，共奏清热解毒、滋阴凉血之功。

第十七节　泌尿系统感染

泌尿系统感染是由于病原菌侵犯尿路引起的炎症病变。急性单纯性泌尿系统感染多由一种病原菌引起，慢性、反复发作的感染可能有先天性泌尿系统异常，大约有 1/2~1/3 的患者有膀胱、输尿管反流，或有结石、慢性肾功能不全等症。根据发病部位的不同，本病可分为尿道炎、膀胱炎、肾盂肾炎、无症状性菌尿等。

泌尿系统感染属于中医学"淋证""腰痛"的范畴。中医认为此病多系由于湿热下注，侵犯肾与膀胱，下焦气化不利所致。中医食疗具有抗菌消炎的作用，在改善症状、预防复发方面有一定的优势。

一、病因病机

1. 膀胱湿热

多食肥甘性热之品，或下阴不洁，秽浊之物侵入，酿湿生热，导致湿热蕴结于下焦，膀胱气化失司，水道不利，发为尿频，灼热刺痛。

2. 肝胆郁热

肝藏血主疏泄，恼怒伤肝，气郁化火，郁滞下焦，膀胱气化不利，气不化津，与湿热互结，湿热流留滞，发为本病。

3. 肾阴不足，湿热留恋

病程日久，反复发作，伤及气阴，或房劳伤肾，肾阴已伤，虚火内生，湿热未尽，而见头晕耳鸣，腰膝酸软，尿频急。

4. 脾肾两虚，余热未清

年老体衰，劳伤过度，或房事不节，或久淋不愈，湿热耗伤正气，导致脾肾亏虚，肾虚日久，膀胱气化失常，湿热上犯于肾，更加重肾虚。二者相互影响，导致病势缠绵难愈。

二、饮食宜忌

1. 食物宜忌：宜用食物有赤小豆、大豆、绿豆、小麦、玉米、芝麻、核桃、猪肾、冬瓜、梨、南瓜、茄子、胡萝卜等；忌用食物包括油炸食物、辣椒、醪糟、竹笋、菠菜、甲壳动物、可可、咖啡等。

2. 宜大量饮水或进食流质食物，以加速水液代谢，加快毒素排出。肾功能不全的患者应限制饮水量。

3. 宜多吃清淡的瓜果、蔬菜，如西瓜、冬瓜、梨、芹菜、莲藕等。

4. 尿酸性结石患者，并少吃动物内脏、家禽肉类、甲壳动物以及扁豆之类；可多吃低嘌呤类的食物，如玉米面、芋粉、麦片、藕粉、蛋类，常饮茶水。磷酸盐结石患者，可多吃酸性食物，如乌梅、梅子、山楂等。草酸盐结石患者，应少吃竹笋、菠菜、毛豆等。

三、辨证食疗

1. 湿热证

症状： 小便频数，短涩，尿色黄赤，灼热刺痛，小腹拘急胀痛，或腰痛拒按，或畏寒发热，恶心呕吐，口苦，或大便秘结，舌苔黄腻，脉濡数或滑数。

治法： 清热解毒，利尿通淋。

食疗方：

（1）竹叶菜粥

【原料】竹叶菜100g，赤小豆50g，糯米100g。

【制作及用法及用法】先把竹叶菜洗干净，切成寸段备用；赤小豆、糯米洗干净，浸泡发胀，放入开水锅内，用文火烧煮，待米粒开花时加入竹叶菜煮成粥即可。每日早晚温热服，3~5天为1个疗程。

【分析】竹叶菜味甘苦、性大寒，无毒，清热散结，凉血解毒，利尿；赤小豆可利水祛湿；糯米味甘、性温，有补益脾气之功。诸味同煮，有清热凉血、利水解毒之功。

（2）苋菜粥

【原料】苋菜90g，粳米60g，大蒜1瓣，猪油15g，食盐3g。

【制作及用法】先把苋菜洗干净，切成寸段；将大蒜捣成碎粒状；将粳米洗干净，放入锅内加清水煮粥，待米粒开花时加入苋菜、食盐、猪油、大蒜，继续煮成粥即可。

【分析】苋菜性味甘寒，有清热解毒的作用；大蒜味辛性温，可祛邪解毒；粳米可补中益气。诸味合用，共奏清热解毒之功。

2. 肝胆湿热证

症状：小便短赤，涩痛，小腹胀痛，寒热往来，口苦咽干，心烦欲呕，不思饮食，带下色黄，舌质红，苔薄黄或黄腻，脉弦数。

治法：清利肝胆，通调水道。

食疗方：

（1）车前鱼腥草汤

【原料】车前草60g，鲜鱼腥草60g。

【制作及用法】上二味以水煎汤代茶常饮。

【分析】车前草甘淡微寒，可清利水道、清化湿热；鱼腥草有清热解毒、利尿通淋之功。二味同用，有清利肝胆、利尿通淋的作用。

（2）加减甘露茶

【原料】橘皮120g，乌药50g，炒枳壳50g，冬葵子50g，茶叶适量。

【制作及用法】先将橘皮用盐水浸润炒干，与乌药、炒枳壳、冬葵子、茶叶一起研碎，分装，每袋9g。每次1袋，开水冲泡代茶饮。

【分析】橘皮、乌药、炒枳壳均为理气之品，可疏肝利胆，助膀胱气化；冬葵子利尿通淋。诸药同用，共奏理气疏肝、利尿通淋之功。

3. 肾阴不足，湿热留恋证

症状：尿热痛，色黄、混浊，头晕耳鸣，腰膝酸软，咽干唇燥，舌质红少苔，脉细数。

治法：滋阴益肾，清热降火。

食疗方：

（1）龟甲汤

【原料】炙龟甲15g，熟地黄18g，丹皮10g，白茅根12g，阿胶6g。

【制作及用法】炙龟甲先煎，后入熟地黄、丹皮、白茅根，去渣取汁，冲入阿胶。每剂分2次服。

【分析】龟甲有滋阴潜阳、益肾健骨、养血补心之效，配合熟地黄、丹皮、白茅根，滋阴之力更强。故本方有滋阴益肾、清热利湿之功，适用于肾阴不足、湿热留恋者。

（2）益肾粥

【原料】猪肾1个，冬葵叶100g，粳米50g。

【制作及用法】将猪肾洗干净细切，先煎冬葵叶取汁，后入猪肾及粳米煮成粥，空腹食用。可作晚餐之用。

【分析】猪肾，有补肾气、通膀胱、消积滞、止消渴之功效。冬葵叶甘寒，具有清热利湿、消肿的功效。粳米和中健脾。诸味同煮，有滋阴益肾、清热通淋之功。

4. 脾肾两虚，余热未清证

症状：小便频数，淋漓不尽，时作时止，劳累即发，腰膝酸软，咽干唇燥，舌质红少苔，脉细数。

治法：健脾益肾。

食疗方：

（1）核桃粥

【原料】核桃仁120g，粳米100g。

【制作及用法】二味加水煮成稀粥。每天1~2次。

【分析】核桃仁甘温，补肾助阳，能化结石。粳米健脾和中，与核桃仁一起煮可以达到补益脾肾的效果。

（2）茯苓核桃饼

【原料】茯苓100g，鸡内金20g，核桃仁150g，蜂蜜适量。

【制作及用法】将鸡内金、茯苓研成细粉，调糊展成薄层作为煎饼皮层；核桃仁用香油炸酥，加蜂蜜调味，共研做饼馅。做成饼后蒸熟即可食用。2日内食完。

【分析】核桃仁性温味甘，有补肾填精、消石利尿之功；鸡内金能健脾化石，为化石通淋常用药物；茯苓利水渗湿、健脾和中、宁心安神。三物共用做成馅饼，食用方便，且味道脆香可口，既祛邪，又扶正，在使用中不会伤及正气，适用于脾肾已虚而病邪未除之证，且需较长时间用药者。

其他食疗方：

（1）小麦米粥：小麦100g，粳米30g，白糖、桂花糖适量。小麦与粳米分别浸泡发胀，淘洗干净，一并入锅煮粥，至米粒熟烂成稀粥时，加白糖、桂花糖调味。可作为早、晚餐温热食用。适合余热未清、脾胃亏虚者。

（2）鸡头粥：粳米50g，鸡头米（即芡实）30g。将鸡头米研碎，同粳米一起煮粥。早、晚食用。适合脾胃亏虚患者。

（3）神仙粥：粳米100g，山药60g，芡实30g，韭菜子15g，白糖适量。山药去皮、切片，芡实捣成渣。将芡实、韭菜子、粳米一同入锅煮粥，熬煮至六成熟时，加入山药片，继续熬至粥稠，加白糖调味。早、晚空腹食用。食后再饮少许热黄酒，效果更佳。适合脾肾两虚者。

（4）马蹄膏：将马蹄250g，加水适量煮汁，浓缩后加入蜂蜜收膏即成。适用于小便短涩，淋漓不尽者。

（5）蓟根酒：大蓟根、小蓟根各200g，切碎，放入瓶中，黄酒600mL浸泡，5天之后过滤即可饮用。适用于淋证之血热者。

（6）鸭肫皮粥：粳米50g，鸭肫皮（又称鸭内金）1只，白糖适量。将鸭肫皮洗净，用文火炒黄或焙干，研为细末备用。粳米煮粥，成粥后加入鸭肫皮粉，再煮一沸，食用时加白糖调味。每日2次，每次1碗。作早、晚餐，温热食用。适用于脾胃亏虚兼有小便频数者。

（7）蒜豉蒸饼：蒸面饼、大蒜、淡豆豉各等量。将三原料共捣制成丸，如绿豆大。每日2~3次，每次3~4g（30~40粒），用米汤送服。适用于脾肾亏虚、余热未清者。

（8）鸡内金赤小豆粥：鸡内金10g，赤小豆50g、粳米50g，白糖适量。将赤小豆和粳米洗净共煮成粥，然后将鸡内金磨粉拌入粥中，加入适量白糖，作早餐食用。适用于小便频急涩痛合并结石者。

第十八节　肾病综合征

肾病综合征是以大量蛋白尿、低蛋白血症、高脂血症、水肿为主要表现的一系列症候群，为肾病科常见疾病。古人无相关此疾病名，可将本病归于"水肿""尿浊""癃闭""关格"等疾病范畴，故以相关表现为主时，可参考相关章节的食疗方法。本节将从水肿进行论治。

一、病因病机

1. 中医病因病机

本病是由多种原因损及肾脏所致。由于风寒热毒等病邪侵袭以及劳欲内伤等损伤脾胃，湿热下注，或脾肾亏虚，统摄固摄失职，精微下泄，故出现大量蛋白尿；由于外邪侵袭或内伤造成，肺失宣肃、脾失健运、肾失开阖，致水湿泛滥，而成水肿。久病入络，血不利则为水，可进一步加重水肿。水湿内蕴日久，化为邪浊、湿浊、瘀浊等浊毒，而发为关格、癃闭。

2. 西医发病机理

本病分为原发性、继发性和遗传性三大类，其中原发性属于原发性肾小球疾病，继发性多因内分泌疾病、代谢性疾病、感染性疾病、风湿免疫性疾病、肿瘤性疾病、血管性疾病等继发肾损害引起。

二、饮食宜忌

给予正常量0.8~1.0g/（kg·d）的优质蛋白质（以富含必需氨基酸的动物蛋白为主）饮食。热量要保证充分，每日每公斤体重不应少于30~35kcal。尽管患者丢失大量尿蛋白，但由于高蛋白质饮食增加肾小球高滤过率，可加重蛋白尿并促进肾脏病变进展，故目前一般不再主张食用。

水肿时应低盐（<3g/d）饮食。为减轻高脂血症，应少进富含饱和脂肪酸（动物油脂）的饮食，而多吃富含多不饱和脂肪酸（如植物油、鱼油）及富含可溶性纤维（如豆类）的食物。

三、辨证食疗

1. 风水泛滥

症状： 眼睑及头面先肿，继则波及四肢及全身，来势迅速，伴发热恶风，肢节酸楚，小便不利等症。偏于风热者伴咽喉肿痛，舌质红，苔黄，脉浮滑数。偏于风寒者见恶寒，咳喘，舌苔薄白，脉浮滑或紧。

治法： 祛风利水。

食疗方：

（1）生姜桔梗粥

【原料】生姜2片，桔梗50g，粳米300g，葱白、无盐酱油、花生油适量。

【制作及用法】将粳米洗净放入锅中，加入水，煮开后放入桔梗一起煮，待粳米煮烂后加入生姜、葱白、无盐酱油、花生油，再沸5分钟即可。可作为早、晚餐服食。

【分析】粳米益脾和胃，桔梗宣肺利气，葱白发表通阳，生姜宣表利水，生姜皮利水作用较强。诸味相合，具有宣肺利水而健脾和胃之功。

（2）赤小豆樟柳粥

【原料】赤小豆100g，樟柳头60g，葱白5g，生姜2片。

【制作及用法】先煎樟柳头，取汁、去渣；再以樟柳头汁煮赤小豆，将豆煮至烂熟后入葱白、生姜，再沸5分钟即可。空腹吃，渴则饮汁。

【分析】赤小豆具有行血补血、健脾去湿、利水消肿之效；樟柳头可利水消肿、清热解毒；葱白发表通阳；生姜宣表利水。四味相煎，共奏宣肺利水之功。

2. 湿毒浸淫

症状：头面眼睑浮肿，延及全身，小便不利，身发疮痍，甚则溃烂，伴恶风发热，舌质红，苔黄，脉浮数或清数。

治法：宣肺解毒，利水消肿。

食疗方：

（1）马齿苋赤小豆粥

【原料】马齿苋100g，赤小豆50g，粳米300g。

【制作及用法】将马齿苋切碎，与赤小豆、粳米同煮，煮烂即可。空腹食。

【分析】马齿苋清热解毒，赤小豆利湿消肿、清热解毒，与健脾之粳米合而为粥，使得清热解毒、利水消肿而不伤正。

（2）茯苓粳米粥

【原料】茯苓50g，粳米50g。

【制作及用法】将茯苓研末，粳米洗干净，先煮粳米为粥，半熟时加入茯苓末，和匀后煮至米熟，空腹食用。

【分析】茯苓为健脾利湿要药，有利水渗湿、健脾和中之功；粳米补中益气、健脾和胃、除烦渴止泻利。二物共用，能实脾土，益中气，利水而不伤正。

3. 寒湿浸淫

症状：头面及全身浮肿，小便短少，身体困重，胸闷纳呆。舌苔白腻，脉濡缓。

治法：通阳化湿利水。

食疗方：

（1）茯苓皮汤

【原料】茯苓皮20g，花椒目5g。

【制作及用法】先将花椒目捣破，再与茯苓皮同煎，去渣取汁，分次饮服。

【分析】茯苓皮利水消肿，既能祛邪，又可扶正，具有补而不峻、利而不猛的特点。花椒目能行水平喘，与茯苓合用，能增强利水消肿之功。

（2）白术茯苓汤

【原料】白术 20g，茯苓 20g。

【制作及用法】两药制成粗末和匀，水煎取汁，去渣，饮服。

【分析】白术可健脾胃而止吐泻，实肌腠，苦温燥湿，能化脾胃之寒湿，降泄利水而退水肿，为补脾燥湿之要药。茯苓利水渗湿、健脾安神。二者合用，既能益中补气，又能利尿消肿，为自古最常相须为用的配伍用药之一。综上所述，本方功效为健脾胃、渗湿利水。

4. 湿热壅盛

症状：遍体浮肿，皮肤绷紧光亮，小便短赤，大便秘结，舌质红，苔黄腻，脉滑数或濡数。

治法：分利湿热，利水消肿。

食疗方：

（1）灯心鲫鱼粥

【原料】灯心草 10g，鲫鱼 1 条，粳米 30g。

【制作及用法】灯心草扎紧成团，鲫鱼去鳞、腮、内脏，洗净，与粳米同煮为稀粥。去灯心草，喝粥食鱼。

【分析】灯心草具有清热渗湿利水及清心除烦的功效，为清热除烦、利水通淋之品。鲫鱼能益气健脾、利尿消肿、清热解毒、通络下乳，《本草纲目》说它"合五味煮食，主虚羸，温中下气，止下痢肠痔"。综上所述，本方功效为利水消肿、健脾和中。

（2）冬瓜饼

【原料】冬瓜 1000g，大麦面粉 500g，油少许。

【制作及用法】先将冬瓜切碎取汁，用冬瓜汁和大麦面粉，揉成面团，用擀面杖将面擀开成薄片，加油抹匀，卷起切段压成饼，烙熟，作为点心吃。

【分析】冬瓜具有润肺消痰、利尿、清热解毒的作用。大麦健脾开胃、宽胸、利水。两味相合制成饼，给浮肿患者当点心吃，对消肿有辅助治疗作用。

5. 脾胃阳虚

症状：浮肿反复消长，腰以下肿甚，按之凹陷没指，脘腹胀闷，纳少便溏，小便短少，腰膝冷痛，舌质淡，苔白腻或白滑，脉沉缓或沉弱。

治法：温补脾肾，通阳利水。

食疗方：

（1）桂苓粥

【原料】桂心 3g，茯苓 10g，桑白皮 10g，粳米 50g。

【制作及用法】先将前三味入锅煎汤，去渣留汁，入粳米煮至粥成。作为早餐食用，每日 1 次。

【分析】桂心为纯阳之品，能补命门之火，引火归元而益阳消阴；茯苓淡渗利湿、健脾；桑白皮长于利水消肿，用于肺胀气促、小便不利之水肿实证；粳米能补中益气。诸味合用，使脾肾强健，气化顺畅，内停之水饮得以消散而诸症自愈。综上所述，本方功效为温化水饮。

（2）鲫鱼汤

【原料】鲫鱼 1 条，白豆蔻 3g，生姜 5 片，盐少许。

【制作及用法】鲫鱼洗净，将白豆蔻研末放入鱼腹中，加清水适量，加生姜、盐煮熟至汤白如奶，饮汤吃鱼。

【分析】鲫鱼益气健脾、利尿消肿、解毒下乳。白豆蔻行气暖胃、消食、宽中。生姜食用可作调味料，具有芳香去腥、解鱼蟹毒的药用；药用有发汗解表、温中止呕、温肺止咳作用；与白豆蔻、鲫鱼同用，味鲜美，同时增强健脾温中之功。综上所述，本方功效为健脾温胃、止呕消肿。

6. 血瘀水阻

症状：全身浮肿久日，常反复发作，面色晦暗或黧黑，肌肤甲错无光泽，舌紫暗或有瘀点，脉沉涩。

治法：活血利水。

食疗方：

（1）赤小豆白茅根汤

【原料】赤小豆 200g，白茅根 100g。

【制作及用法】二物加水适量，文火煮至豆烂，去白茅根，饮汤食赤小豆。

【分析】赤小豆利水消肿，尚可解毒排脓、利湿退黄。白茅根清热生津，有利尿通淋之功。两物合用，利水消肿之功更佳。该方制作及用法方便，味道甘凉可口，易被人们所接受。综上所述，本方功效为健脾、利水、消肿。

（2）西瓜皮饮

【原料】西瓜皮 100g，白茅根 100g。

【制作及用法】上二味同煎取汁，当茶饮服。

【分析】西瓜皮清热除湿、消肿、生津止渴。白茅根清热生津，有利尿通淋之功，此外尚有入血分而凉血止血。两物同煎，相须为用，利水清热之余仍有凉血止血之功。综上所述，本方功效为利水消肿、清热止血。

7. 肝肾阴虚

症状：面部及下肢浮肿，腰膝酸软，头晕耳鸣，心烦少寐，口干咽燥，小便短涩，大便秘结不畅，舌边红或质偏红、苔薄白腻或薄黄，脉弦细。多见于激素的维持治疗阶段，成人常见复发性肾病综合征。

治法：滋补肝肾，兼化水湿。

食疗方：

枸杞茯苓茶

【原料】枸杞子50g，茯苓100g，红茶6g。

【制作及用法】上三味共煎水或沸水泡当茶饮。

【分析】枸杞子能补肾而益精，养肝以明目。茯苓能淡渗利湿，且能健脾行水，可用于水肿、小便不利等症。红茶清热利尿提神、解烦渴。诸药合用制成药茶，有益肾填精、利尿消肿之效。

其他食疗方：

（1）槟榔粥：槟榔10g，粳米50g。先用槟榔煎水取汁，入粳米再加水煮成稀粥。每日2次，上、下午空腹温热服用。本品有消食导滞利水、行气除胀之功。

（2）红枣大戟汤：大戟根苗30g（或大戟根10g），红枣50g。将上述药物和清水适量共煮，密闭煮1小时即成。去大戟，食用红枣，喝汤，每日1次。本品有泻下逐水、消肿散结之功效。

（3）猪红鲫鱼粥：鲫鱼1尾（约500g），洗净后与粳米100g、生猪血1碗，加水适量同煮，武火煮沸后改文火煮至米烂汤稠，加白胡椒、生姜丝、盐少许，再沸即可。每日1次，可长期服用。本品有滋阴养血、利水消肿之功。

（4）芡实炖老鸭：芡实200g，老鸭1只。将老鸭去毛和内脏，将芡实放入鸭腹内，再将其放进砂锅中，加水适量，先用武火烧沸，放入佐料后改用文火炖至鸭肉烂即成。鸭分2~3日吃完，宜分多餐少吃。在汤中放几滴醋，更为鲜美。本品有健脾益肾、育阴利水之功。

（5）葫芦二瓜饮：葫芦壳60g，冬瓜皮30g，西瓜皮30g，水煎频服。本品有健脾利水之功效。

（6）瓜蒜盅：大蒜100~120g，西瓜1个。洗净西瓜，顶端挖一个三角形洞，放入去皮大蒜，再用挖下的瓜盖好，盛盘中，隔水蒸熟，趁热饮汁。本品有清热利湿之功效。

（7）荠菜粥：新鲜荠菜250g洗净、切碎，同粳米100~150g煮粥，可作为早点或夜宵食用。本品有健脾利水、清热利湿之功效。

（8）蚕豆冬瓜皮汤：陈年蚕豆 30g，冬瓜皮 30g，红糖少许。将冬瓜皮洗净，入锅，加水 2 碗煮沸，然后改小火煎 20 分钟，去渣取汁，入蚕豆，继续文火煎煮至豆烂，加红糖少许调味。食豆喝汤。本品有健脾利水之功效。

（9）车前草粥：鲜车前草 30g，洗净切碎，葱白 1 根洗净切段，入锅加水 2 碗，煎 20 分钟，去渣取汁，加入粳米 50g 熬成粥即可，每日 1 次。本品有清热利水之功效。

（10）薏仁二豆荷叶粥：黑豆 30g，赤小豆 15g，薏苡仁 50g，鲜荷叶半张。先将荷叶洗净撕成小片，加水煎 20 分钟，去叶取汁，加入薏苡仁、黑豆、赤小豆煮至豆烂。食豆饮汤，每日分 2 次服完。本品有健脾除湿、利尿消肿之功。

第十九节　肾细胞癌

肾细胞癌是起源于肾实质泌尿小管上皮系统的恶性肿瘤，又称肾腺癌，是最常见的肾脏实质恶性肿瘤。由于健康观念的深入内心和医学影像学的进步，肾癌的发病率及发现率较以前明显增加，临床上并无明显症状而在体检时偶然发现的肾癌日见增多，可达 50%~70%。中医无肾癌之说，本病属于中医"肾岩""积聚""尿血""水肿""癃闭"等范畴。

一、病因病机

1. 中医病因病机

癌症以脏腑组织发生异常肿块为其基本特征。肿块的发生多责之于气滞、痰凝、湿滞、瘀血、毒聚等相互纠结，日久积滞而成为有形之肿块。肾细胞癌患者素体多虚，加之癌症病变耗伤人体之气血津液，早中期可见气虚、血虚、阴虚、阳虚，晚期患者多出现气血亏虚、阴阳两虚等病机转变。

2. 西医发病机理

肾癌的发病原因及机制至今尚不明确，流行病学家曾进行过大量的调查，发现以下因素可能与肾癌发病有关：吸烟、肥胖、职业（与镉接触的工人、钢铁工人和石油工业工人等）、高血压、糖尿病、输血、放射、相关药物、食物等。此外，慢性肾病长期透析治疗的患者也是肾癌高发人群。

二、饮食宜忌

1. 不提倡饮酒。

2. 限制红肉，包括猪、牛、羊肉的摄入，尽量少吃经过高温加工的肉制品，最好用鱼和家禽替代红肉。

3. 尽量避免含糖饮料，限制摄入高能量的食物，尤其是高糖食品，或者低纤维、高脂肪的加工食品，如汉堡、炸薯条等。

4. 少吃烧烤的食物，最好用煮、蒸、炒等方式制作食物。

5. 限制食盐的摄入，特别是有肾功能不全的肾癌患者，每日不超过5g。

6. 多吃各种新鲜蔬菜、水果、全麦食品和豆类。如果肾功能正常，应多食青菜、水果，以供给充足的维生素。如患者已有肾功能不全，特别是每日尿量不足500mL时，则要选择性地食用蔬菜和水果。

7. 注意食物的多样化，以植物性食物为主，应占每餐的2/3以上。在制作食谱时，要尽可能做到：清淡和高营养优质量相结合，质软易消化和富含维生素相结合，总热量要够，营养要平衡，食物结构要合理。

三、辨证食疗

1. 湿热壅结
症状： 腹部疼痛，伴胀坠不适，精神不振，身体困重，时有低热，腰腹部可触及肿块，小便短赤或尿血，舌苔白腻或黄腻，脉滑数或濡数。

治法： 清热利湿，活血解毒。

食疗方：

（1）竹叶菜粥

【原料】竹叶菜100g，赤小豆50g，糯米100g。

【制作及用法】先把竹叶菜洗干净，切成寸段；再将赤小豆、糯米洗干净，浸泡发胀，放入开水锅内，用文火烧煮，待米粒开花时加入竹叶菜煮成粥即可。每日早、晚温热服，3~5天为1疗程。

【分析】竹叶菜清热散结、凉血解毒、利尿，赤小豆补益脾气，二者一起煮有清热凉血、利水解毒之功。

（2）苋菜粥

【原料】苋菜90g，粳米60g，大蒜1瓣，猪油15g，食盐3g，清水1000mL。

【制作及用法】先把苋菜洗净、切成寸段，大蒜捣成碎粒状备用；将粳米洗干净，放入锅内加清水，稍待米粒开花时加入苋菜、食盐、猪油、大蒜，继续煮成粥即可。

【分析】苋菜清热解毒，大蒜祛邪解毒，粳米具有养阴生津、除烦止渴、健脾胃、补中气、固肠止泻的功效。三者合用，可清热解毒、健脾化湿。

2. **气滞血瘀**

症状： 面色晦暗，腹部或腰部肿块日益增大，血尿不止，腰腹部疼痛加剧，且较固定，伴头晕目眩，舌质暗，有瘀斑，苔薄白，脉弦或涩。

治法： 行气消积，活血化瘀。

食疗方：

（1）三七蒸饼

【原料】母鸡胸脯肉250g（切片），三七粉15g，冰糖15g（捣细）。

【制作及用法】将三七粉、冰糖与鸡肉片拌匀，隔水密闭蒸熟后即可食用。

【分析】三七长于活血化瘀、止血定痛、消肿止痛、生肌。鸡肉蒸服，补而兼行，通中有止。冰糖甘凉，可制三七苦味。全方配伍而为治疗瘀滞夹虚证的良方。综上所述，本方功效为健脾养血、行气活血。

（2）田七鸡蛋汤

【原料】新鲜莲藕500g，鸡蛋1个，田七末5g。

【制作及用法】莲藕洗净、削皮，榨取藕汁。鸡蛋去壳，放入碗中搅拌，再加入藕汁及田七末搅拌均匀，隔水炖熟服食。

【分析】田七止血止痛、散瘀消肿；藕能清热、凉血、散瘀；鸡蛋能滋阴润燥、补脾养血。三者合用，有养血活血、行气散瘀之功。

3. **正虚瘀积**

症状： 积块坚硬，腰痛逐渐加剧，形体消瘦，虚弱无力，面色萎黑，纳食减少，甚则不思饮食，血尿频繁，舌紫无苔，脉沉细无力。

治法： 大补精血，活血止血。

食疗方：

（1）鸡血藤汤

【原料】鸡血藤5000g，红花100g，黑豆2500g，冰糖500g，糯米浆适量。

【制作及用法】将鸡血藤、红花、黑豆水煎煮三四次，过滤取汁，去渣，微火浓缩药汁；再加冰糖及糯米浆，炼制为膏。每次开水冲服15g，每日2次。

【分析】鸡血藤既能补血，又能活血，但以活血为主，为一补而兼行、行而不伤、补而不滞的良药。红花为行血去瘀之要药，凡各科之瘀血疼痛证，无不相宜。黑豆常食用能令人长肌肉，益颜色，填骨髓，加力气。糯米为滋养强壮药，久煮后取其浆更增补益气血之功。本方以冰糖炼膏，不仅甘美可口，而且服用方便，为一渐散缓消、稳妥有效的活血食疗佳品。综上所述，本方功效为健脾养血、活血行血。

（2）花生红枣汁

见前"淋证"第28页。

其他食疗方：

（1）炙龙眼：鲜龙眼500g，白糖50g。将鲜龙眼去皮、核，放入碗中，加白糖，反复蒸、晾3次，至其色变黑，装入瓶中。每次食5~8粒，每日3次。功效：养心血，安心神。

（2）人参炖鸡：家鸡1只，去毛和内脏；人参10g放入鸡腹内，缝好，加清水，放瓦煲内隔水文火炖熟，放少许盐，饮汤食鸡。功效：大补元气，补益脾肺，补血生津，安神定志。

（3）黄芪炖乌鸡：乌鸡半只，切块、加清水与黄芪50g一起隔水炖熟，调味服食。功效：补脾益气，养阴益血。

（4）枸杞海参瘦肉煎：枸杞子15g，海参250g，猪瘦肉100g。先将海参浸透，剖洗干净，然后与猪瘦肉均切成片状，加水适量共煮至烂熟，调味食用，分次服完。

（5）香菇虫草炖鸡：香菇20g，冬虫夏草15g，未下蛋母鸡1只（约1000g）。香菇去蒂，纳香菇、冬虫夏草入鸡腹内，竹签封口，加水适量慢火炖2小时，调味服食，可分2~3次服完。功效：滋阴益肾健脾。

（6）牛奶蛋清莲子糊：鲜牛奶250mL，鲜鸡蛋2个，石莲子50g。将石莲子磨粉，加水适量，莲子粉煮成糊状，放入冰糖或白砂糖调味，再放入牛奶和鸡蛋清拌匀，煮沸即可服食。每日或隔日1次。功效：健脾益肾，清心除烦。

（7）内金兔肉汤：鸡内金12g，谷芽30g，生姜3片，兔肉100g。以上诸味加水适量共煲汤，再加少量盐调味，喝汤吃肉。每日或隔日1次。功效：健脾消食，滋阴益气。

（8）砂仁怀山炖猪肚：砂仁15g，怀山药50g，猪肚1只。砂仁打破，猪肚洗净并去除脂肪；将砂仁、怀山药纳入猪肚内，加水适量，慢火炖至猪肚烂熟，再加少量盐调味，喝汤或佐膳。功效：健脾益气，滋阴益肾。

第二十节　肾结核

肾结核是由结核杆菌感染后，从肺部或其他部位的结核病灶经血行播散到肾脏，逐渐破坏肾实质，引起的肾脏皮质和髓质病变，且可累及输尿管、膀胱及尿道，甚至生殖系统（前列腺、精囊、输精管、附睾及盆腔等其他组织）的疾病。中医无肾结核相关疾病的论述，多将本病归于"肾痨""虚痨""内伤发热""血淋""腰痛"等范畴。

一、病因病机

多因患者禀赋不足，感受痨虫，日久耗伤阴液而为病。本病病位在肾，与肺、脾、肝、肾、膀胱等脏腑有关。病因是痨虫侵犯，经肺传于肾脏或直接入肾而致。肾为肺之子，故出现肺肾同病，气阴亏损；肾与膀胱相为表里，故见尿频、尿急、尿痛等膀胱湿热证候。乙癸同源，日久肝肾阴亏，阴虚火旺，后期还可导致脾肾阳虚、气滞血瘀等。

二、饮食宜忌

1. 宜优质蛋白质饮食。以蛋类、动物内脏、鱼、虾、瘦肉、豆腐作为蛋白质的主要来源。宜多选用牛奶及其制品，因牛奶中酪蛋白和钙含量丰富，能促进结核病灶钙化，有利于疾病的恢复。

2. 脂肪适量，应以少油饮食为宜。

3. 补充含钙、铁丰富的食物。钙可促进结核病灶的钙化愈合，故应常吃牛奶制品、虾皮、豆腐、绿色蔬菜等含钙丰富的食物。若结核病患者有咯血时，应增加含铁丰富的食物，如动物血、肝脏、绿色蔬菜等。

4. 糖类按正常生理需要量供给即可。但当结核病患者病情加剧时，每日可给予糖类 20~35g，以尽可能满足机体的需要。

5. 肾结核患者饮食中应含有丰富的维生素。维生素对结核病患者有促进康复的作用：维生素 A、维生素 C 有增强机体抵抗力的作用，可选的食物有胡萝卜、蛋类、花生、燕麦等；B 族维生素可提高体内各代谢过程，增进食欲，可选的食物有动物肝脏、谷类及绿叶蔬菜；维生素 D 可促进钙的吸收利用，可选的食物有鱼肝油、菠菜、大豆、植物油等。

6. 服抗结核药时，由于吃茄子可能诱发过敏，所以当吃茄子后出现瘙痒、烦躁、红斑、恶心、血压下降等症状，应少吃或不吃茄子。

三、辨证食疗

1. 阴虚火旺

症状：尿频、尿急、尿痛，血尿，潮热盗汗，咽干口燥，五心烦热，腰酸腰痛，眩晕耳鸣，颧红，舌干少苔，脉细数。

治法：滋阴降火，解毒抗痨。

食疗方：

（1）糯稻根饮

【原料】糯稻根 50g。

【制作及用法】糯稻根除去残茎，洗净后煎取药汁频服。或以糯稻根晒干后研碎，冲入滚烫开水，放凉后服。

【分析】糯稻根既养心阴、敛心液，又能补肺气、益卫气而止汗，尤适于阴虚火旺、盗汗不止伴津亏口渴之人。

（2）草豆汤

【原料】草果20g，黑豆30g。

【制作及用法】二药洗净炖汤饮服。

【分析】草果能退虚热，杀痨虫。黑豆可健脾调中，下气解毒。二药合用，抗痨、退虚热之功尤佳。

2. 精气亏损

症状：尿频量少，尿血不止，尿痛不明显，腰酸腰痛，面色少华，心悸气短，舌淡苔白，脉细弱。

治法：补益精气，扶正抗痨。

食疗方：

（1）黄精粥

【原料】黄精20g，粳米100g，白糖适量。

【制作及用法】先煨黄精约20分钟，去渣取汁，粳米煮为粥，后入白糖适量即可。分2次，5天为1个疗程。

【分析】黄精滋肾润肺、补脾益气；粳米益气生津、健脾助运；白糖生津和胃。三味合用，可润肺滋肾、补脾益气。

（2）山药黄精粥

【原料和服法】鲜黄精50g（干品20g），山药15g，粳米50g，白糖适量。

【制作及用法】黄精、山药煎取浓汁后去渣，加粳米与清水适量，武火煮沸后改文火煮至米烂粥稠，加入白糖适量即可。每日2次，可常服。

【分析】黄精既可补气又可补阴，补脾而益气，补肺能润燥，补肾而滋阴。粳米补中益气、止烦、止渴。山药亦为补气要剂，协同黄精增强健脾益气。白糖润肺生津，可作调味剂，与粳米、黄精同用，增强益气生津的功效。综上所述，本方功效为养阴生津、补脾益肾。

3. 膀胱湿热

症状：尿频急痛，尿液混浊，或如米泔败絮，或有血尿或脓尿，脉滑数。

治法：清热解毒，利水除湿。

食疗方：

（1）甘蔗莲藕汁

【原料】鲜甘蔗1000g，鲜藕节1000g。

【制作及用法】鲜甘蔗、鲜藕节洗干净后分别捣碎、榨取汁液，将两种汁液混匀后分次饮服。

【分析】甘蔗清热除烦、生津润燥、和中下气。藕节消瘀清热、解渴醒酒、止血健脾。二物合用，甘甜可口，对湿热下注膀胱、热伤血络、迫血妄行所致血淋、热淋疗效均佳。综上所述，本方功效为清热利湿、凉血止血。

（2）车前草汤

【原料】车前草50g，鲜鱼腥草50g。

【制作及用法】上二味加水适量煎汤，去药渣留汁，加少许食盐调味，分次饮服。

【分析】车前草利水通淋，鱼腥草利尿通淋、清热解毒。两物合用，清热解毒、利尿通淋之功尤强。综上所述，本方功效为清利湿热。

其他食疗方：

（1）可连枝茶：绿茶1g、十大功劳叶10g。十大功劳叶（可连枝）干品用冷开水快速洗净，加茶叶，用刚沸之开水冲泡大半杯，加盖，焖10分钟即可饮用。饮之将尽，略留余汁，再泡再饮，直至冲淡弃渣。适用于痨虫腰痛、咳血、骨蒸潮热、头晕耳鸣、心烦、目赤。

（2）虫草老鸭汤：冬虫夏草20g，老公鸭1只（约1000g），葱20g，姜15g，料酒20g，盐3g。将冬虫夏草放入酒中浸泡，鸭子去毛及内脏后洗净，葱切段，姜拍松；将绍酒、盐抹在鸭身上，冬虫夏草、葱、姜放入鸭腹内，加水2500mL，武火烧沸后再用文火炖熬1.5小时即成。功效：补肺肾，疗结核。

（3）蛤蜊韭菜炖：250g蛤蜊肉切片，250g韭菜切段，加清水煮沸，加调料转文火炖透后食用。功效：滋阴益肾。

第二十一节　淀粉样变肾病

淀粉样变肾病是淀粉样纤维沉积于肾脏引起的病变。中医无相关论述，故本病多归于"尿浊""肾岩""水肿""关格""癃闭"等范畴。

一、病因病机

1. 中医病因病机

此病多因先天禀赋不足，或久病体虚，五脏正气消耗，气血亏虚，五脏内伤而发病。本病的发生与先天、后天两方面因素密切相关，脾为后天之本，肾为先天之本，脾虚则生化乏源，气血来源不足，气血亏虚而致心失所养，出现心悸、脉结代等症状；脾虚失摄，水谷精微下泄而出现蛋白尿；脾肾亏虚，水湿内停，泛于四肢而为水肿；水湿停聚，聚而成痰，痰阻气机，痰浊与气血搏结而为积聚；脾肾亏虚累及他脏，病情可进一步发展而为虚劳。

2. 西医发病机理

现代研究显示：淀粉样变可为原发性，亦可继发于慢性感染性疾病（如结核、麻风、慢性肺化脓性感染及骨髓炎等）、肿瘤（如多发性骨髓瘤、淋巴网状肉瘤、胰岛细胞癌等）、巨球蛋白血症和类风湿关节炎。淀粉样物质是一种嗜酸性硬化蛋白，它包括浆细胞分泌的 Ig 轻链（AL 蛋白）、AP 蛋白和 AA 蛋白，后两种均为非免疫性球蛋白，多见于慢性炎症性病变。其发生机理仍未明，可能与过量抗原刺激致异常抗原抗体反应有关。肾脏是最常见的受累器官，原发性和继发性淀粉样变均可产生肾小球损害。

二、饮食宜忌

1. 宜高蛋白质、维生素和矿物质含量丰富、高热量、易消化的食物。
2. 忌油腻难消化食物；忌油炸、熏制、烧烤、生冷、刺激性的食物；忌高盐、高脂肪类食物。

三、辨证食疗

1. 脾气虚证

症状：食后饱胀，纳呆，疲乏无力，面色少华，语声低微，四肢关节疼痛重着或肿胀，大便溏，舌淡，舌体胖大，苔白，脉弱。

治法：益气健脾。

食疗方：

（1）山药薏仁茯苓粥

【原料】山药 15g，薏苡仁 20g，茯苓 10g，粳米 50g。

【制作及用法】将山药、薏苡仁、茯苓、粳米洗净焙干后共研为粉末，加适量水文火煮粥。每日 1 剂，分 3 次服用，小婴儿酌减。

【分析】山药益气养阴，补脾肺肾。薏苡仁健脾补肺，清热利湿。茯苓健脾安神、利水渗湿。粳米补中益气、健脾和胃、除烦止渴。四物同煮，健脾益气之力尤强。

（2）白术茯苓汤

【原料】白术 20g，茯苓 20g。

【制作及用法】两药制成粗末和匀，水煎取汁，去渣饮服。

【分析】白术益气健脾，利水消肿。茯苓既能利水渗湿，又能健脾安神，对水湿内停及脾虚之证皆常应用。二者合用，既能益中补气，又能利尿消肿。

2. **心脾两虚证**

症状：心悸头晕，气短自汗，倦怠乏力，失眠多梦，面色不华，舌淡而嫩，脉细弱或脉结代。

治法：益气补血，养心安神。

食疗方：

（1）当归补血汤

【原料】黄芪100g，当归20g，蜂蜜100mL。

【制作及用法】将黄芪、当归水煎取浓汁，加入蜂蜜。每次服用20mL，每周3次。

【分析】黄芪补气升阳、益卫固表，当归补血、活血。两药合用，共奏益气补血之效。

（2）炙龙眼

【原料】龙眼肉500g，大枣500g，蜂蜜500g，姜汁适量。

【制作及用法】将龙眼肉及大枣放入铁锅，加水适量，煮至七成熟，倒入蜂蜜与适量姜汁，搅匀煮熟，待冷装瓶封口。每次可取龙眼肉、大枣各6粒服，每日3次。

【分析】龙眼肉能补益心脾以养营血而不滋腻，并能安神。大枣具有益气生血、安神之功效，能协同龙眼肉益气补血。蜂蜜补中润燥、止痛解毒。生姜作调味品，可开胃醒脾，增进食欲，且减少以上诸物甘腻湿阻之不足。综上所述，本方功效为益脾益气、养血安神。

3. **肾阳虚证**

症状：怯寒神疲，肢冷，腰以下为甚，腰酸痛，心悸气促，尿量减少或增多，面色发白，舌体胖，舌质淡，苔白，脉沉细或沉迟。

治法：温肾助阳，化气利水。

食疗方：

（1）鹿角胶羊奶

【原料】羊奶250g，鹿角胶5g，白蜜少许。

【制作及用法】鹿角胶烊化，加煮沸的羊奶及白蜜即可服用。每日1次，可常服。

【分析】鹿角胶补肝温肾，益精血兼能止血。羊奶滋阴养胃，补肾润肠。白蜜润肺补中、润肠缓急，又甘饴可口，可减少鹿角胶、羊奶的腥膻之味。综上所述，本方功效为温补脾肾。

（2）虾仁香菇饺

【原料】虾仁 250g，冬笋 50g，香菇 50g，鹿角霜 15g，面粉 250g，盐、料酒适量。

【制作及用法】虾仁剁成酱，冬笋、香菇洗净切成细粒，加鹿角霜、盐、料酒混匀。面粉 250g，加水和成面团，捏成小块，按扁，擀成薄皮，把馅包入，不收边，蒸熟即可。

【分析】鹿角霜补肾阳、益精血，虾仁亦有补肾壮阳之功，二者配伍，补肾壮阳之力尤强。香菇性平，具有益气扶虚、健胃等作用。冬笋甘、微寒，营养丰富，美味可口。面粉亦有健脾和胃之功。诸物做成点心，尤适于年老幼弱者。综上所述，本方功效为补肾壮阳、健脾益胃。

第二十二节　肾小管性酸中毒

肾小管性酸中毒是一个综合征，临床上较常见。由于肾小管功能障碍，肾脏排酸大大减少，导致代谢性酸中毒。与肾衰时的酸中毒有所不同的是，肾小管性酸中毒时血中的硫酸根和磷酸根等阴离子可正常排泄。因为肾小管酸中毒时，肾小球功能正常或受到损害较轻，为了维持体液中的阳离子和阴离子的对等，肾脏大量地重吸收氯，血清氯浓度升高，形成高血氯性酸中毒，而阴离子间隙正常。

中医学无此相关论述，故本病多归于"尿频""骨痹""消渴""虚劳"等范畴。

一、病因病机

1. 中医病因病机

多因先天禀赋不足，或感受风热、湿热之邪，或正虚，久病致虚，或劳伤过度，损伤脾肾之阳。肾为先天之本，胎儿在母体孕育中濡养不足或母体受邪，以致肾气不足，先天亏损，可见发育迟缓、形体矮小等症。肝藏血主筋，肾藏精主骨，肝肾亏虚，筋骨经脉失养，可见手足痿软无力或搐搦等症。脾为后天之本，主运化，脾虚失运，水谷精微无以化生，外泄无度，导致低钠低钙等电解质紊乱现。肾虚，膀胱气化不利，则开阖失常，水直下而致酸碱代谢失衡。本病以虚证为主，病变涉及肺、脾、胃、肝、肾等脏腑。

2. 西医发病机理

现代研究表明，本病可分为原发性和继发性两种。原发性者常为常染色体显性遗传。继发者可见于许多疾病，其中以肾盂肾炎最多见。远端肾小管正常能分泌氢离子、产氨，从而排氨和可滴定酸，以酸化尿液。远端肾单位因遗传性病变而功能障碍时，在管腔液和管周液间不能产生与维持一个大的氢离子梯度。其机制尚未完全阐明。

二、饮食宜忌

参照肾病一般饮食原则，同时注意多进食碱性食物，如醋、柠檬水、苹果、香蕉、土豆、菠菜等。

三、辨证食疗

1. 肾精亏虚

症状：生长迟缓，形体矮小，鸡胸，手足抽搐，或四肢疼痛，骨骼畸形，或头晕耳鸣，口渴多饮多尿，舌质淡暗，苔薄白，脉细弱。

治法：健脾补肾。

食疗方：

（1）雀儿药粥

【原料】菟丝子40g，覆盆子10g，枸杞子25g，麻雀1只，粳米100g，葱白2茎，生姜3片。

【制作及用法】菟丝子、覆盆子、枸杞子入砂锅煎汁去渣备用；麻雀洗净，酒炒，与粳米、药汁加水煮粥，欲熟时加入葱白、生姜煮成稀粥。宜冬季服用，3～5天为1个疗程。

【分析】方中麻雀肉壮阳益精、温暖腰膝、固缩小便；菟丝子补肾固精、养肝明目、止泻、安胎；覆盆子益肾、固精、缩尿；枸杞子补肝肾、明目；粳米补中益气、健脾和胃、除烦止渴；葱白发汗解表、散寒通阳；生姜发汗解表、温中止呕、温肺止咳。诸药相用，壮阳气、补精血、益肝肾、暖腰膝。

（2）麻雀菟丝子汤

【原料】麻雀2只，菟丝子15g，枸杞子15g。

【制作及用法】诸物共煮熟，食肉饮汤。

【分析】菟丝子补肾益精、养肝明目、益脾止泻，具有补阳而不燥、补阴而不腻的特点。枸杞子具有补益肝肾、益精明目的作用，此处取其"阴中求阳"之意，以助阳开发。麻雀壮阳益精、暖腰膝、缩小便。三者合用，共奏补肾益精之功。

2. 脾虚湿困

症状：面色无华，四肢无力，腹胀纳呆，恶心欲吐，大便溏薄，倦怠嗜睡，舌质淡胖，苔白腻或黄腻，脉细滑。

治法：健脾和胃，化湿降浊。

食疗方：

（1）山药薏苡仁粥

【原料】山药15g，薏苡仁20g，茯苓10g，粳米50g。

【制作及用法】将山药、薏苡仁、茯苓、粳米洗净焙干后共研为粉末，加适量水文火煮粥。每日1剂，分3次服用，小婴儿酌减。

【分析】山药益气养阴、补脾肺肾；薏苡仁健脾补肺、清热利湿；茯苓健脾安神、利水渗湿；粳米补中益气、健脾和胃、除烦止渴。四物相用，共奏健脾和胃、清热除湿之功。

（2）薏米粥

【原料】生薏苡仁100g，白糖适量。

【制作及用法】先将薏苡仁洗净入锅，用武火烧沸后，改用文火煮至薏苡仁熟烂，加白糖搅匀即成。放凉服食。

【分析】薏苡仁健脾除湿；白糖味甘，能助脾气、和中消痰。两物合用，煮成甜粥，甘淡可口，药食兼用，共为健脾除湿之效。

3. 阳明热盛

症状：腹胀腹痛，呕吐，大便秘结，口渴多饮，尿频，多尿，舌质红，苔黄，脉数实。

治法：清热生津。

食疗方：

（1）石膏粥

【原料】生石膏100g，粳米100g。

【制作及用法】先将生石膏捣碎放入砂锅中，中火煮15分钟，去渣留汁，再将粳米淘净入锅中，武火煮沸后转文火煮至米烂成粥。空腹食用，每日1次。

【分析】生石膏为清热泻火之首药，且具有生津止渴之效。粳米补肺脾、益肠，方中用之有以下作用：①煮后石膏细末悬浮在浓稠粥液中，防止石膏有效成分沉淀而丢失。②辅助石膏生津止渴、除烦之力。③顾护胃气，以防石膏大寒之品以伐中气。此处粳米一举三得，其意精深。综上所述，本方功效为清热泻火、止渴除烦。

（2）石膏竹叶汤

【原料】生石膏50g，粳米100g，鲜竹叶30g，淡竹叶12g。

【制作及用法】生石膏打碎煎15分钟，去渣取汁，粳米淘净，入砂锅加药汁，中火煮成稀粥，再加鲜竹叶、淡竹叶，武火煮沸，加少许冰糖即可饮用。

【分析】生石膏能清肺胃之火，使热退津生而能除烦止渴。竹叶可清泻气分实热，生津止渴、清心除烦。本方选用鲜苦竹叶和淡竹叶，既协同石膏清热泻火、生津止渴，还兼清心除烦、清热利尿之功。

4. 肾阴不足，下焦湿热

症状：头晕耳鸣，腰酸腿软，五心烦热，口干便秘，尿频涩痛，舌质红，苔薄黄，脉细数。

治法：滋补肾阴，清热利湿。

食疗方：

蜜制枸杞

【原料】枸杞子120g，白蜜适量。

【制作及用法】将枸杞子用盐水泡一宿，控干后用蜜拌，蒸熟，用瓷器收贮。嚼服，每日3次，每次6g。

【分析】枸杞子补肝肾、明目，为"药食两用"品种，与健脾益胃之白蜜同用，有滋养肝肾之效。

5. 脾肾阳衰

症状：面色发白或晦暗，腰酸腿软，神疲体倦，四肢无力，甚至瘫废，畏寒，水肿，纳呆呕恶，腹胀便溏，夜间多尿，小便清长，舌质淡胖或舌边有齿痕，脉沉细。

治法：温补脾肾。

食疗方：

（1）鹿茸酒

【原料】鹿茸10g，怀山药30g，白酒500mL。

【制作及用法】将鹿茸及山药以纱布包裹，在白酒中浸泡7天，每日饮20mL。饮完后，将鹿茸焙干研细末，分多次服用。

【分析】鹿茸味补肾阳、益精血、强筋骨；怀山药可补益脾胃、补肺益阴、固肾涩精；白酒以其作药引以通血脉、御寒气、行药势，增强本方温阳御寒之力。诸味合用，共为温补肾阳、填精健骨之用。

（2）巴戟天酒

【原料】巴戟天150g，生地黄50g，黄芪30g，肉苁蓉25g，麦冬50g，地骨皮20g，防风20g，牛膝150g，五味子20g，甘草10g，白酒2000mL。

【制作及用法】上药各打成碎块，以纱布扎成袋，将药袋放入白酒中，密封浸泡2周即可饮用。每天早晚饮用20～40mL。

【分析】巴戟天补肾阳、祛风除湿，肉苁蓉、牛膝可加强巴戟天补肾阳、强腰膝之功效，配合黄芪、麦冬、生地黄兼顾气阴；加防风可祛风通络；地骨皮"去虚热""泻骨火"，可去本方温燥之性；五味子则取其滋阴补肾之功；甘草调和诸药。以上诸药阴阳调和，扶正达邪，制成酒剂以温行药势，提高疗效，方便使用。综上所述，本方功效为补肾壮阳、壮骨通络、益气和阴。

第二十三节　低钾性肾病

低钾性肾病，又称失钾性肾病，是由于慢性低钾血症（血钾浓度 < 3.4mmol/L ）所致的肾脏疾病。低钾性肾病在中医并无特定病名，根据其症状可将其划入属于中医学"消渴""虚劳"等范畴。

一、病因病机

1. 中医病因病机

中医关于本病之病因迄今尚无专论，归纳近年来的临床资料及文献，大体有禀赋不足、饮食不节、情志不畅、跌仆外伤及客邪外侵等诸因素。禀赋不足之由，中医常责之房劳过度或妊娠；饮食不节者，多见为因病遵医嘱"多饮开水"，或夏暑饮用大量清凉饮料等而造成习惯性多饮，继之多尿，而呈现渴饮、尿多之象；情志不畅、情志不遂是本病易见之发病因素；脾肾阳虚，水失布敷而致津不上奉而渴饮，水饮无度而溺频；肝气郁结既可横逆乘脾，使水失健运，敷布失衡；心火亢盛，火热炽盛，火炎于上而津泄于下，上燥下消之病随之而起，发为本病；跌仆外伤，髓海受创则肾精受损，肾阳亦衰，不能固摄，尿崩作矣；客邪所侵，损伤脏腑功能，遂成消渴。

不论六淫七情，还是饮食外伤，均导致脏腑虚弱而成尿崩。盖五脏属阴，主藏精，五脏脆弱则藏精不力，阴津有亏。在阳虚的基础上，邪热帜烈，或七情五志化火，或膏粱之变内热壅盛，均进一步导致热盛津伤，由此"肾水一虚，则无以制余火，火因水竭而益烈，水因火烈而益干，阳盛阴衰构成此证"（《丹台玉案》），故本病初起大都偏于阴虚燥热，然病久阴损及阳，后期则可酿至阴阳两虚之候。

2. 西医发病机理

常见的病因是：摄入钾过少、胃肠道丧失钾（如各种原因所致之频繁呕吐和腹泻等）、尿路丧失钾。人体严重缺钾数天便可出现肾脏形态学上的改变，主要是肾小管上皮细胞内有空泡，空泡内不含脂肪或糖。以近曲小管为主，当补充钾后可消失。有些病例亦可见肾间质纤维化，肾小球及血管一般无损害。在罕见的情况下，严重的长期缺钾有可能引起固缩肾。

二、饮食宜忌

1. 多吃含钾较多的粮食，如荞麦、玉米、红薯、大豆等。

2. 多吃含钾较多的蔬菜，如菠菜、苋菜、香菜、油菜、甘蓝、芹菜、大葱、青蒜、莴笋、土豆、山药、鲜豌豆、毛豆等。

3. 多吃含钾较多的海产类。海藻类含钾元素相当丰富，如紫菜每 100g 含钾 1640mg，是钠含量的 175 倍；海带含钾量是含钠量的 22 倍；羊栖菜含钾量是含钠量的 3.1 倍。因此，紫菜汤、紫菜蒸鱼、紫菜肉丸、凉拌海带丝、海带炖肉等都是夏季补钾菜肴的上品。

4. 多吃含钾较高的水果，如香蕉、芭乐、番茄、柳丁、桃子等。

5. 尽量少吃辛辣、刺激性食物，如洋葱、胡椒、辣椒、花椒、芥菜、茴香。

6. 避免吃油炸、油腻的食物，如油条、奶油、黄油、巧克力等。这类食物有助湿增热的作用，会增加女性白带的分泌量，不利于病情的治疗。

7. 戒烟，戒酒，戒咖啡等兴奋性饮料。

三、辨证食疗

1. 脾胃虚弱
症状： 面色发白，口渴欲饮，肢体痿软无力，腹胀纳减，大便溏薄，或伴见心悸，舌质淡，苔薄白，脉细。

治法： 健脾益气。

食疗方：

（1）六君子炖猪肉汤

【原料】人参 10g，白术 10g，陈皮 10g，半夏 10g，茯苓 15g，生姜 3 片，猪瘦肉 200g。

【制作及用法】将上述材料洗净，加入清水适量，大火煮开后改文火熬煮 30 ~ 45 分钟即成。喝汤吃肉。

【分析】人参大补元气，为君药；白术、半夏健脾燥湿化痰，助运化，为臣药；佐以茯苓健脾和胃，陈皮行气化痰。生姜可温中健脾。猪肉具有滋养脏腑、补中益气的功效。以上诸物合用，可使脾气旺，运化复常，则生化之源充足。

（2）莲子健脾粥

【原料】莲子肉（研粉）20g，薏苡仁 20g，糯米 50g，大枣 6 个，核桃仁

20g，饴糖适量。

【制作及用法】将莲子肉、薏苡仁、大枣、糯米加清水煮至米熟汤稠，再将核桃仁炒熟撒于粥面，加入已烊化的饴糖少许，即可服食。

【分析】莲子肉补脾胃、安定心神、益任脉。薏苡仁清利湿热、健脾清肺、止泻除痹。大枣补中益气、养血安神。核桃仁能补肾强腰膝、补肺定喘，还能润肠通便。饴糖具有补中益气、暖急止痛、润肺止咳的功效。糯米补中益气、暖脾胃。以上诸物合用，以补中益气、健脾补肺、补虚损。

2. 肝肾亏虚

症状：起病缓慢，口渴多饮，多尿，夜尿，腰膝酸软，头晕耳鸣，肢体痿软无力，甚至瘫痪，或男性遗精，或妇女月经不调，舌质红，少苔，脉细数。

治法：补益肝肾，滋阴清热。

食疗方：

山萸肉粥

【原料】山萸肉8g，粳米60g。

【制作及用法】山萸肉洗净、去核，与粳米同入砂锅煮粥，将熟时调入适量砂糖即可。5天为1个疗程，病愈即止。

【分析】山萸肉补益肝肾、收敛固涩；粳米补中益气、健脾和气、益气生津；白糖补中益气、和胃养阴，可助山萸肉补虚收敛之效。三味合用，既收敛固涩，又补益肝肾。综上所述，本方功效为补益肝肾、涩精敛汗。

3. 阴虚火旺

症状：口渴多饮多尿，心烦失眠，心慌易惊，或伴大便秘结，舌质红，苔薄黄，脉细数。

治法：滋阴清热，佐以安神。

食疗方：

（1）石斛芦根瘦肉汤

【原料】鲜石斛30g，芦根15g，猪瘦肉50g。

【制作及用法】将石斛、芦根去泥沙、洗净，猪瘦肉洗净、切块，把全部用料一齐放入瓦锅内，加清水适量，武火煮沸后文火煮2小时，调味即可。

【分析】石斛生津益胃、清热养阴；芦根清热生津、除烦止呕；猪瘦肉既可健脾补虚，又可使汤味鲜美。综上所述，本方功效为养胃阴、清胃热、除烦止渴。

（2）猪肝玄参汤

【原料】猪肝500g，玄参60g，香油适量，食盐少许。

【制作及用法】先将玄参洗净，放入砂锅中煎熬，取药液待用。将猪肝洗净后切片，放入盛有玄参药液的砂锅中，文火煨炖，加入盐、香油调味即成。饮汤吃猪肝。

【分析】玄参滋阴降火、除烦解毒，猪肝有滋阴养血、明目之功效，二者共为滋阴清火之用。

第二十四节　多囊肾

多囊肾又名 Perlmann 综合征、先天性肾囊肿瘤病、囊胞肾、双侧肾发育不全综合征、肾脏良性多房性囊瘤、多囊病。多囊肾有两种类型，其中常染色体隐性遗传型（婴儿型）多囊肾发病于婴儿期，临床较罕见；常染色体显性遗传型（成年型）多囊肾常于青中年时期被发现，也可在任何年龄发病。根据本病腰痛、腹内结块、血尿、高血压的表现，以及后期肾功能受损，多参照"积聚""痞块""腰痛""尿血"等论治，慢性肾衰竭终末期时多按"关格"辨证治疗。

一、病因病机

1. 中医病因病机

多囊肾是一种本虚标实的慢性疾患，主要与禀赋不足，先天阴阳造化之差异有关，加之劳累太过以致肾气亏虚，肝失疏泄，脾失健运，痰湿内生，经络气血瘀阻不通，痰浊、瘀血着于腰部，流注于肾，日久发为痰核、积聚等，故其病位在肾，常波及于肝、脾等脏，且其肾、肝、脾三脏同病较多。本病早期多以邪实为主，病久则常虚实夹杂，晚期则以正衰邪实为主。先天禀赋不足是本病发病的根本原因，加之后天失调，痰、湿、瘀互结下焦肝肾，尤以血瘀为主，形成痞块，日久耗伤正气，终则肾用失司，肾体劳衰，溺毒难出，浊毒内停而成关格重症。

2. 西医发病机理

90% 多囊肾患者的异常基因位于 16 号染色体的短臂，称为多囊肾 1 基因，基因产物尚不清楚。另有不到 10% 的患者异常基因位于 4 号染色体的短臂，称为多囊肾 2 基因，其基因产物也不清楚。两组在起病、高血压出现以及进入肾功能衰竭期的年龄有所不同。

本病确切病因尚不清楚，尽管大多在成人以后才出现症状，但在胎儿期即开始形成。目前许多研究已证明肾囊肿异常均有与细胞生长有关的活性因子的参与，但关键的异常环节和途径尚未明了。总之，因基因缺陷而致的细胞生长改变和间质形成异常为本病的重要发病机制之一。

二、饮食宜忌

1. 宜常吃、多吃的食物：①含维生素高的水果蔬菜。②含铁丰富的水果、蔬菜，如红萝卜等。③能溶石化石的蔬菜，如黑木耳等。④有利尿作用的食物。⑤碱性食物。

2. 忌食或少食的食物：①酒类饮料、酒类：特别是白酒，对于多囊肾患者来讲宜戒掉。酒类对于肾脏的刺激性尤为强烈，它可以刺激多囊蛋白活性，加速囊肿生长。②发酵性食品：这里所讲的发酵食品主要是指菌变发酵的食品，如豆腐乳、臭鸡蛋类，避免食用此类将对控制囊肿生长速度有利。③高蛋白质食物：每一种肾病都应该采取低蛋白质饮食，避免体内氮类代谢物合成，减轻肾脏的排泄力，如大豆、豆腐以及其他豆类制品。④内脏类食物：动物的内脏及由动物内脏制成的熟食也不适合多囊肾患者食用，特别是动物肝脏，因为患者食用这些食物会给肾脏增加负担，加重病情。

⑤咖啡、巧克力严禁食用。

三、辨证食疗

1. 湿热下注

症状：发热或不发热，口苦口干，口干不欲饮水，腰部疼痛，小便频数，淋漓不尽，或涩而痛，舌苔黄腻，脉滑数。多见于多囊肾伴有尿路感染者。

治法：清热利湿。

食疗方：

（1）冬葵饮

【原料】冬葵子30g，车前子20g。

【制作及用法】将车前子用纱布包裹，冬葵子捣碎入锅共同煎汤取汁，代茶饮服。

【分析】冬葵子有利水通淋、润肠通便的作用，车前子可利水通淋、利湿止泻，二者合用对湿热下注，热结膀胱的小便淋沥涩痛尤为有效。

（2）滑石粥

【原料】滑石25g，瞿麦15g，粳米50g。

【制作及用法】先将滑石用布包扎，与瞿麦同煎，去渣留汁；再将粳米淘净，入药汁中煮成稀粥。每日1次，当早餐食用。

【分析】滑石可用于小便不利、淋沥涩痛，尚有清热解暑之功。瞿麦利小便而导热下行，故能清热利水通淋，可用于湿热壅滞的小便不利。方中二味煮粥，不仅利水通淋力强，且无苦寒伤胃之弊。综上所述，本方功效为清利湿热、利水通淋。

2. 阴虚内热

症状：腰部肿块，尿赤夹血，浑浊如淋，形体消瘦，无心烦热，口干咽燥，或尿时涩痛，小便频数，舌红少苔，脉细数。多见于多囊肾伴血尿者。

治法：滋阴清火，凉血止血。

食疗方：

（1）石斛芦根瘦肉汤

见前"低钾性肾病"第196页。

（2）麦冬猪肝汤

【原料】麦冬60g，猪肝500g，香油适量，食盐少许。

【制作及用法】先将麦冬洗净，放入砂锅中煎熬，取药液待用；将猪肝洗净后切片，放入盛有麦冬药液的砂锅中，文火煨炖，加入盐、香油调味即成。饮汤吃猪肝。

【分析】麦冬有养阴润肺、益胃生津、清心除烦的功效。猪肝为滋阴养血、补肝养生佳品。综上所述，本方功效为滋阴清火。

3. 阴虚阳亢

症状：头痛，或头晕目眩，耳鸣，视力减退，烦躁失眠，面色潮红，四肢麻木，甚则突然昏倒、抽搐，舌淡红，苔少，脉细弦。多见于多囊肾伴高血压者。

治法：滋阴潜阳，平肝息风。

食疗方：

（1）天麻猪脑羹

【原料】猪脑1个，天麻10g。

【制作及用法】将猪脑、天麻放入锅内，加水适量，以文火煮炖1小时成稠羹。喝汤吃猪脑。

【分析】天麻能息风止痉、平抑肝阳、祛风通络，猪脑有补脑定眩之功，二者共奏滋阴潜阳之功。

（2）玄参炖猪肝汤

【原料】玄参60g，猪肝500g，香油适量，食盐少许。

【制作及用法】先将玄参洗净，放入砂锅中煎熬，取药液待用；将猪肝洗净后切片，放入盛有玄参药液的砂锅中，文火煨炖，加入盐、香油调味即成。饮汤吃猪肝。

【分析】玄参能滋阴降火、除烦解毒，猪肝有滋阴养血、明目之功效，二者同用以滋阴降火。

4. 脾肾阳虚

症状：腰部肿块增大，面色苍白，尿少色赤，全身浮肿，畏寒肢冷，脘腹胀满，舌淡而胖，脉沉细。多见于多囊肾晚期者。

治法：温补脾肾。

食疗方：

（1）附子粥

【原料】制附子 3g，干姜 2g，粳米 60g，葱白 2 茎，红糖少许。

【制作及用法】将制附子、干姜研成极细粉末备用；先将粳米和适量清水煮成稀粥，再加入制附子、干姜末及葱白、红糖，熬煮成粥。或用制附子、干姜水煎 30 ~ 60 分钟，去渣取药汁，加入粳米、葱白和红糖一起煮粥（用这种办法煎煮时，制附子、干姜用可加大用量，制附子用 6g，干姜用 6g）。

【分析】附子补火助阳、散寒止痛，凡阳虚者均可应用。干姜温中散寒、回阳通脉。本方煮粥，可以减轻附子的毒性，同时还可以制约附子、干姜之燥热性。综上所述，本方功效为温补脾肾、温阳化水。

（2）姜附烧狗肉

【原料】熟附片 30g，生姜 150g，狗肉 1000g，大蒜、葱适量。

【制作及用法】先将狗肉洗净，切为小块，与上述药材与配料一起放入锅内，加清水适量，炖至狗肉熟烂，调味食用。

【分析】熟附片能回阳救逆、补火助阳、散寒止痛，为治亡阳证之主药。狗肉用为安五脏、暖腰膝、益气力，与熟附片同用，能增强补火温阳之功。综上所述，本方功效为温肾散寒、补火助阳。

第二十五节　反流性肾病

反流性肾病是由于膀胱－输尿管反流和肾内反流伴反复尿路感染，导致肾脏形成瘢痕、萎缩、肾功能异常的一类临床综合征。学龄儿童中，其发病率约 0.3% 。反流性肾病是相当常见的，是慢性间质性肾炎的常见原因。

反流性肾病在中医学中属"淋证""尿频""腰痛""遗尿""癃闭"等范畴。

一、病因病机

1. 中医病因病机

本病因先天禀赋不足或后天失养而致湿热之邪侵扰膀胱，久则肝阴受损，肾气衰败，气化不利，瘀浊内阻。其病位在肾与膀胱，发病之初多属湿热蕴结膀胱，日久则损及肾之气阴，由实转虚或虚实夹杂。本病的形成与肾、膀胱、脾、肝的关系较为密切。肾与膀胱互为表里，肾虚不能制水则膀胱气化失常，水道不利，而膀胱湿热蕴结又熏蒸于肾，耗伤肾的气阴，所以临床既见腰膝酸痛、倦怠乏力等本虚之证，又有尿频、尿急、尿痛、发热等标实之候。导致本病迁延难愈的关键是"瘀"。形成瘀的原因，一为气虚无力鼓动血行，二为湿热蕴久，肾络被阻。因此气虚血瘀为病机关键。

2. 西医发病机理

膀胱逼尿肌在输尿管末端形成单向阀门的 Waldeyer 鞘，正常人排尿时，膀胱输尿管连接部闭合，可以防止尿液从膀胱经输尿管反流至肾脏。各种因素导致的抗反流机制受损则可引起膀胱–输尿管反流，严重的膀胱–输尿管反流可引起肾盂内压力升高，尿液由肾盂穹窿部的薄弱处反流入肾间质，引起肾内反流。按病因可将膀胱–输尿管反流分为原发性和继发性两种类型，其中原发性膀胱–输尿管反流较为常见，为基因突变或发育不全引起的膀胱输尿管连接部的先天性功能异常所致，主要见于小儿，一般随着生长发育，膀胱–输尿管反流有自动消退倾向。继发性膀胱–输尿管反流则由于多种原因所致的膀胱颈或尿道梗阻、尿路感染、尿动力学改变、免疫损伤、血管病变等原因引起。

二、饮食宜忌

1. 属热属实者，饮食宜清淡、清凉，除米面等一般的主食外，宜食鲜藕、白菜、菠菜、芹菜、莴笋、荠菜、马兰头等清淡蔬菜，以及西瓜、冬瓜、赤小豆、绿豆等。

2. 属虚者，饮食宜偏滋补，以清补为主，如山药、土豆、蛋类、甲鱼、猪羊脑髓、栗子、木耳等。

3. 宜多饮茶，可排石消淋。

4. 忌生姜、大蒜、葱、辣椒等刺激性食物。

5. 忌烟、戒酒。

三、辨证食疗

各种证型之间可以相互转化，也可以同时并存，所以辨证上应区别标本缓急。一般是本着正气为本、邪气为标，病因为本、证候为标，旧病为本、新病为标等标本关系进行分析判断。

1. 膀胱湿热蕴结

症状：小便频数色黄，尿道灼热而痛，小腹胀满，腰痛，口干渴，或发热，或尿血，舌质红，苔黄腻，脉濡数。

治法：清热利湿通淋。

食疗方：

（1）赤小豆茅根汤

【原料】赤小豆200g，白茅根100g。

【制作及用法】二物加水适量，文火煮至豆烂，去白茅根，饮汤食赤小豆。

【分析】赤小豆利水消肿，尚可解毒排脓，利湿退黄。白茅根善下行渗泄，能清热生津，有利尿通淋之功。综上所述，本方功效为清热、利水、消肿。

（2）滑石粥

见前"多囊肾"第198页。

2. 肝肾阴亏，湿热留连

症状：低热或手足心热，失晕耳鸣，口干少津，小便短涩，淋漓不下，腰酸梦遗，或有头晕头痛，舌质偏红，苔薄黄，脉弦细或滑数。

治法：滋补肝肾，兼清湿热。

食疗方：

（1）三汁汤

【原料】生黄精1500g，生地黄1500g，鲜天冬1500g，白茯苓300g，白蜂蜜200g。

【制作及用法】将黄精、生地黄、天冬榨取药汁，混合备用；将茯苓研细末；先以文火煎药汁，待药汁减半时，入蜂蜜搅匀，再下茯苓末拌和，再煎成羹状即成。每次服1匙，每日3次，用温水混合喝。亦可做成丸药，如弹子大，每次空腹服1丸，每日3次。

【分析】黄精滋肾润肺、补脾益气；生地黄清热凉血、养阴生津；天冬养阴润燥、清火生津；茯苓利水渗湿、健脾安神；蜂蜜既有补中缓急、润燥解毒之功，又可调和诸药。综上所述，本方功效为滋养肺肝肾兼清热利湿。

（2）滋阴猪肝汤

【原料】玄参60g，枸杞子30g，土茯苓50g，猪肝500g，香油适量，食盐少许。

【制作及用法】先将玄参、枸杞子、土茯苓洗净，放入砂锅中煎熬，取药液待用；将猪肝洗净后切片，放入盛有玄参、枸杞子、土茯苓药液的砂锅中，文火煨炖，加入盐、香油调味即成。饮汤吃猪肝。

【分析】玄参能滋阴降火、除烦解毒；枸杞子有滋补强壮的作用，适合肝肾阴虚者应用；土茯苓有解毒除湿、通利关节之功效；猪肝有滋阴养血、明目之功效。诸物同用，共为补益肝肾、清热利湿之功。

3. 气阴两虚，湿热未尽

症状：小便频数量少，小腹微胀，腰膝酸软，倦怠乏力，或劳倦后尿频尿急加重，眩晕，耳鸣，舌质红，苔少，脉细弱。

治法：气阴双补，兼利湿热。

食疗方：

（1）人参薏苡仁炖鸡

【原料】家鸡1只（去毛和内脏），人参10g，薏苡仁50g。

【制作及用法】将药材放入鸡腹内，缝好，加清水，放瓦煲内，隔水炖熟，放少许盐，饮汤食鸡。

【分析】人参大补元气、复脉固脱、补脾益肺、安神益智，生津止渴。薏苡仁利水渗透湿、健脾止泻。鸡肉温中补脾、益气养血、补肾益精，与人参合用，增强滋补之力，尤适于重病、久病之后或产后、气血阴阳俱虚之人。综上所述，本方功效为补益气阴兼清热除湿。

（2）党参薏苡仁粥

【原料】党参20g，薏苡仁50g，粳米100g，生姜6g，猪脾1具，葱白2根，陈皮6g。

【制作及用法】将党参、薏苡仁、粳米洗净，加水2000mL，武火煮沸，加入生姜（刮去皮、洗净、压破），改文火煮至米熟汤稠，加入猪脾（洗净，切薄片）、葱白、陈皮，待至粥成，捞去陈皮，加食盐少许调味，每2日服1次。

【分析】党参补益肺脾、补血生津；薏苡仁利水化湿、健脾止泻；陈皮具有行气健脾、燥湿化痰的功效；生姜温中开胃，改善食欲；葱白温通阳气；猪脾可健脾胃助消化，配合益脾和胃、除烦解渴的粳米，健脾之力益增。诸味共为补气、健脾、养阴、清热之功。

4. 气虚血瘀，湿热下注

症状：反复发作尿频、尿急，或有尿痛，多由劳倦诱发或加重；常伴口唇及睑下青紫，面色暗黑；妇人兼有月经不调，量少而暗，或有血块；舌紫或有瘀斑，脉沉迟而涩。

治法：补气活血，兼清湿热。

食疗方：

（1）黄芪薏仁汤

【原料】黄芪50g，桃仁20g，薏苡仁50g，乌鸡半只。

【制作及用法】乌鸡切块，加清水、药材隔水炖熟，调味服食。

【分析】黄芪能补中气而升阳举陷，益肺卫之气而固表止汗；桃仁活血祛瘀；薏苡仁健脾；乌鸡养阴益血。本方药性平和，有补脾益气、活血化瘀兼清热利湿之功用。

（2）山药二仁糊

【原料】山药 500g，桃仁 100g，薏苡仁 500g，粟米 250g。

【制作及用法】诸味均炒熟后磨成细末，然后混合拌匀即成。每次取 60g 加滚烫开水 100mL，搅成糊状即可服用。每日 2 次，可作为早餐常常服食，喜甜食者可加少许白糖。

【分析】山药有平补三焦之称，尤以补脾胃功最著；桃仁活血祛瘀；薏苡仁利水化湿、健脾止泻；粟米擅补养脾肾、清热解渴、利小便。诸味共为补气健脾、活血化瘀之功。

第二十六节　感染性心内膜炎肾损害

感染性心内膜炎是由病原微生物在心内膜或心脏瓣膜上引起的炎症，可分为急性和亚急性两种，40%～90% 有肾脏损害。

本病可归属中医学"急性肾风"范畴。肾风之名始于《素问·评热病论》："帝曰：有病疱然如有水状，切其脉大紧，身无痛者，形不瘦，不能食，食少名为何病？岐伯曰：病在肾，名为肾风，肾风而不能食，善惊惊已，心气痿者死。"《素问·风论》曰："肾风之状，多汗恶风，面疱然浮肿，脊痛不能正立，其色炲，隐曲不利，诊在肌上，其色黑。"

一、病因病机

1. 中医病因病机

急性肾风是由于机体内在正气不足，外在卫气不固，腠理不密，外感六淫之邪，或湿热之邪，以及皮肤疮痍之毒得以内乘，正邪交争，外而阴阳失调，内而脏腑经络失和而发病。先天禀赋不足，久病体虚，情志失调或劳累过度，耗伤阴血，气血不足，卫外不固，感受温热邪毒，由表及里或直达营血，热灼营血，迫血妄行，内犯于心，耗气伤阴，气阴两虚，心失所养，诸症丛生，出现心悸、胸痹，进一步发展为心阴阳两虚。心属阳，其性属火，肾属阴，其性属水，心阴暗耗，心阳偏亢，不能下交于肾，心阳虚不振，不能下温肾阳，出现心肾不交、水火不济、心肾亏虚之证。

2. 西医发病机理

急性感染性心内膜炎大多由毒力较强的细菌引起，如金黄色葡萄球菌、肺炎双球菌等，常无心脏瓣膜病变的基础；亚急性感染性心内膜炎一般由毒力较弱的细菌所致，草绿色链球菌最多见，其次为肠球菌和隐球菌，常在有心脏瓣膜病变的基础上发生。肾脏损害有三种类型：由大栓子所致肾梗死；微小栓子所引起的局灶性肾小球肾炎；与免疫相关的弥漫性肾小球肾炎。

二、饮食宜忌

清淡饮食，勿食辛辣、烟酒及刺激性食物。注意食盐的摄入量。一般初期应无盐饮食，肿势渐消可改为低盐饮食，最后恢复普食。有水肿者食盐每日 2~3g（或酱油 10mL）；如水肿很严重，钠盐的摄入量限制在每日 2g，并禁止食用酱豆腐、咸蛋、咸菜等含盐食品以及含碱主食和含钠量高的蔬菜，如白萝卜、菠菜、小白菜、油菜、松花蛋。含钠较低的食物有牛肉、猪肉、鸡肉、大白菜、菜花、冬瓜、西瓜、南瓜、西红柿、芋头、橙子、苹果、梨。

三、辨证食疗

1. 热毒炽盛

症状：高热汗出，胸闷心悸，口干渴，皮肤瘀斑，或衄血、咯血、尿血，烦躁不安，甚则神昏谵语，舌质红，苔黄，脉数或细数。

治法：清热解毒，凉血。

食疗方：

（1）蒲公英粥

【原料】蒲公英 20g（鲜品 30g），粳米 80g。

【制作及用法】将蒲公英洗净，切碎，煎汁去渣，入粳米同煮为稀粥。分 3 次稍温服食，3 天为 1 个疗程。

【分析】蒲公英清热解毒，消痈散结；粳米温中和胃、益气止泄，与蒲公英合用可防止苦寒伤及胃气。综上所述，本方功效为清热解毒。

（2）蛇舌草蜜

【原料】白花蛇舌草 100g，蜂蜜适量。

【制作及用法】白花蛇舌草煎水取汁去渣，调入适量蜂蜜，分次饮用。

【分析】白花蛇舌草清热解毒、清利湿热，蜂蜜补中润燥止痛、解毒。两物合用，既能增强清热解毒之功，又扶助正气，使邪去而不伤正气。

2. 气阴两虚，热毒留恋

症状：发热，乏力，汗多，心悸，心痛，胸闷，失眠多梦，或皮肤瘀斑，舌红，苔薄白或黄燥，脉细弱。

治法：益气养阴，清热解毒。

食疗方：

（1）石膏竹叶粥

【原料】生石膏50g，粳米100g，鲜苦竹叶30g，淡竹叶12g。

【制作及用法】石膏打碎，煎15分钟，去渣取汁；粳米淘净，入砂锅加药汁用中火煮成稀粥，再加鲜苦竹叶、淡竹叶，武火煮沸，加少许冰糖，即可饮用。

【分析】生石膏能清肺胃之火，热退津生又能除烦止渴。竹叶能渗湿利尿、生津止渴、清心除烦，既协同石膏清热泻火、生津止渴，还兼清心除烦利尿、清泻三焦之热。配以补中益气、益肠胃之粳米，再加上冰糖，本方口感怡人，诸味共为清热解毒、泻火除烦、补气阴之功。

（2）冰糖芦根饮

【原料】鲜芦根120g，竹茹20g，冰糖40g。

【制作及用法】诸味加清水适量，放入瓦盅内隔水炖，去渣代茶饮。

【分析】鲜芦根、竹茹能清热生津、清热排脓、清热止呕。冰糖既能调味，令汁浆甘甜可口，又可入肺胃二经，协同芦根、竹茹二药，使之作用增强以清热解毒、益气生津、除烦止呕。

3. 心肾不交

症状：健忘，心悸，心烦不寐，头晕耳鸣，腰酸，潮热盗汗，咽干口燥，舌红，苔少或无苔，脉细数。

治法：滋阴降火，交通心肾。

食疗方：

（1）玄参炖猪心

【原料】玄参60g，猪心1只，香油适量，食盐少许。

【制作及用法】先将玄参洗净，放入砂锅中煎熬，取药液待用；将猪心洗净后切片，放入盛有玄参药液的砂锅中，文火煨炖，加入盐、香油调味即成，饮汤吃猪心。

【分析】玄参滋阴降火、除烦解毒，猪心补虚、安神定惊、养心补血，二者合用以滋补心肾、安神。

（2）玉竹炖鹧鸪

【原料】玉竹30g，鹧鸪1只。

【制作及用法】将鹧鸪去毛，除净内脏；玉竹洗净，与鹧鸪一起放入炖盅内，隔水炖2小时，加少许盐调味，饮汤吃肉。

【分析】玉竹养阴润燥、生津止渴，鹧鸪能补五脏、益心力，二者合为滋阴降火、养心安神之效。

4. 心肾阳虚

症状： 心悸，气促，畏寒肢冷，小便不利，水肿，以下肢为甚，舌淡，苔白，脉沉缓或微细。

治法： 温补心肾，利水。

食疗方：

（1）鹿茸炖羊肾

【原料】羊肾1具，鹿茸5g，杜仲15g，小茴香6g。

【制作及用法】羊肾切开、浸泡去臊味，然后加鹿茸、杜仲、小茴香，清水适量，隔水共炖。每日1次，饮汤吃羊肾。

【分析】鹿茸善补督脉、壮肾阳、益精血而强筋骨，而且还有温补内托的功效，是补肾阳、益精血之要药。杜仲肝肾、强筋骨。小茴香散寒、理气和气，其温里助阳，亦可去羊肾膻气，配合补肾阳之羊肾而温补脾肾、填精健骨之功著。

（2）巴戟天酒

见前"肾小管性酸中毒"第193页。

第二十七节　梗阻性肾病

梗阻性肾病是指因为尿流障碍而导致肾脏功能和实质性损害的疾病。本病病变常为单侧性，但双侧性也不少见。尿路梗阻通常是造成梗阻性肾病的重要原因，但如果该梗阻并未影响到肾实质时一般并不称为梗阻性肾病，而称为阻塞性尿路疾病。肾盂积水通常是梗阻性肾病时的临床表现，但许多梗阻性肾病（如肾内梗阻）并不一定有肾盂积水。同时许多情况特别是先天性输尿管畸形等，在检查时可以有肾盂扩张，但不一定有肾盂积水。

本病在中医学中多属"癃闭""腰痛""积聚"等范畴。

一、病因病机

1. 中医病因病机

本病发生常见的原因有外感湿热之邪蕴结下焦，煎熬津液，结为砂石，阻滞尿道，而为本病。或年老久病体弱，以及劳累过度，房事不节，均可导致脾肾亏虚，气化障碍，决渎之官自废，上下出入皆不通利而为排尿不畅、淋漓不尽或为尿闭。老年肾虚，气虚血瘀，阻滞尿道，气化不利也可为本病。总之，本病的一般演变规律为湿热壅结下焦，或湿浊瘀阻，阻塞尿道，尿路不畅，损伤肾脏以致肾之阴阳失调，脏腑虚损，气化不行，水道不利，从而出现虚实夹杂之证。

中医学认为小便的通畅有赖于三焦气化的正常，而三焦的气化不仅要依靠肺、脾、肾三脏来维持，而且也须以肝气的疏泄、气血的畅通为条件。若肝气郁滞，血瘀阻塞，或兼湿夹痰，脉络不畅，或肿块结石阻塞尿路，均可影响三焦的气化而导致梗阻不畅或不通。

2. 西医发病机理

造成尿路梗阻的主要原因有输尿管本身以及输尿管外两大类。

输尿管本身又分为腔内梗阻以及输尿管壁障碍所致两大类。结石为腔内梗阻最常见的原因，可发生在输尿管任何一处，也可发生在肾内的小管腔内。输尿管壁本身障碍有功能性及解剖性异常两大类。前者在输尿管常因运行肌不能正常运行而致，可因输尿管纵行肌或环状运行肌障碍，致使尿液不能正常下行。另一组为输尿管膀胱交界处障碍为主，也以男性为多，大多为单侧性。由解剖性病变造成输尿管壁病变包括炎症、肿瘤等所造成的狭窄。

输尿管外梗阻常因生殖系统、胃肠系统，以及血管或后腹膜其他病变引起。前列腺肥大或肿瘤常是男性发病的原因。女性则很多因子宫、卵巢等病变引起。克罗恩病或胃肠其他肿瘤可以压迫输尿管而导致梗阻。腹膜后病变可因炎症、肿瘤（原发或转移等）引起。

二、饮食宜忌

低盐、低脂、优质蛋白质饮食，禁辛辣、肥肉、动物油、动物内脏、海鲜。少吃豆制品、牛羊肉、蘑菇。宜选择的优质蛋白质食物有淡水鱼、鸡肉、瘦肉、排骨、鸡蛋等。宜多吃含维生素丰富的蔬菜和水果。

三、辨证食疗

1. 湿热下注，毒邪内盛

症状：腰部胀痛，时轻时重，尿频尿急，排尿不爽，甚则排尿困难、血尿、脓尿或伴寒战发热，大便秘结，舌红苔黄腻，脉滑数。多见于梗阻性肾病初期伴感染者。

治法：清热利湿，通利小便。

食疗方：

（1）冬葵饮

【原料】冬葵子30g，车前子20g。

【制作及用法】将车前子用纱布包裹，冬葵子捣碎入锅同煎汤取汁，代茶饮服。

【分析】冬葵子有利水通淋、润肠通便之效；车前子利水通淋、利湿止泻，可用于小便不利、水肿、淋沥涩痛。二物合用，清热祛湿、利水通淋之力尤强。

（2）滑石瞿麦粥

【原料】滑石 25g，瞿麦 15g，粳米 50g。

【制作及用法】先将滑石用布包扎，与瞿麦同煎，去渣留汁；将粳米淘干净，入药汁中煮成稀粥。每日 1 次，当早餐饮食。

【分析】滑石有利水通淋功效，可用于小便不利、淋沥涩痛。瞿麦苦寒泄降，利小便而导热下行，故能清热利水通淋，可用于湿热壅滞的小便不利。方中二味煮粥以清利湿热、利水通淋。

2. 脾肾虚损，湿热蕴结

症状：腰脊酸困而胀痛，甚则痛如刀割，痛连少腹，时作时休，小便不利，点滴难出，或有细小砂石排出，纳差便溏，神疲乏力，舌质淡，苔白腻，脉沉细无力。多见于尿路结石所致的梗阻性肾病。

治法：温肾健脾，通淋排石。

食疗方：

（1）茯苓核桃饼

【原料】茯苓 100g，鸡内金 20g，核桃仁 150g，蜂蜜适量。

【制作及用法】将鸡内金、茯苓研成细粉，调糊摊成薄层作煎饼皮层；核桃仁用香油炸酥，加蜂蜜调味，共研成糊，做饼馅。做成饼后蒸熟即可食用，2 日内食完。

【分析】核桃仁有补肾固精、消石利尿之功；鸡内金健脾化石；茯苓利水渗湿、健脾和中、宁心安神。三物共用，既祛邪，又扶正，健脾补肾、利湿通淋而排石。

（2）枸杞茯苓茶

【原料】枸杞子 50g，茯苓 100g，红茶 6g。

【制作及用法】上三味共煎水或沸水泡当茶饮。

【分析】枸杞子能补肾而益精，养肝以明目，肝肾不足之证多用。茯苓淡渗利湿、健脾行水。红茶清热利尿、提醒、解烦渴。综上所述，本方功效为健脾益肾、利尿通淋。

3. 气阴亏虚，瘀毒交阻

症状：腰腹钝痛，酸楚不舒，触之可有包块，与日俱增，尿意频频，滴淋不畅，或有尿血，精神倦怠，口干低热，舌淡紫少苔，脉沉细无力。见于前列腺肥大或肿瘤压迫所致之梗阻性肾病。

治法： 益气养阴，解毒化瘀。

食疗方：

（1）冬瓜粥

【原料】新鲜连皮冬瓜 100g，粳米 100g。

【制作及用法】冬瓜洗净切块，同粳米一并煮为稀粥，随意服用。

【分析】冬瓜皮利水消肿，以水肿偏热者为宜。粳米性味甘平入胃，可益气生津，合冬瓜皮能健脾养阴、利尿消肿。

（2）旱莲二金茶

【原料】墨旱莲 20g，金钱草 30g，海金沙 20g，绿茶 2g。

【制作及用法】上药加水共煎，代茶饮服。

【分析】墨旱莲能凉血止血，海金沙清热利湿，金钱草利水通淋，绿茶清热利尿作用。诸药合用，适用于湿热内蕴而又兼见阴虚内热者。

4. 脾肾阳虚，湿浊上泛

症状： 癃闭日久，尿少尿闭，口中尿臭，面色㿠白，恶心呕吐，大便不爽，畏寒肢冷，舌苔白腻，脉细。多见于梗阻性疾病所致之肾功能不全者。

治法： 温补脾肾，化湿降浊。

食疗方：

（1）附子粥

见前"多囊肾"第 200 页。

（2）姜附烧狗肉

见前"多囊肾"第 200 页。

第二十八节　急性间质性肾炎

急性肾小管间质性肾炎，简称急性间质性肾炎，是由多种病因引起的，临床病理学以肾间质炎症水肿、炎症细胞浸润、肾小管呈不同程度变性为主要表现，临床表现以急性肾衰竭、肾小管功能损害、尿酶异常为特征的一组临床综合征。本病为急性肾衰竭的临床常见病因之一，不包括因肾小球疾病如 IgA 肾病伴有间质损害，或急性肾小管坏死而伴发的间质性炎症。本病常见的病因是细菌、病毒、螺旋体、寄生虫等感染和以抗生素为主的临床应用药物造成的损害，部分患者没有发现特异性病因而称之为特发性急性间质性肾炎。

中医学中没有急性肾小管间质肾炎的记载，根据患者临床表现，可归于

"关格""癃闭""溺毒""发斑""腰痛""淋证""尿血""眩晕"等范畴。以尿少、尿闭、恶心、呕吐为主要表现者可辨为"癃闭""关格"。表现为急性肾功能衰竭，临床出现抽搐、神昏者等尿毒症脑病者辨为"溺毒"。伴有皮疹、发热、嗜酸性粒细胞增多、关节痛者可辨为"发斑"。

一、病因病机

1. 中医病因病机

本病病因研究基本上归于"热邪""湿毒""药毒"。归其病因病机研究可归述为：外感热病、湿热内结下注膀胱、湿热弥漫气机升降失常、药毒伤肾、肾络瘀痹。本病初期本虚以阴虚或气阴双虚多见，晚期病机转化为肝肾阴虚或脾肾气虚甚至脾肾阳虚为多见，标实多见湿热、水湿、瘀毒、湿毒、药毒等。根据机体阴阳气血之虚实，进行标实之候属性转换为其主要病机，病性属于本虚标实，病位以脾肾为主，病变广泛可弥漫三焦。

2. 西医发病机理

急性间质性肾炎的病因多样，大致有药物过敏、感染相关、肾移植急性排异反应、系统性疾病伴发等几种。此外，特发性急性间质性肾炎病因尚不完全清楚，但目前已经明确其中部分发病与病毒感染有关。

二、饮食宜忌

急性间质性肾炎患者的饮食调制是在根据病情病程限制蛋白质及盐的基础上，以品种多样、搭配合理、清淡可口和增加食欲来达到弥补、限制、均衡营养，促进康复的目的。急性间质性肾炎患者多采用糖类来补充机体热量，因此，在膳食中主食就占有重要地位。事实上，单一的主食从营养学上讲并不十分合理，杂食更有益于健康，应尽量采用多品种的主食，如玉米面和富强粉做发糕或窝头配稀粥。急性间质性肾炎患者饮食对蔬菜水果的要求是富含维生素、低钾、低钠，如蔬菜可选用油菜、葱头、西红柿等，水果可吃苹果、草莓、葡萄、橙子等。蛋白质的选用一般以牛奶、鸡蛋、带鱼、牛肉等优质动物蛋白为主，不过要限量，不能吃得过多。

三、辨证食疗

1. 热毒炽盛

主症：头痛身热，或寒战高热，腰部疼痛，小便黄赤，咽干口燥，胸闷腹胀，或伴尿少，尿闭，口中尿臭，或伴皮肤斑疮隐隐，或伴皮肤黄染，或伴恶心，呕吐，腹痛便秘，关节酸痛等。舌质红，苔黄燥，脉弦滑数。

治法：清热解毒，凉血化瘀。

食疗方：

（1）蒲公英粥

【原料】蒲公英20g（鲜品30g），粳米80g。

【制作及用法】蒲公英洗净、切碎，煎汁去渣，入粳米同煮为稀粥。每日1剂，分3次稍温服食，3天为1个疗程。

【分析】蒲公英能清热解毒、消痈散结，粳米益气生津，与蒲公英合用可防止苦寒伤及胃气。二者合用，可清热凉血解毒。

（2）蛇舌草蜜

【原料】白花蛇舌草100g，蜂蜜适量。

【制作及用法】白花蛇舌草煎水取汁去渣，调入适量蜂蜜，分次饮用。

【分析】白花蛇舌草清热解毒、清利湿热、利尿通淋。蜂蜜补中润燥止痛、解毒。二物合用，既能增强清热解毒之功，又扶助正气，使邪去而不伤正气。综上所述，本方功效为清热解毒。

2. 湿热下注

症状：小便黄赤，灼热或涩痛不利，腰痛腹痛，口干不饮，大便不爽，或伴发热恶寒，口苦呕恶，舌质微红，苔黄腻，脉滑数。

治法：清热利湿通淋。

食疗方：

（1）冬葵饮

【原料】冬葵子30g，车前子20g。

【制作及用法】将车前子用纱布包裹，冬葵子捣碎入锅同煎汤取汁，代茶饮服。

【分析】冬葵子具有利水通淋的作用，车前子能利水通淋、利湿止泻。二者合用，对湿热下注、热结膀胱的小便淋沥涩痛尤为多用。

（2）滑石粥

【原料】滑石25g，瞿麦15g，粳米50g。

【制作及用法】先将滑石用布包扎，与瞿麦同煎，去渣留汁；将粳米淘净，入药汁中煮成稀粥。每日1次，当早餐饮食。

【分析】滑石有利水通淋的功效，瞿麦利小便而导热下行。方中二味煮粥，不仅利水通淋力强，且无苦寒伤胃之弊。综上所述，本方功效为清利湿热、利水通淋。

3. 肝肾阴虚证

症状：头晕耳鸣，五心烦热，腰酸痛，尿黄，尿频，或尿血，口干欲饮，舌质红，苔薄黄，脉细数。

治法：滋补肝肾。

食疗方：

（1）枸杞麦冬粥

【原料】麦冬50g，枸杞叶500g，三七粉10g、粳米适量。

【制作及用法】麦冬与枸杞叶一同煎煮取渣，同粳米共煮粥，快好时撒入三七粉。食粥即可。

【分析】枸杞叶补肝肾、明目，麦冬滋补肝肾之阴，粳米益气生津、健脾助运，配合活血止血之三七，滋阴而不寒凉、活血而能止血。综上所述，本方功效为滋补肝肾。

（2）麦冬枸杞猪肉汤

【原料】枸杞子120g，猪瘦肉100g，麦冬50g。

【制作及用法】猪瘦肉切段，待锅热水开后放入，汤沸起沫时放入洗净的枸杞子、麦冬，再煮10分钟即可。吃肉喝汤。

【分析】枸杞子能补肝肾、明目，配合滋阴之麦冬、甘平之猪肉，健脾而后天充，滋阴而先天养。综上所述，本方功效为滋补肝肾。

4. 脾肾气虚证

症状：面色萎黄，神靡体倦，腰膝酸软，头晕耳鸣，纳减，多尿，夜尿，舌质淡，苔白，脉沉细。

治法：健脾益气补肾。

食疗方：

（1）黄芪炖乌鸡

【原料】黄芪50g，乌鸡半只。

【制作及用法】乌鸡切块，加清水，与黄芪一起隔水炖熟，调味服食。

【分析】黄芪能补中气而升阳举陷，益肺卫之气而固表止汗，且能利水消肿、托毒生肌。乌鸡养阴益血，与黄芪合用，使药性趋于平和，更宜于气阴两虚。综上所述，本方功效为补脾益气、养阴益血。

（2）山药糊

【原料】山药500g，粟米250g。

【制作及用法】上二味均炒熟后磨成细末，然后两物混合拌匀即成。每次取60g加滚烫开水100mL，搅成糊状即可服用。每日2次，可作早餐常常服食，喜甜食者可加少许白糖。

【分析】山药健脾益肾、涩精止遗。粟米补养脾肾、清热解渴。二者炒后合用，健脾补肾之力尤强，宜于脾肾不足患者。综上所述，本方功效为补益脾肾。

第二十九节 慢性肾小管、间质性肾病

慢性间质性肾炎是一组以小管萎缩、间质纤维化和不同程度细胞浸润为主要表现的疾病。肾间质损害的机制可涉及免疫损伤、感染、中毒、代谢紊乱、尿流机械梗阻和遗传因素等方面。临床上以肾小管功能损害为主要表现，疾病后期则表现为慢性肾功能衰竭。

古代中医文献中并无慢性间质性肾炎的专门记载，至今尚无相对应的中医病名，但根据其乏力倦怠、夜尿增多、食欲不振、体重下降、贫血、腰酸腰痛等常见主要症状，结合发病、症状、演变规律，常将其归入中医学"肾劳""肾风""虚劳""劳淋""腰痛""关格"等范畴。

一、病因病机

1. 中医病因病机

慢性间质性肾炎有因饮食起居不调，湿热内生，或感受湿热之邪，湿热内蕴，下注膀胱，损伤肾络而致病；有因久服止痛之剂或肾毒性药物或瘵虫内侵，损伤肾阴，肾阴亏虚，虚火内生，热移膀胱而致病；有因情志不畅，肝郁气滞，气郁化火，木火刑金，肺失宣肃，治节失职，水谷精津不得布散周身而直入膀胱；有因久病伤肾，或房事不节，或劳倦内伤，损伤肾气，肾精不足，气化失常而致病。

关于慢性间质性肾炎的病因病机，究其主要原因为先天不足、后天失养或烦劳过度损伤正气，或久病失治、误治，引起脏腑气血、阴阳不足，尤其是脾肾亏虚而致水毒内蕴，浊邪壅塞三焦，阻遏气机，日久湿浊、瘀血、浊毒、水邪、痰饮内聚，出现体内代谢产物的蓄积，水、电解质、酸碱平衡及内分泌功能失调之候。其属本虚标实证，其中常以脏腑、气血虚为本，痰、瘀、热、湿为标。病位主要在下焦、肾，但与肺、脾、肝、心四脏亦有密切关系，疾病初期多病在脾、肾两脏。

2. 西医发病机理

慢性间质性肾炎多见于梗阻性肾病、镇痛剂引起的肾脏损害、细菌感染、免疫性间质性肾病、巴尔干肾病、特发性间质性肾炎等。其机理大致可分为微血管损伤、肾小管细胞损伤、炎症细胞相互作用、纤维母细胞表现型的变化、肾小管细胞－纤维母细胞相互作用，使肾小管萎缩、间质纤维化、间质浸润等。慢性肾小管损伤，释放生长因子和细胞因子，致使细胞成分合成与降解失调，出现肾小管萎缩。生长因子和细胞因子使间质成纤维细胞增殖，细胞外基质沉积增加，形成间质纤维化。释放的生长因子和细胞因子具有化学吸引作用，使细胞浸润及浸润细胞增殖。肾小管萎缩、间质纤维化、间质浸润及管周毛细血管病变都可导致球后毛细血管腔闭塞，结果是继发性肾小球毛细血管压力升高，肾功能进行性丧失。

二、饮食宜忌

水肿或高血压者应限制食盐的摄入量，每日以 2 ~ 4g 为宜。高度水肿者应控制在每日 2g 以下，咸鱼、各种咸菜均应忌用，待水肿消退后钠盐的摄入量再逐步增加。

除有显著水肿外，饮水量不应受到限制。血浆蛋白低而无氮质血症者应进高蛋白质饮食，每日蛋白质应在 60 ~ 80g 甚至更高。出现氮质血症时应限制蛋白质摄入总量，为每日 40g 以下，供给富含必需氨基酸的优质蛋白质，总热量应控制在 146kJ/kg 左右，饮食中注意补充营养及维生素，水果及蔬菜不限量。

三、辨证食疗

1. 湿热下注

症状：腰痛，尿频，尿急，尿痛，或血尿，或伴见发热恶寒，口苦呕恶，小便黄赤，大便干结，舌质红，苔黄腻，脉弦滑。

治法：清利湿热。

食疗方：

（1）冬葵饮

【原料】冬葵子 30g，车前子 20g。

【制作及用法】将车前子用纱布包裹，冬葵子捣碎入锅同煎汤取汁，代茶饮服。

【分析】冬葵子有利水通淋之功，车前子能利水通淋、利湿止泻，二物合用，利尿通淋作用尤强。综上所述，本方功效为清热祛湿、利水通淋。

（2）滑石粥

【原料】滑石 25g，瞿麦 15g，粳米 50g。

【制作及用法】先将滑石用布包扎，与瞿麦同煎，去渣留汁；将粳米淘干净，入药汁中煮成稀粥。每日 1 次，当早餐食用。

【分析】滑石清热利湿、清热解暑，瞿麦能清热利水通淋，二者合用多可用于湿热壅滞的小便不利。

2. 阴虚火旺

症状：腰酸腿软，头晕耳鸣，手足心热，心烦失眠，小便短赤带血，舌质红，少苔，脉细数。

治法：滋阴降火。

食疗方：

（1）石斛芦根瘦肉汤

见前"低钾性肾病"第196页。

（2）玄参猪肝汤

【原料】玄参60g，猪肝500g，香油适量，食盐少许。

【制作及用法】先将玄参洗净，放入砂锅中煎熬，取药液待用；将猪肝洗净后切片，放入盛有玄参药液的砂锅中，文火煨炖，加入盐、香油调味即成。饮汤吃猪肝。

【分析】玄参能滋阴降火、除烦解毒，猪肝有滋阴养血、明目之功效，二者合用以滋阴清火。

3. 肺胃热盛

症状：烦渴多饮，多尿，咽干口燥，大便干或便秘，舌边尖红，苔薄黄，脉洪数。

治法：清热润肺，生津止渴。

食疗方：

（1）石膏粥

【原料】生石膏100g，粳米100g。

【制作及用法】石膏捣碎放入砂锅中，中火煮15分钟，去渣留汁，粳米淘净入锅中，武火煮沸后转文火煮至米烂成粥，早餐空腹食用，每日1次。

【分析】生石膏为清热泻火之首药，且具有生津止渴之效。粳米补肺脾、益肠胃，与石膏同用，粥饮甘美、功力卓著。综上所述，本方功效为清热润肺、生津止渴。

（2）冰糖芦根饮

【原料】鲜芦根120g，竹茹20g，冰糖40g。

【制作及用法】上三味加清水适量，放入瓦盅内隔水炖，去渣代茶饮。

【分析】鲜芦根、竹茹清热生津、清热排脓；冰糖补中益气，既能调味、令汁浆甘甜可口，又可入肺、胃二经，协同芦根、竹茹二药，使之作用增强，共为清热润肺、生津止渴之功。

4. 肾气虚弱

症状：面色发白，神靡体倦，腰膝酸软，头晕耳鸣，小便不通或点滴不爽，排出无力，舌质淡，苔白，脉沉细。

治法：补肾益气。

食疗方：

（1）山药卷

【原料】新鲜怀山药250g，鸡肉100g，韭黄200g，香菇30g，面粉250g，鸡蛋6个，砂糖、盐及水适量。

【制作及用法】怀山药去皮、洗净、捣成泥，鸡肉洗净剁成肉末，韭黄洗净、切碎，香菇水浸发后剁成碎末，加盐适量混匀蒸熟后备用；再以面粉打入鸡蛋，加砂糖、盐及水适量，调成面浆；起锅（平底不粘锅最好），烧中火，加适量油。待油热，舀面浆平铺锅面，然后加馅平铺，面浆将干即卷起包裹馅于其中，稍烙即成。作早餐点心均佳。

【分析】怀山药可补气养阴，平补肺脾之气；鸡肉能温中益气、补精填髓；香菇益气补虚；韭黄温中行气、补虚益阳；面粉益气补中。以上诸物合用，色香味俱全，尤适于脾胃虚弱、食欲不振的老人及小孩。综上所述，本方功效为益气温中、平补脾肾。

（2）山药芡实粥

【原料】山药40g，芡实10g，粳米50g。

【制作及用法】上三味洗净同煮至米烂粥稠，按个人口味加红糖或盐少许，调匀温服。每日服2次，可常服。

【分析】山药能健脾补肺、固肾益精；粳米补中益气、止渴止泻；红糖有散寒活血、舒筋止痛的作用，此处选用取其减少涩滞之力。四物合用，药性平和，尤其适于久病体质虚弱之人。综上所述，本方功效为温脾补肾、益气固精。

第三十节　尿道综合征

尿道综合征，又称无菌性尿频－排尿不适综合征，是指仅有尿频、尿急及（或）尿痛的症状，而中段尿细菌定量培养阴性，并排除结核、真菌及厌氧菌尿感者。

从本病临床症状分析，当属中医学"淋证"范畴，其经久难愈、遇劳即发等特点更与"劳淋""虚淋""气淋"相关。

一、病因病机

1. 中医病因病机

中医学认为该病的发生与肾、肝、脾等脏腑密切相关。肝郁和湿热是该病的始动因素，脉络瘀阻是病变发展的重要病理环节，肾虚是该病顽固不愈的原因所在，脾虚是本病发生、发展的内在基础。

本病病位在肾与膀胱，病性为本虚标实、虚实夹杂。由于久病体虚、劳累内伤及性生活过度等多种因素致使肾气亏虚，不能温阳化气行水，膀胱开合失度，固摄无权，外邪乘虚侵入酿湿生热，水道不利故而小便淋漓涩痛。湿浊阻滞气机可致气血运行不畅，继而兼见气滞、血瘀等证。其基本病机为肾虚血瘀，湿热蕴结。

2. 西医发病机理

尿道综合征病发病机理至今仍不明确，常见病因为泌尿系统感染、尿道梗阻、尿道外口解剖异常、神经功能异常、心理因素、免疫因素、雌激素水平下降、镁离子缺乏、医源性因素等。

二、饮食宜忌

在饮食上可以多吃利尿性食物，如西瓜、葡萄、菠萝、芹菜、梨等。此外，田螺、玉米、绿豆、葱白可帮助缓解尿频、尿急、尿痛等症状。有膀胱炎的患者需要多饮水，保持每日至少 1500mL 以上的排尿量。

在饮食上要忌食酸辣刺激性食物，如烈酒、辣椒、原醋、酸味水果等。此外，咖啡因能导致膀胱颈收缩而使膀胱产生痉挛性疼痛，故应少喝咖啡；柑橘可导致碱性尿的产生，而碱性尿有利于细菌的生长，因此应避免食用。

在服药期间要严禁酒、辣椒、鸡、鱼、牛肉、虾、海鲜、咸菜，佐料只能用盐、醋、味精（其他调料不要用），否则患者饮食控制不好会延长治疗的时间。

三、辨证食疗

1. 气阴亏虚

症状： 尿频、尿急，神疲体倦，口干咽燥，思虑过多则发，缠绵难愈，舌红无苔，脉细弱。

治法： 益气养阴，清心泻火。

食疗方：

（1）人参炖鸡

【原料】家鸡 1 只，人参 10g。

【制作及用法】家鸡去毛和内脏，将人参放入鸡腹内，缝好，加清水，放瓦煲内隔水文火炖熟，放少许盐。饮汤食鸡。

【分析】人参能大补元气、补脾益肺、生津止渴。鸡肉温中补脾、益气养血、补肾益精，与人参合用，增强滋补之力。综上所述，本方功效为大补元气、补血生津、敛阴固脱。

（2）黄芪炖乌鸡

【原料】黄芪50g，乌鸡半只。

【制作及用法】乌鸡切块，加清水，再加入黄芪，隔水炖熟，调味服食。

【分析】黄芪健脾补肾，益气固摄。乌鸡能养阴益血，与黄芪合用，使药性趋于平和，更宜于气阴两虚者。

2. **肝气郁结**

症状：尿频，尿少窘急，少腹胀痛，胸闷不舒，精神抑郁，情绪不宁，女子月事不行，苔薄白，脉弦。

治法：疏肝解郁。

食疗方：

（1）梅橘汤

【原料】梅花6g，橘饼2个。

【制作及用法】上二味煮汤食用。

【分析】梅花能疏肝解郁、理气和胃，兼有利肺气、化痰浊的功效。橘饼为成熟的橘用蜜糖渍制而成，可理气宽中、下气化痰。方中二物煮汤，甘甜而不腻口，清香而不辛辣，共为舒肝行气、理脾和胃之功。

（2）柚皮醪糟

【原料】柚子皮（去白，晒干）50g，川芎10g，青木香10g。

【制作及用法】上三味捣末，过筛。每次煮红糖醪糟1小碗，兑入药末5g，趁热食用，每日2次。

【分析】柚子皮行气理脾、温中止痛、消食化痰。青木香长于治疗肝胃气滞之胁肋、脘腹疼痛。川芎为血中气药，不但长于活血，还善能行气开郁、镇静止痛。醪糟、红糖俱能散里寒，行血脉。方中诸品同用，温煦而不燥烈，对肝气滞而略兼寒郁者颇为有效。综上所述，本方的功效为疏肝理气、消胀止痛。

3. **膀胱湿热**

症状：尿频、尿急，可有尿痛，外阴刺痒，或有红肿，尿黄混浊，少腹坠胀，苔薄黄或黄腻，脉濡或滑。常因使用避孕药具、洗洁液或穿尼龙裤而诱发。

治法：清热除湿，利尿通淋。

食疗方：

（1）萆薢饮

【原料】鲜萆薢50g。

【制作及用法】萆薢洗净，加水 400mL 煎取汁，分次饮服。

【分析】萆薢能清湿热、别清浊，临床上用治乳糜尿疗效满意，此处可为清利湿热、分消泌浊之功。

（2）冬葵饮

【原料】冬葵子 30g，车前子 20g。

【制作及用法】将车前子用纱布包裹，冬葵子捣碎入锅同煎汤取汁，代茶饮服。

【分析】冬葵子具有利水通淋的作用，车前子利水通淋、利湿止泻，二物合用，利尿通淋作用尤强。综上所述，本方功效为清热祛湿、利水通淋。

第三十一节　肾性尿崩症

肾性尿崩症是一种肾小管对水重吸收功能障碍的疾病，表现为多尿、烦渴及持续性低张尿。一般出生后不久即发病，也有迟至 10 岁才出现症状者。

本病当属中医学"消渴"范畴。消渴之名首见于《素问·奇病论》，根据病机及症状的不同，《黄帝内经》中还有"消瘅""膈消""肺消""消中"等名称的记载。

一、病因病机

1. 中医病因病机

本病的形成，可由禀赋不足，五脏柔弱，肾不摄纳，开合失职，水液直趋膀胱所致；或因饮食不节，损伤脾胃，升降失调，呕吐泄泻，阴津枯涸，阴损及阳，肾失固摄，发为消渴；或因他病伤及于肾，上虚不能制下，或下焦虚寒，摄纳不固，则尿出不禁。故本病的病理总属肾虚津亏之证。一般初期多为阴虚火旺或下元虚冷，病至后期，因正气虚衰则以气阴两虚或阴阳两虚为主。

消渴病的病机主要在于阴津亏损，燥热偏盛，而以阴虚为本、燥热为标，两者互为因果，阴愈虚则燥热愈盛，燥热愈盛则阴愈虚。消渴病变的脏腑主要在肺、胃、肾，尤以肾为关键。三脏之中，虽可有所偏重，但往往又互相影响。

2. 西医发病机理

本病可分为遗传性和继发性两种，其中遗传性者为伴性遗传性肾小管疾病，又称为遗传性或原发性抗垂体后叶素性尿崩症，也可称为家族性肾性尿崩症；继发性者可继发于各种慢性肾脏疾病（如梗阻性肾病、间质性肾炎、慢性肾盂肾炎、高钙血症、失钾性肾病、肾结核、肾髓质囊性病等）、多发性骨髓瘤、肾淀粉样变、药物损害（如地美环素、甲氧氟烷、长春新碱）等。后天性患者由于肾脏和肾外疾病的抗 ADH 作用和（或）破坏了肾脏髓质间液的高渗状态，使尿液浓缩受到一定影响，故又称为继发性或不完全性抗 ADH 性尿崩症。遗传性肾性尿崩症病情较重，儿童比成人多见，90% 发生在男性，多为"完全表现型"，女性传递者一般无症状，或有不同程度的尿浓缩功能障碍。

二、饮食宜忌

1. 宜喝盐开水、低浓度糖水，并用牛奶、绿豆汤之类的饮品代替水来止渴，也可转移患者的注意力以减少患者的饮水次数。

2. 宜吃含钾丰富的食物。例如香菇富含 B 族维生素、铁、钾等；大枣有极高的营养及药用价值，含磷、铁、钾等，可补五脏、治虚损。

3. 避免食用高蛋白质、高盐、高脂肪、辛辣的食物及禁用烟酒，以上这些可使血浆渗透压升高，从而兴奋大脑口渴中枢，并且易助火生热、化燥伤阴，加重本病烦渴等症状。

4. 茶叶和咖啡中含有茶碱和咖啡因，能兴奋中枢神经，增强心肌收缩力，扩张肾及附近血管而起利尿作用，使尿量增加，病情加重。

三、辨证食疗

1. 阴虚火旺

症状：尿量频多，烦渴多饮，面色潮红，舌质红，苔薄脉沉细数。

治法：滋阴降火。

食疗方：

（1）斛根瘦肉汤

【原料】鲜石斛 30g，芦根 15g，猪瘦肉 50g。

【制作及用法】将石斛、芦根去泥沙、洗净，猪瘦肉洗净、切块，把全部用料一齐放入瓦锅内，加清水适量，武火煮沸后，文火煮 2 小时，调味即可。

【分析】石斛生津益胃、清热养阴，芦根能清热生津、除烦止呕，猪肉健脾补虚，诸味合用以养胃阴、清胃热、除烦止渴。

（2）玄参炖猪肝汤

【原料】玄参 60g，猪肝 500g，香油适量，食盐少许。

【制作及用法】先将玄参洗净，放入砂锅中煎熬，取药液待用；将猪肝洗净后切片，放入盛有玄参药液的砂锅中，文火煨炖，加入盐、香油调味即成。

饮汤吃猪肝。

【分析】玄参能滋阴降火、除烦解毒，《本草纲目》记载它能"滋阴降火，解斑毒，利咽喉，通小便血滞"。猪肝有滋阴养血、明目之功效。二者合用以滋阴清火。

2. 下元虚冷

症状： 小便频数清长，渴喜热饮，腰膝酸软，下肢不温，精神不振，面色无华，舌淡苔白，脉沉细弱。

治法： 温补肾阳，摄精固涩。

食疗方：

（1）苁蓉羊肉粥

【原料】肉苁蓉15g，精羊肉100g，粳米100g，葱白2根，生姜3片，细盐少许。

【制作及用法】肉苁蓉煎汁去渣，入细切之精羊肉及粳米同煮，沸后加入盐、葱白、生姜煮为稀粥。宜冬季服用，6天为1个疗程。

【分析】肉苁蓉能补肾阳、益精血，羊肉补虚益气、温中暖下，粳米补中益气、健脾和胃、除烦止渴，葱白发汗解表、散寒通阳，生姜发汗解表、温中止呕，诸味合用时补肾助阳之力著。

（2）麻雀菟丝子汤

见前"肾小管性酸中毒"第191页。

3. 气阴两虚证

症状： 多尿，多汗，口渴多饮，气短乏力，精神萎靡，肌肤甲错，纳差恶心，舌质红，苔薄白，脉细数。

治法： 益气生津，敛阴固脱。

食疗方：

（1）人参炖鸡

【原料】家鸡1只，人参10g。

【制作及用法】家鸡去毛和内脏，将人参放入鸡腹内，缝好，加清水，放瓦煲内隔水文火炖熟，放少许盐。饮汤食鸡。

【分析】人参大补元气、生津止渴、益气生血，鸡肉温中补脾、益气养血、补肾益精。鸡肉与人参合用，增强滋补之力，尤适于重病、久病、产后或气血阴阳俱虚之人。综上所述，本方功效为大补元气、补血生津、敛阴固脱。

（2）黄芪炖乌鸡

【原料】黄芪50g，乌鸡半只。

【制作及用法】乌鸡切块，加清水，再加入黄芪，隔水炖熟，调味服食。

【分析】黄芪能补中气而升阳举陷，益肺卫之气而固表止汗，且能利水消肿、托毒生肌。乌鸡能养阴益血，与黄芪合用，使药性趋于平和，更宜于气阴两虚者。

4. 阴阳两虚

症状：多饮多尿，口燥咽干，头晕乏力，畏寒汗出，或抽搐发热，或遗精早泄，发育迟缓，智力低下，舌质红绛，苔白，脉细数。

治法：温阳益肾，滋阴固摄。

食疗方：

（1）巴戟天酒

见前"肾小管性酸中毒"第 193 页。

（2）菟丝子粥

【原料】菟丝子 25g，粳米 50g。

【制作及用法】先将菟丝子捣烂，水煎煮约 15 分钟，去渣留汁，加入粳米煮成稀粥，服时放白糖少许。

【分析】菟丝子补肾固精、健脾止泻；粳米能补中益气、健脾和气，与菟丝子合用能增强补脾胃、充养先天之效；白糖补中益气、润肺生津。诸味合用，可有益气养阴、兼补肾阳之功。

第三十二节　乙型肝炎病毒相关性肾小球肾炎

乙型肝炎病毒相关性肾小球肾炎是指由乙型肝炎病毒（HBV）直接或间接诱发的肾小球肾炎。我国是 HBV 感染的高发区，人群 HBV 携带率高达 15%，而乙型肝炎病毒相关性肾小球肾炎的发生率占 HBsAg 阳性者的 23% ~ 65%。

乙型肝炎病毒相关性肾小球肾炎在中医学无此病名，从近些年的文献报道中可以看出，中医学者对此病的认识尚未统一，也很难用某一病名统括起来，但根据其症状及演变规律，可将其归纳为"腰痛""血尿""水肿""虚损""尿浊""疲证""胁痛""黄疸"等范畴。

一、病因病机

1. 中医病因病机

本病与湿热疫毒，情志失和，肝肾不足有关。湿热疫毒入侵，蕴于中焦，脾胃健运失司，湿热交蒸于肝胆，肝失疏泄，胆汁不循常道，外溢于肌肤而出现黄疸。湿热阻遏气机或情志不舒伤肝，阻于胁络，故胁痛。肝木乘土，肝病及脾，子病及母，影响到肾，脾虚失摄，肾失封藏，水谷精微下泄而出现蛋白尿。脾失健运，肾虚气化无力，水湿停聚，泛于肌肤而为水肿。"肝肾同源"，久病肝肾亏虚或先天禀赋不足，肝肾阴虚，虚火内扰，灼伤血络，随小便而下为尿血。病至后期，肝、脾、肾俱损，三脏功能失调，气滞、血瘀、水湿壅结腹中而为臌胀。

目前多数观点认为本病的病位随不同阶段分期而不同，初起湿热蕴结于肝，中期湿热瘀毒互结，后期则渐致木乘脾土和肝病及肾，导致肝、脾、肾三脏功能失调。故知该病的病位主要在肝、肾、脾。而病机，多认为属本虚标实、虚实夹杂之证。本虚多为脾肾阳虚、肝肾阴虚和气阴两虚，也可见阴阳两虚；标实多与外感、湿热、瘀血密切相关。湿热毒邪是肝肾始动发展的主要因素。其病理变化特点概括为毒侵、正虚、气郁、血阻。

2. 西医发病机理

乙型肝炎病毒与肾炎在发病机理上的联系尚未完全清楚，可能与乙型肝炎病毒抗原体复合物沉积于肾小球引起免疫损伤、病毒直接感染肾脏细胞、乙型肝炎病毒感染导致自身免疫致病有关。由于儿童和青少年抗乙肝反应不完善，这可能是乙肝肾炎"青睐"他们的主要原因。并不是所有HBV感染者都会发生肾脏病变，因此，HBV相关性肾病的发生还与免疫功能失调有关。

二、饮食宜忌

不论肝炎抑或肾炎，除药物治疗外，饮食调养必不可少。饮食调养主要包括两方面，一为饮食忌宜，二为饮食调养。对于辛辣刺激、煎炸及肥甘油腻类食物应尽量不食或少食，严禁饮酒。以肝脏损害为主者，应少食脂肪类食物。以肾脏损害为主者，盐的摄入量应有所控制，有水肿及高血压者忌盐。另一方面，进食药膳对本病的摄入量能起到辅助治疗作用。饮食调养并不是一味追求食物的营养价值和食量，必须注意脾胃功能的强弱，补不宜杂，量不宜大，以免"虚不受补"。

三、辨证食疗

1. 气滞湿热内蕴

症状：胁肋攻撑作痛，纳呆，脘腹胀闷，面目黄染，口干，小便短少或有泡沫，大便不爽，舌苔黄腻，脉弦数。

治法：疏肝理气，清热利湿。

食疗方：

（1）鸡骨草煲田螺

【原料】田螺 300g，鸡骨草 50g。

【制作及用法】将田螺尖部斩去少许，加鸡骨草煲汤。去鸡骨草，饮汤食田螺肉，连用 3~5 次。

【分析】鸡骨草能清肝火利湿、舒肝解郁止痛，有研究认为其对病毒性肝炎、肝功能损害有较好疗效。田螺肉清热利湿退黄、消暑生津，《本草纲目》称之能"利湿热，退黄疸"。两物合用，清热利湿、退黄疸之功相得益彰。综上所述，本方功效为清热利湿、疏肝解郁。

（2）夏枯草茶

【原料】夏枯草 60g，冰糖 10g。

【制作及用法】将夏枯草制成粗末，放入杯中，沸水冲泡，焖 15 分钟，再放入冰糖溶解，代茶饮。

【分析】夏枯草为清热药中善清肝火之品。冰糖补中益气，能治疗热病耗气伤阴之证，且能增强夏枯草清热、缓解止痛的作用。综上所述，本方功效为清肝热、散郁结、止眩晕。

2. 脾肾阳虚，水湿内停

症状： 肢体浮肿，按之没指，面色少华，神疲，腰膝冷痛，小便不利夹有泡沫，舌淡胖，苔白厚腻，脉沉细滑。

治法： 健脾补肾，温阳利水。

食疗方：

（1）附子粥

见前"多囊肾"第 200 页。

（2）姜附烧狗肉

见前"多囊肾"第 200 页。

3. 肝肾阴虚

症状： 头晕眼花，耳鸣，失眠，心烦，腰酸，胁痛隐隐，口干燥，食少腹胀，或小便短赤，或尿血，舌红少津，脉细数。

治法： 滋肾养肝。

食疗方：

（1）枸杞羊肾粥

【原料】新鲜羊肾 1 具，枸杞叶 500g，粳米适量。

【制作及用法】将新鲜羊肾剖洗干净，去内膜，细切；枸杞叶煎汁去渣，将药液、切好的羊肾同粳米共煮粥。

【分析】枸杞叶补肝肾、明目，羊肾补肾，粳米益气生津、健脾助运。诸味合用，共奏滋补肝肾之功。

（2）枸杞明目方

【原料】枸杞子 120g。

【制作及用法】将枸杞子用盐水泡一宿，控干后用蜜拌，蒸熟，用瓷器收贮。嚼服，每日 3 次，每次 6g。

【分析】枸杞子功能补肝肾、明目，能治肝肾阴精不足之腰膝酸软、视物不清等症。

4. 气阴亏虚，瘀血阻络

症状：少气懒言，神疲，腰酸，胁痛隐隐，手足心热或畏寒，或腹大胀满，或朱砂掌及衄血、尿血，舌暗红或有瘀斑，舌体胖，苔白，脉弦细或细数。

治法：益气养阴，活血化瘀。

食疗方：

（1）人参川芎茶

【原料】人参 5g，川芎 5g，茶叶 5g。

【制作及用法】上三味水煎取汁，当茶饮。

【分析】人参能大补元气，复脉固脱，生津止渴，益气生血。方中川芎芳香走窜，为活血行气的要药。综上所述，本方功效为补益气阴、活血祛瘀。

（2）人参桃仁粥

【原料】人参 10g，桃仁 10g，粳米 50g。

【制作及用法】将人参、桃仁捣烂如泥，加水研汁去渣，以汁煮粳米为稀粥。空腹温食，每日 2 次。

【分析】人参大补元气，复脉固脱，生津止渴，益气生血。桃仁可活血化瘀以通经止痛、散结消肿，其药性平和，为古今活血方剂中应用最广的化瘀药物。本方煮粥食用，因煮沸较久，则桃仁不易中毒，故历代喜用本品为粥，安全有效，于正不伤。三物合用以补益气阴、祛瘀止痛。

附：常见食物功效一览表

表1　解表类

食物	性味归经	功效	主治	用法	不宜
香菜	辛，温。归脾、胃、肺经	发汗解表，消食理气，透疹	脾胃不和，食欲不振，恶心；感冒风寒，微热无汗，麻疹初起，透发不畅	煎汤或凉拌。外用：煎洗或捣敷	气虚、口臭、目疾不宜
荠菜	辛，温。归肺、胃经	温中利气，宣肺豁痰，解表利尿	胃寒少食，呕逆寒饮咳嗽，胸膈满闷，风寒感冒	煎汤或炒食。外用：绞汁或捣敷	目疾、疮疡、痔疮及素体热盛者不宜
生姜	辛，微温。归肺、胃、脾经	温中止呕，温肺止咳	脾胃虚寒或胃气不和，少食呕逆；感冒风寒，寒痰咳嗽	煎汤、绞汁或外用	
葱白	辛，温。入肺、胃经	发表，通阳，解毒	伤寒之寒热头痛，阴寒腹痛，虫积内阻，二便不通，痢疾，痈肿	煎汤，9~15g，或煮酒。外用：捣敷、炒熨、煎水洗或塞耳、鼻窍中	表虚多汗者忌服
荠菜	甘、淡，凉归肝经	益脾明目，祛风解热，止血和胃	肠炎，痢疾，水肿，吐血，便血，淋病，乳糜尿，目赤肿痛	煎汤或泡服。外用：绞汁、捣烂外敷	
桂花	辛，温。归肺、大肠经	化痰，散瘀	痰饮喘咳，肠风血痢，疝瘕，牙痛，口臭	煎汤，一般用1.5~3g，或泡茶、浸酒。外用：煎水含漱，或蒸热外熨	

表2　清热生津类

食物	性味归经	功效	主治	用法	不宜
大白菜	甘，微寒，无毒。归肺、胃、膀胱经	养胃生津，除烦解渴，利尿通便，清热解毒，为清凉降泄补益之良品	肺胃有热，心烦口渴，肺热咳嗽，膀胱热结，小便不利	煮熟，煎汤。外用：绞汁外敷	肺胃虚寒者少食
藕	甘，凉。归脾、胃、心经	清热生津，凉血止血，散瘀。熟用可补益脾胃，止泻，补血	热病烦渴，血热出血、吐血、便血，噎膈反胃，产后血晕，烦闷呕吐，脾胃虚弱，纳呆腹泻等	煎汤，炖煮，炒食，绞汁	
茭白	甘，寒。入肝、脾经	清热解毒，催乳，降压，通利二便	烦热，黄疸，痢疾，目赤，风疮，乳汁不下	茭白的子、根均可入药，可煎服、煮汤、烧焦研末外用	下焦虚寒、遗精滑泄者少食。肾脏疾病及尿路结石患者不宜多食
番茄	甘、酸，凉。归胃、肝经	清热生津，养阴凉血	热伤胃阴之咽干烦渴，肝阴不足之目昏眼干、夜盲，阴虚血热，之牙龈出血	生食、绞汁、煮汤。外用：涂搽	急性肠炎、菌痢、溃疡活动期患者不宜。未完全成熟的番茄含番茄碱，若短时内大量食入可中毒
苹果	甘、微酸，凉。归脾、胃经	生津止渴，清热除烦，益脾止泻	烦热口渴，饮酒过度，脾阴不足，消化不良，少食腹泻	生食、绞汁、煎汤、熬膏或研末服	不宜多食，易致腹胀
菠萝	甘、微酸，微寒。归胃、膀胱经	生津止渴，利小便	胃阴不足，烦渴口干，呕逆少食，小便不利，水肿而有热者	生食、绞汁或煎汤服	
李子	甘、酸，凉。归肝、胃经	清肝热，生津液，利水	肝虚有热，虚劳骨蒸，胃阴不足，口渴咽干	生食、绞汁饮、浸酒，或做果脯、蜜饯	多食伤脾胃、腹泻
杏仁	甘、酸，平。归胃、肺经	生津止渴，润肺定喘	胃阴不足，口渴咽干，肺经燥热，咳嗽上气	生食、煎汤、蜜制或蜜渍	多食伤脾胃、损齿
桃子	甘、酸，平。归胃、大肠经	益胃生津，润肠燥	胃阴不足，口渴咽干，肠道燥热，大便干结	生食，蒸，煮食	多食生热

续表

食物	性味归经	功效	主治	用法	不宜
荸荠	甘，寒。归胃、肺、肝经	清热生津，化痰，凉血，消积，明目	热伤津液，烦热口渴，痰热咳嗽，咽喉痛，下痢赤目，便血，崩漏，食积痞满，痞块积聚，目生翳障	生食、绞汁、煎汤、浸酒、研末等	脾胃虚寒者不宜
甘蔗	甘，寒。归胃、肺经	清热除烦，生津润燥，和中下气	热伤津液，心闷口渴，饮酒过度，肺燥咳嗽，咽干痰稠，胃阴不足，反胃呕吐	生食（嚼汁咽），绞汁，煮粥	脾胃虚寒、痰湿咳嗽者不宜
枇杷	甘、微酸，凉。归肺、胃经	润肺止咳，生津止渴，和胃降逆	阴虚肺燥之咳嗽、咯血，胃阴不足之口渴咽干、干呕少食等	生食，煎汤，熬膏	脾虚腹泻者不宜
香椿	苦、涩，平、凉。归胃、大肠经	除热燥湿、收敛止血、止泻止痢、杀虫解毒	久痢，久泻，肠风便血，遗清白浊，小儿疳积，疔疽，疥疮，白秃等	凉拌，煎汤，炒食。外用：捣敷，或煎水外洗	脾胃虚寒，肾阴不足、有动风宿疾者宜少用或慎用
黄豆芽	甘，平。归脾、肺、肾经	清热利湿，消肿除痹	脾胃湿热，困倦少食，脚气水肿，湿痹拘挛	炒、炖或煎煮	

表3　清热凉血类

食物	性味归经	功效	主治	用法	不宜
青菜	甘，平。归肺、肝、脾经	散血消肿，利肠止血，清热解毒	劳伤吐血，血痢丹毒，热疮，发热口渴，大便不畅	炒食，蒸煮，捣汁饮服。外用：捣烂其叶外涂	脾胃虚寒、消化不良者不宜
茄子	甘，微寒。归胃、大肠经	清热凉血，利大便	血热便血，痔疮出血，大便不爽	蒸、炒、浸酒绞汁或煎汤	脾胃虚寒、肠滑腹泻者慎服
螃蟹	咸，寒。归肝经	清热，散血，利湿	筋骨损伤，疥癣，漆疮，烫伤，湿热黄疸	烧存性研末或做丸。外用：捣敷或焙干研末调敷	外邪未清、脾胃虚寒及宿患风疾者慎服
鳖肉	甘，平。归肝、肾经	滋阴凉血	骨蒸劳热，久疟，久痢，崩漏带下，瘰疬	煮食或入丸、散剂	脾胃阳虚者及孕妇忌服

表4 清热解毒类

食物	性味归经	功效	主治	用法	不宜
南瓜	甘，温。归脾、胃经	益气润肺，化痰排脓，驱虫解毒	脾胃气弱、营养不良，肺痈，咳唾脓痰，蛔虫病	蒸食、煮食、炖汤或生吃	湿阻气滞、痞闷胀满、舌苔厚腻者不宜食。疟疾脚气、产后痧痘者忌服。搁置时间长、瓜瓤已经酵解的南瓜不可食，易致中毒
豌豆	甘，微寒。归脾、胃经	补中益气，解毒利水	小便不畅，下腹胀满，消渴，霍乱转筋，脚气，痈肿	煎汤	
绿豆	甘，凉。归心、胃经	清热解毒，止渴利尿	热病或暑热所致的心烦口渴、小便不利、热淋、暑热、泻痢、水肿、消渴等。此外，尚可主治服巴豆、附子等热药引起的中毒反应	煎汤，一般用量15～30g。外用：研末调敷	脾胃虚寒者不宜

表5 清热利咽类

食物	性味归经	功效	主治	用法	不宜
花菜	甘、淡，平。归肺、胃经	开音利咽，解表止咳	肺病、咳嗽及预防流行性感冒	凉拌，炒食	不宜久煎、久炒，以免损失维生素
橄榄	甘、酸，凉。归肺、胃经	清肺利咽，生津止渴，解毒	肺胃热盛，咽喉肿痛，胃热，饮酒过度，胃肠不和，呕逆腹泻，菌痢，癫痫	噙含，绞汁，煎汤，熬膏。外用：烧存性研末调敷	
芒果	甘、酸，凉。归脾、胃经	益胃止呕，解渴利尿	咽喉炎，水肿不消	生食	不宜与大蒜同用
猪皮	甘，凉。归肾经	清热润燥，利咽喉	肺燥阴伤或阴虚火炎之心烦、喉干、咽痛	浓煎，加蜂蜜调匀服	外感时邪者慎用

表6　清热解暑类

不宜	食物	性味归经	功效	主治	用法
苋菜	甘、寒。归大肠、小肠经	清热解毒，除湿止痢，通利大便，收敛止血	小儿赤白痢，肠炎，热淋，暑热便秘，扁桃体炎，咽喉肿痛	煎汤，煮粥，炒食。外用：捣烂外敷，或煎水外洗	脾弱易泻之小儿及孕妇不宜
黄瓜	甘、凉。归胃、膀胱经	清热止渴，利水消渴	胸中烦热，口渴喜饮，水肿，小便不利	生食、凉拌、煎汤或煮食	脾胃虚寒者不宜
苦瓜	苦、寒。归胃、心、肝经	清热解暑，明目	热病，暑热烦渴，肝热目赤，疼痛，小儿呕吐，腹泻	煎汤、凉拌、炒食或绞汁	脾胃虚寒者慎用
绿豆芽	甘、凉。归脾、胃、三焦经	清暑热，调五脏，通经脉，解诸毒，利尿除湿	湿热郁滞，食少体倦，纳差头晕，饮酒过度	适量炒、炖或凉拌。制作时与醋共用，可使绿豆芽中所含的蛋白质凝固，又可使所含B族维生素不损失，也可除去豆腥味	脾胃虚寒之小儿，不宜多食
西瓜	甘、寒。归胃、心、膀胱经	清热解暑，除烦止渴，利小便	暑热或温热病，热盛伤津，心烦口渴，心火上炎，口舌生疮，湿热蕴结，小便短赤	生食，绞汁，煎汤服	脾胃虚寒者不宜

表7　化斑类

食物	性味归经	功效	主治	用法	不宜
罗汉果	甘、凉。归肺、大肠经	清热止咳，利咽喉，润肠燥	肺热咳嗽，百日咳，咽喉痛，失音，肠道燥热，大便秘结	煎汤，或沸水泡服	
竹笋	甘、微苦，寒。归肺、胃、大肠经	清热化痰，除烦解渴，通利大便	热痰咳嗽，胸膈不利，胃热烦渴，大便涩滞不利	煎汤、凉拌、煮粥或烧菜等	脾弱易泻者不宜
蘑菇	甘、凉。归肺、胃、肠经	补脾理气，化痰开胃，止吐泻，润燥透疹	肺胃有热，咳逆上气，痰多胸闷，呕吐泄泻，体倦气弱	炖，煮，煎汤，炒食或焙干研末	不可多食，易动气

续表

食物	性味归经	功效	主治	用法	不宜
萝卜	辛、甘、凉。归肺、胃经	热清化痰，生津凉血，利尿通淋，消食，下气宽中	肺热痰稠，咳嗽，热病口渴，热淋，石淋，小便不利，食积不消，脘腹胀满	绞汁、生嚼、煎汤或煮粥等	脾胃虚寒之人不宜
丝瓜	甘、凉。归肺、胃、肝经	清热化痰，凉血	热病烦渴，咽喉痛，肺热咳嗽，痰黄稠，血热便血，痔疮出血	煎汤、煮食、炒食。外用绞汁、捣涂	脾胃虚寒、便溏腹泻者不宜
海带	咸、寒。归脾、胃经	软坚散结，消痰平喘，通行利水，祛脂降压	瘿瘤瘰疬，痰热咳喘，水肿，高血压	煎汤，凉拌，煮食	脾胃虚寒者不宜。海带中含有砷，可引起慢性中毒，应食前多浸泡、多漂洗
紫菜	甘、咸、寒。归肺、胃经	软坚散结，清热化痰，利尿	瘿瘤，肺热咳嗽，痰黄稠，水肿，脚气	煎汤、煮食、浸酒，或入丸、散服	脾胃虚寒湿滞者不宜
海蜇	咸、平。归肺、大肠经	清热化痰，润肠	肺燥阴虚，痰热咳嗽，肠燥便结，哮喘	煮熟、煎汤，凉拌	脾胃虚弱者不宜
洋葱	辛、温。归肺、胃经	温肺化痰，解毒杀虫，疗疮消肿	腹中冷痛，宿食不消，泻下痢疾	煎汤，炒食，生食，捣敷	脾胃有热、阴虚目昏者慎服

表8 止咳平喘类

食物	性味归经	功效	主治	用法	不宜
百合	甘、微苦、平。归心、肺经	润肺止咳，清心安神	肺痨久嗽，咳唾痰血，气管炎，失眠，心悸，热病后余热未清，虚烦惊悸，神志恍惚，脚气浮肿	煎汤、蒸食或煮粥食。外用：捣敷	风寒咳嗽、中寒滑泄者忌食
梨	甘、微酸、凉。归肺、胃经	清热生津，润燥化痰	热病生津，心烦口渴，消渴口干，噎膈反胃，大便干结，肺热或痰热咳嗽，饮酒过度	生食，绞汁饮，蒸或煨食煎汤，熬膏	脾胃虚寒之便溏腹泻、咳嗽无热者不宜

续表

食物	性味归经	功效	主治	用法	不宜
花生	甘、平。归脾、肺经	润肺和胃	燥咳，反胃，脚气，高血压，高脂血症，出血性疾病	生食，炖煮，煎汤	体寒湿滞、肠滑便泄者不宜服

表9　健脾和胃类

食物	性味归经	功效	主治	用法	不宜
茼蒿	辛、甘、平。归肺、肝、胃经	补脾胃，助消化，利二便，祛痰湿，清热解毒	脾胃虚弱，气胀食滞，口臭痰多，二便不畅，肺热咳嗽，阴虚内热，夜卧不安	煎汤，凉拌，绞汁，炒食	大便溏泄或久泻者不宜
玉米	甘、平。归胃、膀胱经	调中和胃，利小便，降血脂	脾胃不健，饮食减少，小便不利，水肿，高血压，肝炎	煎汤、煮食或磨成细粉做饼	
番薯	甘、平。入脾、肾二经	补中和血，益气生津，宽肠胃，通便秘	腹泻，便秘，大便带血，乳痈，脾胃虚寒证	生食或煮食。外用：捣敷	脾胃中满气胀者不宜多食
土豆	甘、平。入脾、胃经	健脾和胃，益气调中，缓急止痛，通利大便	脾胃虚弱，消化不良，肠胃不和，脘腹作痛，大便不畅	煎汤，炖煮，炒食，绞汁。外用：涂搽	发芽的土豆因含龙葵碱易致人体中毒，故发芽的土豆禁食
红枣	甘、温。归脾、胃经	补脾和胃，益气生津，调营卫，解药毒	胃虚食少，脾弱便溏，气血津液不足，大惊，四肢重，心悸	煎汤，煮食。外用：煎水洗或烧存性研末调敷	湿痰、积滞、齿病、虫病者不宜
猪肚	甘、温。归脾、胃经	补虚损	虚劳羸弱，泄泻，下痢，消渴，小便频数	煮食或入丸剂量	尿酸高者慎食
牛肚	甘、平。归脾、胃经	补益脾胃	脾胃气虚，纳差食少，食后腹胀，便溏，病后体虚，少气乏力	煮熟食，煎汤饮	尿酸高者慎食

续表

食物	性味归经	功效	主治	用法	不宜
卷心菜	甘，平。归胃、肾经	健胃益肾，通络壮骨，填补脑髓	胃溃疡，十二指肠溃疡，腹胀，便秘，小儿先天发育不足，或久病体虚，肢软无力，耳聋健忘等。外用可治牙龈病、湿疹、痤疮	凉拌，炒菜。外用：绞汁	胃肠溃疡出血重者暂不宜食
菜豆	甘，淡。归脾、胃经	滋养，解热，利尿消肿	水肿病及脚气病	煎汤，炒食，炖	应用本品，必须使之熟透，否则有毒

表 10　消导类

食物	性味归经	功效	主治	用法	不宜
胡萝卜	甘，平。归脾、肝、肺经	健脾消食，补肝明目，下气止咳，清热解毒	消化不良，食积胀满，大便不利，肝虚目暗，夜盲，小儿疳积，目昏眼干，肺热咳嗽，百日咳，小儿麻疹，发热，疹出不透	煮热，煎汤，生嚼，绞汁服	脾胃虚寒者不宜
山楂	酸、甘，温。归脾、胃、肝经	消食活血，驱绦虫，降血压，降血脂	肉积，癥积，痰饮，痞满，泻痢，肠风，腰痛，疝气	煎汤，入丸散。外用：煎水洗或捣敷	脾胃虚弱者慎服

表 11　温里类

食物	性味归经	功效	主治	用法	不宜
葱	辛，温。归肺、胃经	发汗解表，通阳散寒，驱虫，解毒	外感风寒，恶寒发热，头痛无汗，阴寒内盛，腹痛腹泻，虫积腹痛，乳痈，疮肿，呕吐，痢疾	煎汤，煮粥，绞汁。外用：捣敷或涂搽	体虚自汗及狐臭患者不宜
大蒜	辛、甘，温。归脾、胃、肺经	温中健胃，消食解毒，杀虫	脘腹冷痛，饮食积滞，饮食不洁，呕吐腹泻，痢疾，肺结核，百日咳	生食，煨熟，煮汤，绞汁。外用：捣敷	阴虚火旺、肺胃积热之目昏眼干者及狐臭患者不宜

表12　祛风湿类

食物	性味归经	功效	主治	用法	不宜
樱桃	甘，温。归脾、胃、肾经	健脾和胃，祛风通络	消化不良，关节不利，瘫痪，四肢不仁，风湿腰腿疼痛，冻疮	煎汤或浸酒。外用：浸酒涂搽或捣敷	多食易生热、呕吐
黄鳝	甘，温。归脾、肝、肾经	补虚损，除风湿，强筋骨	劳伤，风寒湿痹，产后淋沥，下痢脓血，痔疮，臁疮，贫血	煮熟、煎汤，或入丸、散剂	证属虚热者及疟疾、中焦胀满者不宜

表13　清热利尿类

食物	性味归经	功效	主治	用法	不宜
冬瓜	甘、淡、微寒。归肺、大肠、小肠、膀胱经	清肺化痰，除烦止渴，甘淡渗利，祛湿解暑，利小便，消水肿	痰热喘咳，热病烦渴，消渴，水肿，小便不利，肥胖病	煎汤，煮炖，绞汁	体质虚寒，中阳不足之形体消瘦、大便溏泄者不宜服
黑豆	甘，平。归脾、肾经	补肾益阴，健脾利湿，清热解表	肾虚消渴多饮，肝肾不足之头昏目眩，脾虚水肿，脚气，湿痹，四肢拘挛疼痛，产后病，下血病，身面浮肿，痈肿疮毒	煎汤，一般用量10～30g，或入丸、散。外用：研末掺或煮汁涂	不宜与参类药及龙胆共用
黄豆	甘，平。归脾、胃经	健脾利水，解毒	脾胃虚弱，气血不足，消瘦萎黄，脾虚水肿，风湿痹痛，疳积泻利，疮痈肿毒，外伤出血，脚气病	煎汤，一般用量30～90g，或研末服。外用：捣敷或炒焦研末调敷	
蚕豆	甘，平。归脾、胃经	健脾利湿，止血，止带，降血压	脾胃虚弱，少食便溏，脾虚水肿，小便不利，便血，吐血。外用治疮毒痈肿	煎汤或研末。外用：捣敷	多食易腹胀。G-6-PD酶缺乏患者禁用。极少数人用后可发生急性溶血性贫血
赤小豆	甘，平。归脾、大肠、小肠经	消肿利水，和血，除湿，解毒排脓	水肿，脚气，肝炎黄疸，泻痢，便血，痈肿，肾炎，感冒风寒，断奶胀乳	煎汤，一般用量9～30g，或入丸、散剂。外用：生研调敷	阴津不足、内热火旺者禁服

续表

食物	性味归经	功效	主治	用法	不宜
鲤鱼	甘,平。归脾、肾经	利水消肿,通乳下气	脾虚水肿,脚气,小便不利,黄疸,产后乳汁不足,咳嗽气逆	煮熟、煎汤或煨熟食	
鲫鱼	甘,平。归脾、胃经	益脾开胃,利水除湿	脾胃虚弱,少食乏力,呕哕,脾虚水肿,小便不利,产后乳汁不足,痢疾,便血	煎汤,煨食,蒸熟	
田螺	甘,寒。归肝、膀胱经	清热,利水,明目	发热烦渴,消渴饮水,热淋,小便不通、肝热目赤	煮熟、煎汤或绞汁饮	脾胃虚寒者慎用

表14 通便类

食物	性味归经	功效	主治	用法	不宜
无花果	甘,平。归脾、肺、大肠经	补脾益胃,润肺利咽,润肠通便	脾胃虚弱,消化不良,饮食减少,产后体虚,乳汁不足,肠燥便秘,痔疮出血	生食,煎汤,煮食	
香蕉	甘,寒。归脾、胃、大肠经	清热,润肠,解毒,降压	热病烦渴,便秘,痔疮出血,高血压	生食,炖熟食	脾胃虚寒泄泻者少食
葵花子	甘,平。归心、肝、脾、大肠、小肠经	清热,润肠,凉血,解毒	大便秘结,小便短涩,痢疾,便血,斑疹,痔疮,高血压,高脂血症	生食,炒食,研末,煮汤	脾胃虚弱、滑泻者不宜
蜂蜜	甘,平。归肺、脾、大肠经	补中润燥,止痛解毒	肺燥咳嗽,口疮,烫火伤,肠燥便秘,胃脘疼,也可解乌头毒	饮用或兑温水服	痰湿内蕴之中满痞胀、肠滑泄泻者忌服

表 15　安神及行气类

食物	性味归经	功效	主治	用法	不宜
小麦	甘，平。入心、脾、肾经	养心益脾，清热除烦，止渴，利小便	妇女脏躁，喜悲伤，极欲哭，烦热不安，消渴口干，小便不利等	煎汤，煮粥，冷水调服，炒黄温水调服。外用：炒黑研末调敷，干撒，炒黄调敷	不宜与花椒、萝卜同用
大麦	甘，凉。归脾、胃、膀胱经	补脾和胃，除烦止渴，宽肠利小便	脾胃虚弱，少食腹泻，烦热口渴，小便不利，淋涩作痛，水肿，烫火伤	煎汤或研末。外用：炒研调敷或煎水洗	
莲子	甘、涩，平。归脾、肾、心经	补脾益胃，涩肠固精，养心安神	脾胃虚弱，少食腹泻，泻痢日久，脾虚带下，小便白浊，肾虚遗精，心失所养，虚烦不眠	生食，研末，煮食，煎汤	大便燥结者不宜
金橘	辛、甘、酸，温。归肺、胃、肝经	化痰止咳，理气解郁	咳嗽咯痰，百日咳，食积气滞，脘腹痞闷，纳差食少，肝郁气滞，胸胁胀闷，疼痛	蜜渍，糖腌，生食，泡茶或煎汤	
橙子	甘、酸，微凉。归胃、肺经	生津止渴，开胃下气	胃阴不足，口渴心烦，胃气不和，呕逆少食。尚可宽胸膈，消瘦，解酒，杀鱼蟹毒	煎汤。外用：风干烧烟熏	不可多食，易伤肝气。气虚者少服
柚子	甘、酸，凉。归胃、肺经	生津止渴，开胃下气，化痰止咳	胃阴不足，口渴心烦，饮酒过度，胃气不和，呕逆少食，痰气咳嗽	生食，绞汁，煎汤，熬膏	
荞麦	甘，凉。归脾、胃、大肠经	清热解毒，消积下气，健脾除湿	胃肠积滞，胀满，腹痛，脾虚湿热泄泻，自汗，偏头痛	入丸、散。外用：研末掺或调敷	脾胃虚寒者禁用。不宜与平胃散及矾共用。不宜多食

表 16　活血止血类

食物	性味归经	功效	主治	用法	不宜
醋	酸、甘、平。归胃、肝经	消食开胃，散瘀血，止血，解毒，杀虫	癥瘕，黄疸，黄汗，吐血，大便下血，阴部瘙痒，痈疽疮毒，解鱼、肉、菜毒	直接饮用，入汤剂，炮制药物，调味	湿阻中焦、湿痹拘挛、外感初起者不宜
酒	辛、甘、温。归心、肝、肺、胃经	活血通脉，温中祛寒，引导药势	痹病肢体拘挛疼痛，气血不足，血脉不能宣通，脉律不整，胸部隐痛；阴寒内盛，脘腹冷痛	直接饮用，和药同煎或兑服。外用：调药外涂、煎汤兑入外洗或浸泡	有湿热、阴虚、血证、痔疮、精神病、高血压、肝炎、肺结核等之患者忌用
黑木耳	甘、平。归胃、大肠经	凉血止血，和血养营，益气润肺，养胃润燥	阴虚肺燥，干咳无痰，或痰黏量少，胃阴不足，咽干口燥，大便燥结，吐血，便血痢疾，痔疮出血	煎汤、煮、炖、炒食，或焙干研末服	便溏腹泻者不宜

表 17　收涩类

食物	性味归经	功效	主治	用法	不宜
高粱	甘、涩，温。归脾、胃经	固肠胃，止吐泻，利小便	脾胃虚弱，食积不消，少食腹泻，小便不适	煎汤，煮粥	
浮小麦	甘、咸，凉。归心、脾、肾经	止汗	骨蒸劳热，自汗，盗汗。为一温和的止汗药	煎汤，炒焦研末	
石榴	甘、微酸、涩，平。归胃、大肠经	生津止渴，收涩止泻	胃阴不足，口渴咽干，久痢，久泻，便血，脱肛，滑精，虫积腹痛，疥癣	煎汤，入丸、散。外用：煎水熏洗或研末调涂	痢疾初起者不宜

表 18　平肝类

食物	性味归经	功效	主治	用法	不宜
芹菜	辛、甘、凉。归肝、胃、膀胱经	清热平肝，健胃下气，利小便	热病或饮酒过度，烦热口渴，肝热阳亢，头晕目眩，烦热不安，胃热呕逆，纳差食少，热淋，尿血，尿浊	煎汤，凉拌，绞汁，炒	本品不宜久煎、久炒。皮肤有皮疹或癣疥者忌食
黄花菜	甘、平。归肺、肾、胃经	养血平肝，安神明目，利尿消肿	头晕，耳鸣，咽痛，吐血，心悸，腰痛，淋病，乳痈	煎汤，炖煮	鲜品有小毒，用前宜浸泡1~2小时；制作时宜煮透炒熟
茶叶	微苦、甘、凉。归心、肝、胃、膀胱、大肠经	清头目，解烦渴，消食，利尿，解毒	风热止犯，头目昏痛，多睡困乏，暑热烦渴，油腻食积，脘闷不饥，热淋，小便短赤不利，热毒痢疾，腹泻	泡服，煎汤或研末服	失眠及夜卧不安者忌用

表 19　补气类

食物	性味归经	功效	主治	用法	不宜
香菇	甘、平。归胃、肝经	益气补虚，健脾胃，托痘疹，降脂，防癌	脾胃虚弱，食欲不振，吐泻乏力，痘疹不出，气虚头晕，高血脂，肿瘤	煎汤，炖煮	脾胃有寒、中焦湿滞者慎服
粳米	甘、平。入脾、胃二经	益脾和胃，除烦解渴	脾胃虚弱，胃气不和，呕逆少食，热病伤及胃阴，烦渴口干证	煮粥，煎汤，做糕点	
糯米	甘、温。入脾、胃、肺经	补中益气	消渴溲多，自汗头晕，气虚，血虚，脾虚泄泻	煎汤，或入丸、散。外用：研末调敷	素有痰热者不宜。做饭或糍糕不宜多食
牛肉	甘、温。归脾、胃经	温中补脾，益气养血	脾胃气虚，纳呆，泄泻，浮肿，虚羸少气，自汗乏力，营养不良	煮熟，炖汤	

续表

食物	性味归经	功效	主治	用法	不宜
鸡肉	甘，温。归脾、胃经	温中补脾，益气养血，补肾益精	虚损羸瘦，久病不复，脾虚水肿，气血不足之心悸头晕、产后乳汁缺乏，肾虚所致之小便频数、遗精、耳鸣	煮熟，炖汤	凡实邪、邪毒未消者不宜食
鹅肉	甘，平。归脾、肺经	益气补虚，益胃止渴	脾胃虚弱，消瘦乏力，饮食减少，气阴不足，口干思饮，乏力短气，消渴	煮熟，炖汤	湿热内蕴者不宜食
鹌鹑肉	甘，平。归脾、胃、肺经	补益五脏，益中气，利水除湿，健筋骨	脾胃虚弱，少食体倦，脾虚水肿，肝肾不足，腰膝酸软，疳积，泻痢	煮食，煎汤，炒食	
带鱼	甘，温。归脾、胃经	健中益脾补虚	产后乳汁不足，肝炎，少食体倦	煮熟，煎汤	疮痈疔疾者少食
鲢鱼	甘，温。归脾、肺经	温中益气，除感冒，补气，泽肤，通乳	肝炎、肾炎及产后缺乳	煎汤，炖煮	
银鱼	甘，平。归脾、胃经	补虚，健胃，益肺，利水	脾胃虚弱，少食泄泻，小儿疳积，消瘦乏力，虚劳咳嗽，干咳无痰	煮熟，煎汤	

表20 补血类

食物	性味归经	功效	主治	用法	不宜
菠菜	甘，凉，无毒。入大肠、小肠经	养血生血，润燥生津，清热除烦，养肝明目，宽肠胃，通便秘	高血压、高血脂、糖尿病、便秘，头昏头痛，目赤烦热，痔疮出血	凉拌，炒食，炖汤	脾虚易泻者少食，肾结石者不宜
松子	甘、涩、平。归肝、肾、大肠经	补益肝肾，润肠通便	头晕，目花，大便不畅，风痹，痔疾	生食，炒食，煎汤。外用：煎水洗	
猪血	咸，平。归脾、胃、肾经	滋阴养血	头风眩晕，中满腹胀，嘈杂	煮食。外用：生血涂敷，或干燥粉末喷撒	腹胀、泄泻者少食

续表

食物	性味归经	功效	主治	用法	不宜
猪肝	甘、苦，温。归肝经	补肝，养血，明目	血虚萎黄，夜盲，目赤，浮肿，脚气	煮食，煎汤，或入丸、散剂	
羊肝	甘、苦，凉。归肝经	养血补肝，明目	肝血不足所致的夜盲、视物昏花、血虚痿软、障翳	蒸熟，煮食	
海参	甘、咸，温。归肝、肾经	补肾益精，养血润燥	精血亏损，虚弱劳怯，阳痿，梦遗，小便频数，肠燥便秘	煎汤，煮食，或入丸、散	脾弱痰多、泻利滑精者不宜

表21 助阳类

食物	性味归经	功效	主治	用法	不宜
红豆	甘，平。归脾、肾经	健脾补肾	脾胃虚弱，泄泻呕吐，消渴遗精，尿多，白带白浊	煎汤或煮食	气滞便结者禁用
韭菜	辛，温。归肝、胃、肾经	温肾壮阳，益肝健胃，行气理血，止汗固涩	噎膈反胃，气血瘀阻，胸痹腹痛，阳痿遗精，吐血，跌打损伤	绞汁，煎煮，炒食。外用：捣敷或擦洗	消化不良、疔肿、疟疾、目疾患者忌食
栗子	甘，温。归脾、胃、肾经	健脾益神，补肾强筋，活血止血	反胃，泄泻，腰膝软弱，吐血，便血，金疮，折伤肿痛，瘰疬	生食，炒，煮，炖汤。外用：捣敷	小儿不可多食，易阻滞脾胃
胡桃仁	甘，温。归肾、肺经	补肾固精，温肺定喘，润肠	肾虚喘嗽，腰痛脚弱，阳痿，遗精，小便频数，石淋，大便秘结	生食，炒食，或入丸、散。外用：捣敷	痰火积热、阴虚火旺者忌服
羊肉	甘，温。归脾、肾经	温中暖肾，益气补血	肾阳虚所致之阳痿、腰膝酸软、畏寒、夜尿多、小便清长等，产后血虚有寒之腹中疼痛，血虚经寒腹痛，脾胃虚寒之食少腹泻、肢冷不温、神疲乏力	煎汤、炖熟，或煮粥	外感时邪或素体有热者不宜

续表

食物	性味归经	功效	主治	用法	不宜
狗肉	咸，温。归脾、胃、肾经	中益气，补肾助阳	肾气不足所致之腰膝酸软、遗尿、小便频，脾胃虚寒之脘腹冷痛胀满、饮食减少	煮食	热病后忌服。春、夏季节少用
泥鳅	甘，平。归脾、肾经	暖中益气，除湿，兴阳	脾虚气弱，消瘦乏力，湿热黄疸，小便不利，肾气不足，阳痿	煮熟、煎汤或研末用。外用：烧存性研末调敷	

表22　滋阴类

食物	性味归经	功效	主治	用法	不宜
荔枝	甘、微酸，凉。归肺、胃经	生津止渴，补脾气，益血	胃阴不足，烦渴口干，脾胃虚弱，呕逆少食，腹泻，血虚心悸，头昏	生食，煎汤，煮粥	阴虚火旺者不宜
柿子	甘、微涩，凉。归肺、胃、大肠经	润肺化痰，生津止渴，涩肠	燥热咳嗽，胃阴不足，烦渴口干，痢疾便血，痔疮出血	生食，做柿饼食	脾胃虚寒之便溏腹泻及痰湿内盛之咳嗽者不宜
葡萄	甘、微酸，平。归肾、肝、胃经	补肝肾，益气血，生津液，利小便	肝肾不足之腰脊酸痛，气血不足之心悸神疲、盗汗，烦渴口干，小便短赤	生食，绞汁，浸酒，煎汤	阴虚内热、腹泻者少食
枸杞	甘、微苦，凉。归肝、肾经	补虚益精，清热明目	虚烦发热，消渴口干，肝经火热，目赤涩痛，目生翳膜，目昏夜盲，肾阴不足之牙齿松动疼痛	凉拌，煮粥，煎汤	脾阳不足之泄泻滑脱者或外邪实热者不宜
白木耳	甘、淡，平。归肺、胃经	润肺化痰，养阴生津，止血	阴虚肺燥，干咳无痰，或痰稠黏，不易咯出，痰中带血；胃阴不足，咽干口渴，大便燥结；咯血、吐血、便血、崩漏	煎汤，炖煮，泡服，研末服	湿痰咳嗽，大便不实、便溏腹泻者不宜

续表

食物	性味归经	功效	主治	用法	不宜
金针菇	咸、淡、平。归脾、胃、肾经	益肾补虚，滋阴润肺，健脾醒胃和中	阴不足之纳呆食少，肺津不足之干咳少痰，少食不化	凉拌，炒食	脾胃虚寒消化不良者不宜
芝麻	甘，平。归肺、脾经	补肝肾，润五脏	肝肾不足，虚风眩晕，风痹，瘫痪，大便燥结，病后虚羸，须发早白	煎汤，入丸、散，炒食。外用：煎水洗浴或捣敷	脾弱便溏者勿食
白糖	甘，平。归肺、脾、胃经	润肺生津，补中缓急	肺燥咳嗽，胃阴不足，口渴咽干，脾胃虚弱，胃脘隐痛	溶化服，或入丸、散	有痰湿、湿热者不宜，糖尿病患者忌用，肥胖、高脂血症者亦少用
冰糖	甘，平。归脾、肺经	补中益气，和胃润肺，止咳化痰	胃脘痛，肺虚咳嗽，痰涎内蕴	煎汤，含化，或入丸、膏剂	
猪肉	甘、咸，平。归脾、胃、肾经	滋阴润燥，补血	阴虚肺燥所致的干咳少痰，口燥咽干，气血不足，羸瘦乏力，头晕目眩，血少津枯之便秘	煮汤饮，熟食。外用：敷贴	湿热痰滞内蕴者慎服
鸡肝	甘，微温。归肝、肾经	补肝肾	肝虚目暗，小儿疳积（眼疳），妇人胎漏	蒸熟，煮粥	
乌鸡	甘，平。归肝、脾、肾经	补肝肾，清虚热，益脾胃	阴血不足之潮热盗汗，血虚经闭，肾虚或脾肾两虚之带下、遗精、白浊、消渴、泄泻	煮食，蒸食，炖汤	
鸭肉	甘、咸，平。归肺、肾经	阴养胃，利水消肿	骨蒸劳热，咳嗽，水肿，营养不良	煮食，蒸食	外感初起、便溏、腹泻者不宜
兔肉	甘，凉。归脾、胃经	补脾益气	脾胃虚弱，饮食减少，体倦乏力，消渴口干，营养不良	煮熟食或煎汤饮	脾胃虚寒者不宜

续表

食物	性味归经	功效	主治	用法	不宜
鸡蛋	甘，平。归脾、胃经	滋阴润燥，养血安神	热病烦闷，燥咳声哑，目赤咽痛，胎动不安，产后口渴，下痢，烫伤	去壳生服，沸水冲，或与他药同煮，或入丸、散。外用：去壳取黄、白，和药调敷	伤食积滞者少服
鸭蛋	甘，凉。归肺经	滋阴清肺	咳嗽，咽痛，齿痛，泄泻	煎汤，煮食，开水冲服	脾阳不足、寒湿下利及食后气滞痞闷者不宜
蛙	甘，凉。归脾、胃、膀胱经	补虚益胃，利水消肿，清热解毒	虚损羸瘦，小儿疳积，饮食减少，水肿，臌胀，疰腮，疮肿	炒食，煮熟，煎汤，入丸、散	
蚌	甘、咸，寒。归肝、肾经	清热滋阴，养肝明目	肝肾阴虚，烦热消渴，肝热或肝阴不足，目昏眼花，湿疹，糖尿病	煮食，炖汤。外用：烧存性研末调敷，取其水溶液滴鼻	脾胃虚寒者慎服